천 원짜리 홈 닥터

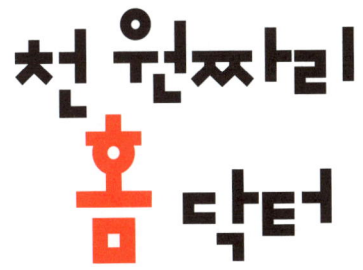

천 원짜리 홈 닥터

저자 | 이경환, 박춘근

북마크

CONTENTS

서문 '똑똑한 바보' 인간을 위하여 | 8

파트1. 몸에 좋은 천 원짜리 건강상식

- 검은 밀가루 | 18
- 생활습관 개선으로 고혈압 치료하기 | 26
- 만병똥치, 똥은 최고의 유산균 | 32
- 명상과 호흡 그리고 미주신경 | 41

'천원 닥터'의 메디컬 팁
　심박변이도 검사(heart rate variability) | 55

- 맨발로 달리기 | 57
- 수면 호르몬, 멜라토닌 | 69
- 비타민C 이야기 | 74
- 모유는 아기에게, 소젖은 송아지에게 | 82
- 웃음을 주는 묘약 | 90
- 이열치열! | 94
- 줄넘기와 달리기 | 97

'천원 닥터'의 메디컬 팁
고강도 인터벌 트레이닝의 효과 | 102

- 증거 중심 감기 예방 | 104
- 지방 이야기 | 108
- 육식동물을 꿈꾸는 초식동물, 인간 | 118
- 치주염과 체질 개선 | 127
- 콜레스테롤 이야기 | 133
- 탄수화물 이야기 | 139
- 현미와 백미, 전곡(통곡물)과 정제된 곡물 | 144
- 혈압계로 운동하기 | 147
- 개똥쑥의 놀라운 항암 효과 | 154
- 알코올 중독 치료제 디설피람의 항암 효과 | 160
- 슈퍼옥수수와 스트라이가의 공존 | 164
- 암과 운동 | 168
- 암은 기생충 감염증 | 176

파트2. 몸에 좋은 천 원짜리 항노화/항암

- 비움의 미학 | 184
- 건강수명(healthspan) | 190
- 항노화 혈액 재생 의학 | 195
- 비움의 의학, 물로 포도주 만들기 | 203
- 노화세포 제거제 아지트로마이신 | 215
- 염증노화와 노화, 심혈관 질환 그리고 허약함 | 220
- 씨 없는 수박과 염증 없는 혈관 | 227
- 구리와 치매 그리고 아연 | 237
- 치매에 걸리는 반려동물, 인간화된 동물 | 246
- 아연, 몸에 좋은 항암제 | 249
- 철 이야기, 녹슨 아이언맨 증후군 | 254
- 항산화제의 양면성 | 258
- 오래 살려면 햇빛과 친해져라 | 264
- 몸에 좋은 천 원짜리 항암제 | 268
- 단식과 항암 치료 | 276

- 당뇨 치료제 메트포르민과 암 | 280
- 미토콘드리아 억제제 | 284
- 암 줄기세포 대사억제 치료 | 291
- 암과 케톤체 유발식이 | 300
- 암과의 전쟁 vs 암과의 공존 | 306
- 암과 싸우는 항콜레스테롤 전략 | 317
- 암 치료에 있어서 보조제의 역할 | 322
- 오메가3 지방산과 부드비히 식단 | 328

| 서문 |

'똑똑한 바보' 인간을 위하여

현대문명의 눈부신 발달로 영양 상태가 호전되었고, 의학 기술의 발달로 고가의 의료장비와 약물을 이용해 수많은 질병을 치료할 수 있게 되었다. 그럼에도 심장질환, 당뇨, 암 같은 만성질환의 유병률은 계속 증가하고 있고 이로 인해 고통을 받는 삶의 기간(질병수명)도 길어지고 있다. 이러한 상황에서 만성질환 환자를 일선에서 치료하고 있는 내과 의사로서 기존 치료 방식에 대해 깊은 회의감을 가지게 되었고 근본적인 원인분석과 해결책을 고민하게 되었다.

수많은 문헌을 읽고 연구하면서 기존 주류 의학의 문제점과 한계점을 인식하게 되었고 만성질환의 근본 해결을 위해서는 기존 치료 방식과 다른 접근이 필요하다는 것을 깨닫게 되었다. 지금까지 자연의 품에서 벗어나 인위적이고 비자연적인 것을 좇으며 살아온 인간의 삶, 비우기보다는 더 많은 것을 우리 몸에 채워 넣으려는 인간의 삶, 다른 생명과 공생/공존이 아닌 탐욕적이고 파괴적인 배척/독존을 일삼는 인간의 삶에 대한 반성과 성찰에서 기존 주류 의학과는 다른, 새로운 의학적 접근법을 발견하였고, 그 결과들을 모아 이 책을 집필하게 되었다.

이 책은 인위적인 것보다는 자연적인 것이, 채우는 것보다는 비우는 것이 더 건강하고 저렴하며 효과적임을 소개한다. 또한 매일 평균 3,000~4,000개씩 발생하는 암세포를 우리 몸에서 완전히 없앨 수는 없기에 건강하게 암세포와 공존하는 노력이 필요하다는 걸 보여준다.

'천원짜리 홈닥터'는 '몸에 좋은 천 원짜리 건강상식', '몸에 좋은 천 원짜리 항노화/항암'이라는 두 가지 소주제로 구성되어 있다. '몸에 좋은 천 원짜리 건강상식'에서는 인위적이 아닌 자연적인 건강 습관에 대한 상식을 담고 있다. '몸에 좋은 천 원짜리 항노화/항암'은 우리 몸을 값비싼 '불로초'로 채우기보다는 몸에서 노화를 촉진하는 요소를 비우는 방향으로 항노화 치료를 소개하고 있다. 아울러 건강한 정상세포와 병약한 암세포의 공존 전략도 여기에 담았다.

몸에 좋은 천 원짜리 건강상식 '똑똑한 바보 인간'

인간도 여타 동식물처럼 자연이라는 어머니에게서 태어난 생명체이다. 그런데, 자연에 순응하면서 살아가는 다른 동식물과 다르게, '똑똑한 바보'인 인간은 자연의 품에서 벗어나 인위적인, 즉 비자연적인 것을 좇으며 살고 있다. 그 똑똑함 덕에 찬란하고 윤택한 현대문명을 꽃피우고 향유하고 있지만, 그 바보스런 이면에서 지구와 인간은 심한 몸살을 앓고 있다. 지구온난화로 인한 기후 변화로 인간의 생존이 직접적으로 위협받고 있으며 잘못된 식생활과 생활습관으로 만성질환에 고통받는 질병수명이 길어지고 있다. 이제 지구와 인간의 건강을 위해 우리의 노력 방향을 비자연적인 것에서 자연적인 것으로 돌려 자연의 품으로 돌아가야 할 때가 되었다.

하버드대 연구팀에 의하면 평소 생활습관의 개선만으로도 건강수명을 늘릴 수 있다고 한다.

생활습관 개선에서 가장 중요한 것 중 하나인 건강한 식단을 위해서는 비자연적인 식단을 자연적인 식단으로 변경하면 된다. 육식보다는 채식 위주로, 백미보다는 현미로, 밀가루보다는 현미 쌀로 식단을 바꾸어야 한다. 또한 오래 건강하게 살고 싶으면 어른은 절대로 우유를 마시지 말고 모유는 아기에게, 소젖은 송아지에게 돌려주어야 한다. 이와 더불어 건강한 생활습관 개선을 위해 호흡, 웃음, 수면, 운동, 햇빛, 똥, 미네랄(철/아연/구리), 항산화제, 비타민C, 감기예방 등 '몸에 좋은 천 원짜리 건강상식'을 두루 살펴볼 것이다.

몸에 좋은 천 원짜리 항노화 치료 '비움 의학'

　노화에 대한 최근 연구 성과들은 진시황처럼 건강과 항노화에 유익한 것으로 몸을 채우는 값비싼 방법보다는 건강과 항노화에 유해한 것을 몸에서 비우는 저렴한 방법이 항노화에 더 효과적임을 시사하고 있다. 건강수명의 연장을 위해 더 적게 먹고, 힘들게 운동하고, 비싸고 맛있는 고기(육류)보다 값싸고 맛없는 채식을 하고, 돈을 주고서라도 젊은 사람(젊고 건강한 똥)과 어울리고, 회춘 물질로 몸을 채우기보다 노화 물질을 몸에서 비우는 '몸에 좋은 천 원짜리 항노화 치료'에 대해 살펴볼 것이다.

심뇌혈관 질환과 항노화 '죽상동맥경화는 혈관노화'

　심장, 뇌 및 혈관계에 발생하는 모든 질환을 심뇌혈관 질환이라고 하며 허혈성 심장질환(협심증, 심근경색), 뇌혈관질환(뇌졸중), 말초혈관 질환, 고혈압, 심부전 등이 포함된다. 인구의 고령화와 생활양식의 서구적 변화로 심뇌혈관 질환의 유병률과 그로 인한 사망률이 계속 증가하고 있고, 심뇌혈관 질환으로 인한 사회경제적 비용이 악성 종양과 거의 같은 수준으로 질병 부담이 크다.

현재 심뇌혈관 질환의 관리는 다음의 3개 주요 영역에 초점을 맞추고 있다.

1. 지질을 낮추는 전략: 스타틴 약물
2. 지질 이외 위험 인자 조절: 당뇨, 고혈압, 비만, 흡연 등 조절
3. 죽상판(atheromatous plaque) 안정화로 파열과 혈전 예방: 항혈소판 제재(아스피린 등)

그러나 현재의 치료들은 허혈성 심혈관 질환의 재발을 방지하는 데 실패했다. 심근경색 발생 후 10년간 추적 관찰한 연구에서 권고 약물 치료를 받고 있음에도 42%의 환자가 허혈성 심혈관 질환이 재발했고 특히 첫 1년 동안 발생 위험이 가장 높았다. 그러므로 현재 3개 주요 위험 영역 이외의 잔여 위험의 조절이 필요하다.

염증노화란 혈액과 조직에 있는 염증성 표지자가 나이와 연관되어 증가되는 것을 의미한다. 또한 염증노화는 노화의 주요 원인이며 많은 노화 관련 만성질환의 위험인자다. 염증노화는 심혈관 질환의 중요한 병인 중 하나이고, 죽상경화증의 시작과 진행에 관련되어 있다. 항

염증제가 심혈관 질환 치료제로서 가능한지에 대한 연구들이 진행되었고, 이러한 연구 결과 통풍성 관절염에 사용되는 항염증제 콜키신이 심혈관 질환 2차 예방 치료제로 2020년 유럽심장학회 가이드라인에 포함되었다.

몸에 좋은 천 원짜리 항암제 '암세포와 건강하게 함께 살기'

　대부분의 고형암의 경우, 암을 박멸하기 위해 강력한 고식적 항암화학요법을 사용하면 할수록 기존 암세포는 더 강력한 유전자변이를 일으켜 기존 항암치료에 저항성, 즉 약물내성을 획득하고 결국 암의 재발이나 진행에 의해 사망에 이르게 된다. 그런데, 영국 원로 의학자 피터 와이즈 박사의 분석에 의하면 항암제의 생존 연장기간이 약 3개월에 지나지 않고 10년간 승인된 항암 신약의 생존 연장기간은 불과 1~2개월이다. 즉, 고식적 항암 치료는 생명 연장 혜택이 매우 제한적인데 반해 부작용이 심각하고 비용 대비 효과가 매우 낮다고 할 수 있다.

　더 이상 기존의 고식적 항암제로 암세포를 박멸하려다가 오히려 항암제에 내성을 획득한 돌연변이 괴물 암세포를 유도해 숙주인 인간을 집어삼켜 버리게 하지 말아야 한다.

평소에 잘못된 생활습관을 건강하게 고치고 면역력을 증진시키는 방법을 실천한다면 암으로의 진행을 억제할 수 있다. 암으로 진행된 경우에도 건강한 생활습관 유지와 면역력 증진 방법을 실천하고, 정상세포를 더욱 건강하게 하면서 암세포의 증식을 억제하고 축소시키는 '몸에 좋은 항암치료법'을 병행한다면 건강하게 암과 공존하거나 심지어 암의 자연 퇴축도 기대할 수 있다.

'몸에 좋은 항암치료법'에 포함되는 약물들은 어느 정도 항암 효과가 있고, 여러 질병 치료 및 건강 증진을 위해 이미 널리 처방되고 있으며, 부작용은 적고 가격 또한 저렴해야 한다. 한마디로 정상세포에 좋고 암세포에 나쁜 치료법인 '몸에 좋은 천 원짜리 항암제'에 대해 살펴볼 것이다.

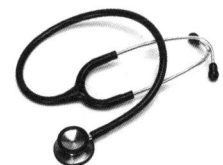

intro

하버드대 연구팀에 의하면, 평소 생활습관의 개선만으로도 건강수명을 늘릴 수 있다고 한다. '금주, 금연, 건강한 식단, 적정 체중 유지, 하루 30분 이상 운동' 가운데 네 가지 이상을 꾸준히 실천한 사람은 그렇지 않은 사람보다 3대 만성질환(심장 질환·당뇨·암) 없이 지내는 건강수명 기간이 약 10년 더 긴 것으로 조사됐다.

생활습관 개선의 핵심 중 하나인 '건강한 식단'을 지키는 방법은 간단하다. 비자연적인 식단을 자연적인 식단으로 변경하면 된다. 육식 대신 채식, 백미 대신 현미, 밀가루 대신 현미 쌀로 식단을 바꾸어야 한다. 또한 오래 건강하게 살고 싶으면 어른은 절대 우유를 마시지 말아야 한다. 젖은 아기에게, 소젖은 송아지에게 돌려주어야 한다.

호흡과 웃음, 수면, 운동, 햇빛, 똥, 미네랄(철·아연·구리), 항산화제, 비타민C, 감기 예방 등 저렴한 비용으로 생활 속에서 쉽고 간단하게 건강생활습관을 지킬 수 있는 길이 '몸에 좋은 천 원짜리 건강상식' 속에 담겨 있다.

| 파트1 |

몸에 좋은 천 원짜리 건강상식

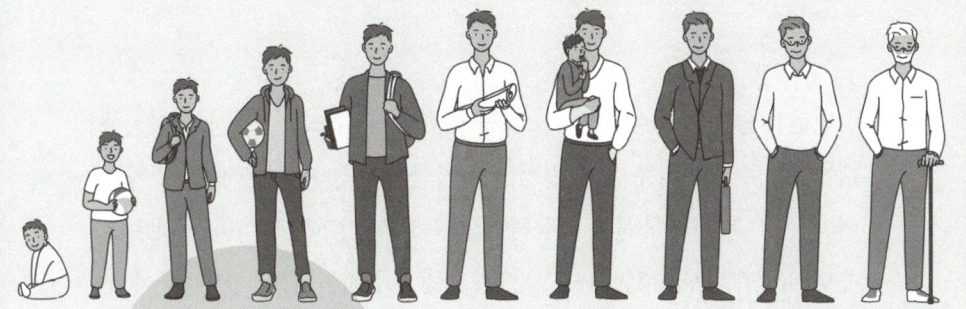

검은 밀가루

인간은 농업혁명 이후 쌀과 밀 등 곡식을 주식으로 생활하기 시작했다. 밀은 주로 밀가루 형태로 빵과 과자를 만드는 데 사용된다. 밀가루가 다른 곡분에 비해 물을 균등하게 흡수하고 면이 잘 늘어나는 것은 글루텐 때문이다. 글루텐의 끈기는 가스를 보유하는 힘이 있다. 빵이 부푸는 것은 바로 이 가스 때문이다. 글루텐은 물과 함께 반죽하면 밀가루

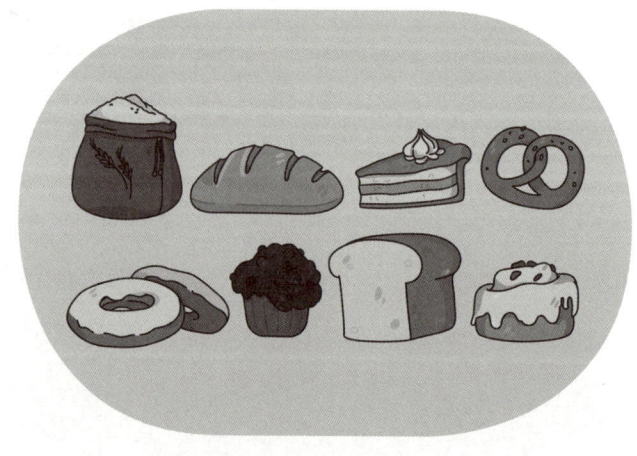

중의 전분 입자와 연결되어 그물 모양의 구조를 가진 글루텐막을 형성하게 된다. 이 막은 효모의 발효에 의해 생성된 탄산가스나 수증기의 유출을 방지하는 동시에 반죽에 가소성(plasticity)을 부여한다.

인간은 반죽 발효 시간을 줄이기 위해 더 강력하고 더 많은 글루텐이 함유된 밀가루를 개발해 왔다. 점점 식단이 서구화되고 있는 우리나라의 경우 쌀 소비는 줄어들고 밀가루 소비는 늘고 있다. 이런 식습관의 변화와 맞물려 당뇨, 비만, 고지혈증, 위장관 질환 등의 유병률이 기하급수적으로 느는 등 건강 상황이 악화되고 있다.

1. 전분-포도당 덩어리

탄수화물 중독

전분은 포도당이 축합(유기화합물의 분자가 반응하여 새로운 화합물을 만드는 반응)하여 생긴 다당류로 사람이 섭취하는 탄수화물의 주요 영양원이다. 탄수화물의 특징은 카페인과 마약처럼 '중독'될 수 있다는 점이다.

포도당을 섭취하면 인슐린 분비가 촉진되고, 인슐린은 뇌 속에서 도파민 분비를 증가시켜 보상효과(쾌락, 흥미, 의욕 등)를 느끼게 한다. 이렇게 도파민이 많이 분비되면 인체에서는 항상성 유지를 위해 몸에 작용하는 도파민 수용체의 기능이 떨어지게 된다. 즉, 동일한 보상효과를 얻기 위해서는 더 많은 도파민 분비가 필요하게 되고 이를 위해 더 많은 포도당을 섭취하게 된다. 반면 포도당이 부족하거나 뇌 인슐린 저항성이 높아지면 보상효과를 느끼지 못하고 불안감과 우울감을 느끼게 된다. 결국 육체적으로는 포만감을 느껴도 정신적인 보상효과를 느끼기 위해서는 단순당이나 전분을 점점 더 많이 섭취하게 되고, 나중엔 절제력을 상실하여 중독되게 된다. 결국 우리 몸은 탄수화물 중독으로 인한 포도당 과잉 상태에 빠지게 된다.

염증성 비만

섭취한 포도당은 일부는 간과 골격근 내 글리코겐 형태로 저장되지만 대부분 저장되지 못하고 세포 내로 들어가 대사된다. 세포 내로 흡수된 포도당은 세포질 내 해당과정을 거친 후 미토콘드리아 내 구연산 회로에서 산화적 인산화를 통해 ATP(아데노신 3인산)를 생산한다. 남아도는 포도당은 세포질에서 지방산을 합성하거나 콜레스테롤을 합성하는 데 사용된다. 포도당이 ATP를 생산하는 과정에서 필연적으로 활성산소가 발생한다. 또한 지방산과 콜레스테롤 합성 시 많은 양의 ATP와 NADPH(체내 항산화력의 원천인 환원물질)가 소모된다. 즉 단순당과 전분이 많이 포함된 식사를 하면 남아도는 포도당으로 인해 비만과 고지혈증을 초래하고 당뇨의 위험성을 증가시키며 산화스트레스를 높여 염증을 유발한다.

2. 글루텐-염증성 접착제

글루텐 연관 질환

글루텐 연관 질환이란 글루텐으로 인한 모든 질병을 말한다. 글루텐 연관 질환은 크게 자가면역질환, 알레르기, 비자가면역성 비알레르기성 질환으로 분류할 수 있다. 자가면역질환에는 셀리악병, 포진성 피부염, 글루텐 실조증이 있고 알레르기에는 음식 알레르기, 베이커 천식(baker's asthma), 접촉성 피부염이 있다. 비자가면역성 비알레르기성 질환으로 비셀리악 글루텐 민감성이 있고 원인은 분명하지 않으나 면역조절과 관련이 있을 가능성이 높다.

셀리악병

밀가루 속 글루텐 섭취로 유발되는 만성 면역 매개 질환 중 하나다. 유전적 감수성이 있는 사람이 글루텐을 섭취하면 세포외 기질에 있는 조직 트랜스글루타미나제라는 효소에 대한 T세포 면역반응이 자극되어 장점막에 염증을 유발하고 결국 소장의 융모위축을 가져온다. 셀리악병은 여러 장기에 침범하여 매우 다양한 비위장관 증상을 일으킨다. 많은 환자의 경우 항조직 트랜스글루타미나제 항체 등의 혈청학적 마커도 없고, 장융모의 위축 없이 가벼운 점막 병변만 있기 때문에 진단이 어렵다.

전 세계적으로 인구의 1~2%가 셀리악병에 걸리는데, 증상이 다양하고 심지어 무증상인 경우도 있어 진단과 치료를 받지 못한 상태로 장기간 합병증의 위험에 노출되곤 한다. 적절한 치료를 받지 못하면 영양소 흡수 부족, 삶의 질 저하, 철분 결핍, 골다공증, 장내 림프종 위험 증가, 사망률 증가로 이어질 수 있다. 셀리악병이 있을 경우 사망률 위험 비율은 1.22(신뢰구간 95%)다. 또 셀리악병은 제1형 당뇨, 갑상선염, 글루텐 실조증, 건선, 백반증, 자가면역성 간염, 포진성 피부염, 일차성 경화성 담관염 등 일부 자가면역질환과 연관이 된다. 만성 설사, 복부팽만,

일부 비타민과 미네랄 흡수장애, 식욕상실, 성장장애 같은 위장관 증상을 포함하는 전형적인 증상은 드물고 비전형적 증상이 가장 흔한 형태다. 일반적으로 2세 이상 소아, 청소년, 성인에서 발생한다. 소아의 경우 적어도 43%가 완전히 무증상이었다는 논문 보고도 있다. 평생 글루텐이 없는 식사를 하는 것이 지금까지 알려진 셀리악병의 유일한 치료 방법이다.

포진성 피부염

포진성 피부염은 글루텐 민감성으로 발생한 만성 수포성 피부 자가면역질환이다. 피부병변은 광범위하게 대칭적으로 분포하고 피부마찰이 큰 부위, 주로 팔꿈치나 무릎, 궁둥이, 발목에 많이 발생하며 두피, 목 뒤 등 다른 부위에도 발생할 수 있다. 매우 가렵고 화끈거리며 국소적으로 작은 크기의 딱딱한 물집이 잡힌다. 30~40대에 주로 발생하지만 어느 연령대에서도 나타날 수 있다. 증상이 비전형적으로 나타나는 경우가 많아 진단이 쉽지 않다. 어떤 환자는 홍반만 혹은 심한 소양증만 보일 수 있고 만성두드러기, 손발에 점상 출혈 같은 자반성 병변, 손발 각화증 양상으로 나타날 수도 있다. 또한 포진성 피부염은 아토피성 피부염, 습진, 두드러기, 옴, 농가진, 다형성 홍반이나 다른 자가면역 수포성 질환 같은 여러 피부 병변과 혼돈될 수 있다.

포진성 피부염이 있으면 셀리악병으로 진단을 내릴 수 있다. 그럼에도 포진성 피부염이 의심되는 경우나 림프종을 포함하여 위장관 합병증이 의심되는 경우에는 십이지장 조직검사를 하도록 권하고 있다. 포진성 피부염 환자는 장 병발 정도가 가벼운 점막 병변부터 융모 위축까지 다양하다. 포진성 피부염의 효율적인 치료는 평생 무(無)글루텐 식단을 실천하는 것이다. 무글루텐 식단으로 피부병변이 없어지기까지는 몇 달 혹은 심지어 수년이 걸릴 수 있다.

비셀리악 글루텐 민감성

비셀리악 글루텐 민감성이란 글루텐에 의해 다양한 장내외 증상이 발생하는 증후군이다. 무글루텐 식단을 유지하면 증상이 호전되며 셀리악병과 밀 알레르기 가능성을 배제한 후 진단을 내릴 수 있다. 기전은 분명하지 않지만 면역 매개성 질환으로 여겨진다. 셀리악병보다 흔하게 관찰되며 유병률은 6~10배 정도 높다. 위장관 증상은 과민성대장증후군과 유사하여 복통, 복부팽만, 설사나 변비, 오심, 위식도역류병, 아프타성구내염 등의 증상이 발생할 수 있다. 글루텐이 주요한 발병 원인이지만 응집소, 렉틴 등 밀 속에 있는 다른 단백질과 프룩탄과 같은 올리고당 등도 일부 역할을 할 수 있다고 알려져 있다.

위장관 증상이 없는 장외 증상이 발생할 수도 있다. 두통, 편두통, 몽롱하고 흐릿한 정신, 피곤, 섬유근육통, 관절통과 근육통, 팔다리 무감각, 사지 저림, 습진 혹은 피부발진 같은 피부염, 아토피성 질환, 흡입항원·음식·금속 등의 알레르기, 우울, 걱정, 빈혈, 철 결핍성 빈혈, 엽산 결핍, 천식, 비염, 식이 장애, 자가면역질환 중 어떤 증상도 발생할 수 있다. 또한 정신분열증 같은 일부 신경정신장애, 자폐증, 말초신경병증, 운동실조, 주의력결핍과잉행동장애와도 관련이 있어 보인다.

치료는 셀리악병처럼 무글루텐 식사를 하는 것이다. 셀리악병은 평생 엄격한 무글루텐 식이가 필요하지만 비셀리악 글루텐 민감성은 아직까지 영구적인 병인지 일시적인 병인지 알려지지 않았다. 이론적으로는 1~2년간 엄격한 무글루텐 식이를 지킨 후 증상 발생 여부를 확인하면서 글루텐 섭취를 다시 시도해볼 수 있다.

환자 중 약 3분의 1은 무글루텐 식단을 지켜도 계속 증상이 발생할 수 있다. 잘못된 진단이 원인일 수도 있고 식사 처방 순응도가 좋지 않을 수도 있다. 비셀리악 글루텐 민감성 환자들이 무글루텐 식이를 엄격히 실천하지 않아도 된다고 생각할 수 있으나 적은 양의 글루텐을 섭취해도 셀리악병 환자에 비해 더 즉각적인 반응을 일으킬 수 있다. 자신도 모르게 글루텐을 섭취하고 있지 않은지 셀리악병 전문 영양사와 상담이 필요할 수 있다.

일부 환자의 경우 무글루텐 식이와 함께 섭취하는 방부제나 첨가제 양을 줄이거나 발효성 올리고당과 단순당을 줄이는 방법으로 증상이 매우 호전될 수 있다. 비셀리악 글루텐 민감성 환자는 종종 한 가지 이상의 음식에 IgE(면역글로불린E. 항체 단백질의 하나) 매개 알레르기를 보일 수 있고 환자의 약 35%는 음식 과민증, 주로 유당불내증을 호소한다.

밀 알레르기

밀 알레르기의 위장관 증상은 셀리악병과 비셀리악 글루텐 민감성의 증상과 유사하지만 밀이 든 음식을 소비한 뒤 증상이 발생하는 시간에 차이가 있다. 밀 알레르기는 수 분에서 수 시간 만에 빠르게 증상이 나타나고 아나필락시스(anaphylaxis, 과민증)를 초래할 수 있다. 치료는 글루텐이 든 음식을 전혀 먹지 않는 것이다.

글루텐-질병 접착제: 아프면 무조건 밀가루 음식을 피하라

쌀가루와 밀가루는 둘 다 전분이지만 밀가루에만 글루텐이 있다는 차이가 있다.

글루텐은 라틴어 'gluten'에서 온 말로 접착제(glue)란 의미다. 이 끈적거리는 접착제 성분 때문에 발생한 글루텐 연관 질환으로 전체 인구 중 많게는 10명 중 1명이 고통을 받고 있다. 글루텐 민감성에 의한 증상이 250개 이상 보고되고 있을 정도로 장내외 증상이 다양하게 나타날 수 있고 진단도 어렵다. 어떠한 증상이나 질환이 있는 사람에서 글루텐 연관 질환의 유병률은 더 높을 것이라 여겨진다. 마치 온갖 병을 끌어 붙이는 '강력 접착제'라고 할 수 있다. 높은 유병률과 진단의 어려움, 합병증의 위험 등을 고려할 때 몸에 불편한 증상이 나타나거나 관련 질환이 있는 사람은 우선 밀가루 음식을 피하는 것이 좋다. 또한 림프종 같은 림프세포증식질환과 위장관 암의 위험을 증가시키므로 이러한 병력이 있는 사람도 밀가루 음식을 피하는 것이 좋다.

생활습관 개선으로 고혈압 치료하기

소금 섭취 제한이나 체중 감량, 절주, 운동, 채식 위주의 건강한 식습관 등은 혈압을 떨어뜨리는 효과가 뚜렷하기 때문에 모든 고혈압 치료에 단독 혹은 약물 치료와 병행하는 것이 좋다. 또한 주의 혈압 및 고혈압 전단계인 사람도 비약물적 치료를 적극적으로 실천하는 것이 좋다. 생활습관 개선은 혈압 감소 이외에도 다른 심혈관 위험을 감소시키는 효과도 기대할 수 있다. 고혈압 치료에 유용한 비약물적 치료와 식물성 위주 식단의 혈압 감소 효과에 대해 살펴보자.

1. 고혈압 치료에 유용한 비약물적 치료

소금 섭취 : 하루 6g 이하

하루 소금 섭취를 6g 이하로 제한하면 혈압이 -5.1/-2.7mmHg 정도 감소한다. 한국인은 하루 평균 약 10g(나트륨 3.9g)의 소금을 섭취하는 것으로 추정되고 있는데, 이는 세계보건기구 WHO의 하루 소금 섭취 권고량인 5g에 비해 2배 높은 수치다. 소금 섭취를 줄이면 혈압 및 심뇌혈관질환이 줄어들고 좌심실 비대 및 혈관의 구조와 기능을 호전시킨다. 지나친 소금 섭취는 위암, 단백뇨, 신장 결석, 골다공증의 위험을 증가시킨다. 신장 결석과 골다공증은 소변 중 칼슘 배설량 증가와 관련이 있다. 또한 지나친 소금 섭취는 두통의 위험을 올리고 면역력 변경과 다발성 경화증 같은 자가면역질환의 발생과도 관련이 있다.

식이칼륨 섭취 : 하루 3.5~5g

식이칼륨은 음식을 통해 섭취하는 게 좋다. 칼륨이 풍부한 음식은 과일과 채소다. 칼륨을 매일 3.5~5g씩 섭취하면 혈압을 4mmHg 정도 감소시킬 수 있다. 칼륨은 나트륨을 소변으로 배설시킴으로써 과잉 염분 섭취로 인한 혈압 상승을 억제할 수 있다. 그러나 신장 기능이 저하된 환자는 칼륨 섭취에 주의가 필요하다.

체중 감량

고혈압은 체중과 밀접한 관계가 있다. 체중을 줄이면 혈압이 떨어진다. 체중 1kg 감소 시 혈압은 -1.1/-0.9mmHg 감소한다.

절주 : 하루 에탄올 30g 이하

과도하게 술을 마시면 혈압이 상승하고 고혈압약에 대한 저항성이 올라간다. 하루 두 잔 이하로 절주하면 혈압이 -3.9/-2.4mmHg 감소한다. 음주 허용량은 에탄올을 기준으로 하루 30g이다. 맥주 720ml(1병), 와인 200~300ml(1잔), 청주 200ml(1잔), 위스키 60ml(2샷), 소주 2~3잔

(3분의 1병) 등이다. 남자는 하루 20~30g, 여자는 하루 10~20g 미만으로 줄여야 한다.

운동 : 하루 30~50분, 일주일에 5일 이상

운동을 하면 혈압이 낮아지고, 심폐기능이 개선되며, 체중이 줄고, 이상지질혈증이 개선된다. 빠르게 걷기, 달리기, 자전거 타기, 수영, 줄넘기 등의 유산소 운동을 하루 30~50분, 일주일에 5일 이상 시행하면 혈압이 -4.9/-3.7mmHg 감소한다. 운동의 강도는 최대 심박수(220-연령)의 65~75% 정도가 바람직하다. 또한 아령, 악력계 등 근력기구를 이용한 동적 저항운동 및 정적 저항운동도 혈압 감소와 더불어 대사적 요인들을 호전시키고 근력을 강화시키기 때문에 일주일에 2~3회 하는 게 좋다. 동적 저항운동에는 아령 등을 사용한 근력운동, 스쿼트, 팔굽혀펴기 등이 있다. 정적 악력운동은 악력계 등을 이용하여 최대로 쥘 수 있는 무게의 30~40%의 강도로 2분 동안 쥐고 있다가 1분 휴식하는 방법을 4회 정도, 일주일에 3일 정도 하는 것이 좋다. 유럽심장학회와 유럽예방심장학회의 '맞춤 운동 권고안'에 따르면 고혈압군(140/90mmHg 이상)에는 유산소 운동이 가장 효과적이다. 정상-높은 혈압군(130-139/85-89mmHg)에는 동적 저항운동, 정상 혈압군(130/84mmHg 이하)에는 정적 저항운동이 효과적이다.

식습관 : 채식 위주의 건강한 식습관

채식주의자들은 육식을 주로 하는 사람들보다 혈압이 낮다. 고혈압 환자가 과일, 채소, 견과류, 콩과 식물, 저지방 유제품을 더 많이 섭취하고 붉은 고기와 포화지방, 과자와 단것을 적게 섭취하는 DASH(Dietary Approaches to Stop Hypertension) 식단을 유지하면 혈압이 -11.4/-5.5mmHg 감소한다.

  DASH 식단은 채식을 하면서도 어느 정도 비채식주의자의 입에 맞게 동물성 식품을 포함하도록 개발되었다. DASH 연구는 '대조군(미국 표준) 식단', '과일/채소 식단', 'DASH 식단'을 비교 분석했다. 세 가지 식단 모두 염분과 칼로리 섭취량은 동일하게 유지했고, 다양한 비율로 붉은 고기, 생선, 가금류, 유제품을 포함시켰다. 대조군 식단(미국 표준 식단)은 과일, 채소, 견과류, 콩과 식물이 적은 반면 과자, 단것, 붉은 고기, 포화지방이 풍부하게 구성되었다. 과일/채소 식단은 대조군 식단과 DASH 식단의 중간 정도로 대조군 식단보다 과일, 채소, 견과류, 콩과 식물은 풍부하고, 과자와 단것은 적게, 붉은 고기와 포화지방은 비슷하게 구성되었다. DASH 식단은 과일/채소 식단보다 과일과 곡물의 일일 섭취량을 더 많게 구성했고 고기와 지방의 일일 섭취량은 줄였다.

  혈압 강하 효과는 과일/채소 식단에서는 -2.8/-1.1mmHg, DASH 식단에서는 -5.5/-3.0mmHg로 나타났다. 특히 DASH 식단은 고혈압군(-11.4/-5.5 mmHg)이 정상혈압군보다(-3.5/-2.1 mmHg) 혈압 강하 효과가 컸다. 혈압 강화 효과는 연구가 종료되던 2주 말에 최고였고 8주간 유지되었다. '저염식 DASH 식단' 연구'에 따르면 DASH 식단에 저염식을 추가하면 추가적인 혈압 강화 효과가 나타났다. 저염식 DASH 식단은 대조군(미국 표준) 식단에 비해 전반적인 혈압 강화 효과가 -8.9/-4.5mmHg였고, 고혈압 환자의 혈압 강화 효과는 -11.5mmHg(수축기 혈압)로 더 컸다. 특히 수축기 혈압이 150mmHg 이상, 이완기 혈압이

90mmHg 이상인 환자의 혈압 강하 효과는 -20.8/-7.9mmHg로 매우 컸다. 저염식 DASH 식단에 의한 혈압 강하 효과는 식단에서 동물성 식품을 완전히 빼면 더 클 것으로 보인다.

식물성 식품이 혈압을 낮추는 반면 동물성 식품이 혈압을 올리는 기전에 대해 살펴보자.

- **체중** : 식물성 위주 식단은 섬유질이 풍부하고 지방이 적으며 에너지 밀도가 적어 체중을 효과적으로 줄일 수 있도록 도와준다. 체중 감소는 혈압 감소로 이어진다.

- **나트륨** : 채식주의자는 비채식주의자에 비해 일반적으로 나트륨을 적게 섭취한다. 소금(나트륨) 섭취를 줄이면 혈압도 낮아진다. 그러나 채식주의 식단도 소금이 많이 함유된 가공식품 등이 더해지면 나트륨 함량이 높게 변경될 수 있다.

- **칼륨** : 식물성 위주 식단에는 칼륨이 풍부한 과일과 채소가 많이 포함되어 있다. 식이 칼륨 섭취는 혈압을 감소시킨다.

- **동물성 단백질** : 동물성 위주 식품에 많이 포함된 메티오닌(methionine)과 알라닌(alanine) 섭취는 더 높은 혈압과 관련이 있고, 식물성 위주 식품에 많이 포함된 트레오닌(threonine)과 히스티딘(histidine) 섭취는 더 낮은 혈압과 관련이 있다. 동물성 단백질은 높은 온도에서 요리될 때 마이야르 반응(갈색반응)을 일으켜 글리코실화(당화) 최종 산출물(AGEs)을 형성한다. 핫케이크를 구우면 갈색으로 되는 이유 역시 달걀이나 우유의 단백질과 설탕이 반응하기 때문이다. AGE는 혈관수축을 유도하고 나트륨뇨 배설을 억제한다. 또한 AGE는 활성산소종을 생

산하여 산화스트레스를 촉진하며, 이는 산화질소 생산을 억제하여 혈압을 높인다.

- **식물성 단백질** : 생리적 상태에서 내피 산화질소 합성효소(endothelial Nitric Oxide Synthase, eNOS)는 산화질소(nitric oxide, NO)를 생산해 혈관을 확장시키고 혈압을 낮춘다. 그러나 활성산소종 생산이 증가하면 NO 대신 초과산화물 생산이 늘어나게 된다. 즉, 산화스트레스가 증가하면 eNOS의 NO 생산이 감소하고 활성산소종으로 인한 NO 소실이 증가하여 체내 NO 생체이용률이 감소하므로 혈압이 증가하게 된다. 폴리페놀 같은 항산화 물질이 풍부하게 함유된 채소는 산화스트레스를 감소시키고 NO 생체이용률을 증가시켜 혈압을 감소시킨다.

만병똥치, 똥은 최고의 유산균

장내 유익균 vs 장내 유해균

우리 몸속에는 박테리아(세균)가 인간 세포보다 약 10배 정도 많다고 알려져 있다. 세균은 장 속에 가장 많이 살고 있는데, 약 300~1,000종, 100조 개에 달한다. 그중 30~40종이 전체 세균의 99%를 차지한다. 장 속에 서식하며 다양한 작용을 하는 균을 장내세균이라 하고, 인간의 건강에 좋은 작용을 하는지 나쁜 작용을 하는지에 따라 장내 유익균, 장내 유해균이라 부른다.

유익균에는 비피더스 등의 유산균이 있고, 유해균에는 웰치균이나 클로스트리듐 디피실리균 등의 부패균이 있다. 나이가 들면 전체 세균 수에는 큰 변화가 없지만 장내세균의 다양성이 줄어드는 한편 유익균은 줄어들고 유해균이 증가해 장 내 생태계를 압도하는 경향이 있다. 예를 들어 대표적 유익균인 비피더스균은 생후 1주일 된 유아에서 장내세균총의 90% 이상을 차지하지만 이유기를 지나면 10% 내외로 감소하고 노인이 되면 1% 이하로 감소한다.

장내 유익균 투여는 수많은 질병의 예방과 치료에 효과가 있다. 우선 예방 효과를 살펴보면 항생제 관련 설사와 여행자 설사를 예방하고 보육 시설에 다니는 3세 이하 소아의 설사 횟수와 기간을 줄인다. 또한 입원한 유아와 어린이의 병원성 설사 발병률을 줄이기도 한다. 미숙아와 저체중 출생아의 심한 괴사성 장결장염과 사망률, 패혈증 발생을 줄인다. 아울러 급성 상기도 감염(감기)의 횟수를 줄이고 어린이의 병원성 호흡기 감염 위험을 감소시킨다.

리뷰 저널에 의하면 장내 유익균 프로바이오틱스는 감기 예방에도 효과가 있다.(〈Cochrane Database Syst Rev〉. 2015 Feb 3;(2): CD006895) 이외에도 장내 유익균은 중환자, 유아, 소아에서 위장관 감염, 호흡기 감염 등 여러 감염 질환을 예방하는 효과가 있다. 어떤 장내 유익균은 아토피성 습진의 빈도를 줄이기도 한다.

다음으로 치료 효과를 살펴보자. 장내 유익균 투여는 급성 감염성 설사 기간을 줄일 수 있다. 과민성대장증후군, 궤양성 장염, 변비, 헬리코박터 파일로리 제균 치료 시 부작용 감소 등에도 효과가 있다. 그러나 크론병에서는 효과의 증거가 불충분하다. 만성 간질환 환자의 경우 증상 개선 효과가 있고, 간성 혼수 환자의 회복에 도움을 준다. 세균성 질염의 치료와 재발 감소에도 효과가 있다. 반면 아토피성 습진의 경우에는 치료 효과가 있다는 증거와 효과가 없다는 증거가 혼재한다. 이외에도 감염성 유선염, 만성피로증후군, 고콜레스테롤 혈증, 낭종성 섬유증, 영아산통 등에 효과를 보인다.

짧은사슬 지방산 합성

장내 유익균은 위장관 소화효소에 의해 소화될 수 없는 복합탄수화물과 식물성 다당류, 즉 식이섬유를 발효시켜 짧은사슬 지방산(short chain fatty acid, SCFA)으로 변화시킨다. SCFA 중 아세트산(초산)은 근육에서 사용되고 프로피온산은 간이 ATP를 생산하도록 돕는다. 또한 아세트산과 프로피온산은 살균 능력이 있어 대장균이나 포도상구균과 같이 식중독을 일으키는 세균을 죽임으로써 부패균이 증식하는 것을 막아준다. 부티르산은 에너지 항상성과 연관된 질환(당뇨, 비만), 염증, 면역기능(항균, 항암) 등에 수많은 유익한 효과를 나타낸다.

장내 유익균은 성장에 필요한 영양소를 경쟁적으로 가져가 유해균이 번식하는 것을 막는 한편 장내 점막과 결합하여 군집성 방어막을 형성함으로써 유해균이 장점막에 손상을 주는 것을 막는다. 아울러 SCFA 같은 항균물질을 생성하여 직접 유해균을 억제하거나 죽인다. 그리고 IgA(면역글로불린A) 분비를 증가시키고 NK(natural killer, 자연살해) 세포 수를 늘리며 대식세포의 탐식 작용을 높인다.

똥은 최고의 유산균

대변 미생물군 이식(대변이식)은 장내세균총(미생물군집) 구성을 빠르게 회복시키는 치료법으로 장내 유익균을 음식이나 보조제로 섭취하는 것보다 효과적이다. 건강한 대변은 음식이나 보조제에 비해 장내세균의 종류가 훨씬 다양할 뿐 아니라 유익균의 종류와 수가 매우 많아 질병 예방과 치료 면에서 더 효과적이다. 대변이식은 보조제 형태의 장내 유익균 투여 시 효과의 증거가 충분하지 않았던 클로스트리듐 디피

실리균 장염의 경우에도 효과가 매우 뛰어나다. 심지어 자꾸 재발되거나 항생제가 듣지 않는 심한 클로스트리듐 디피실리균 장염에도 큰 효과가 있다. 또한 대변이식은 궤양성 대장염과 크론병에도 효과를 보인다. 대사증후군 환자에게 마른 체형의 정상인의 대변을 이식하면 인슐린 민감성이 증가된다. 만성 변비 환자도 대변이식을 통해 75% 치료 성공률을 나타냈다.

젊은 똥은 회춘의 묘약이다. 늙지 않으려면 젊은 사람의 똥을 먹어라!
최근 젊은 사람의 대변을 노인에 이식하여 장 환경을 재구성하면 수명을 연장할 수 있다는 가능성을 보여준 연구들이 발표되고 있다. 파리와 물고기의 노화 모델에 대한 미생물군 이식 연구들은 수명 조절과 노화 관련 질병의 발병 기전 조절에 있어 미생물의 직접적인 역할을 제시한다. 늙은 파리의 대변을 먹은 젊은 파리는 젊은 파리 대변을 먹은 젊은 파리에 비해 수명이 현저히 감소하고 장벽 기능 장애 발생률이 증가했다.(〈Nature〉. 2009;460(7252):225-30)
한편 수명이 짧은 아프리카 킬리피시(killifish, 송사릿과의 담수어)를 대상으로 한 분변 미생물군 이식의 수명 연장 효과 관찰에서도 비슷한 결과가 나타났다. 젊은 물고기의 대변을 먹은 중년 물고기의 수명은 무려 41%나 늘어났으며 노년기에도 여전히 활발했다. 장내세균 총 역시 매우 다양하게 유지되었다.(〈ELife〉. 2017;6(August).) 어린 쥐로부터 미생물군을 받은 늙은 쥐의 경우에도 유사한 효과가 보고되었다.(〈NatMed〉. 2019;25(8):1234-42.)
또 다른 실험에서는 쥐를 대상으로 분변 미생물군 이동이 노화하는 내장과 눈, 뇌의 특징에 미치는 영향을 연구했다. 연구진은 어린 쥐(3개월), 나이 든 쥐(18개월), 늙은 쥐(24개월)의 장내 미생물군을 교환했다. 늙은 쥐의 미생물군을 어린 쥐에게 옮긴 경우 노화 관련 중추신경계 염증과 망막 염증을 가속화하고 눈의 주요 기능 단백질 손실을 촉진하며 장내 장벽 투과성이 증가했다. 어린 쥐의 미생물군을 이식한 나이 든 쥐나 늙은 쥐는 이와 반대의 효과가 나타났다. 이로써 연구진은 노화하는 장내 미생물군은 장-뇌 및 장-망막 축의 해로운 변화를 일으키고, 미생물군 조절은 노년기에 염증-관련 조직 기능 감소를 예방하는 데 유익할 수 있음을 입증했다.(〈Microbiome〉 10, Article number: 68(2022))

당뇨병과 비만은 전염병이다

A형 간염이나 장티푸스 등의 일부 감염 질환은 대변-구강 경로를 통해 사람에서 사람으로 전염된다. 즉, 이들 감염 질환자가 대변을 본 후 철저하게 손을 씻지 않으면 음식물이나 식수가 오염되고 다른 사람이 오염된 음식물 혹은 식수를 섭취하면 전염될 수 있다. 이처럼 당뇨병과 비만도 대변 구강 경로를 통해 전염될 가능성이 있다.

대사증후군 환자 18명에게 마른 체형의 정상인의 대변을 이식했더니 모든 환자에서 인슐린 민감성이 증가되었다.(〈Gastroenterology〉. 2012 Oct;143(4):913) 쌍둥이 중 뚱뚱한 사람의 대변 미생물군(똥)을 이식받은 쥐는 뚱뚱해지고 장내세균총의 다양성이 감소한 반면 마른 사람의 대변 미생물군을 이식받은 쥐는 날씬해지고 장내세균총도 다양했다. 이들 결과는 장내 미생물군 공여자의 신진대사 특성(비만, 인슐린 저항성, 당뇨 등)이 장내 미생물군을 통해 수여자에게 전달될 수 있음을 보여준다. 이처럼 대변 미생물군은 대변 구강 경로를 통해 사람 대 사람으로 전염될 수 있으므로 당뇨병과 비만의 물질대사 특성도 전염될 수 있다.

파킨슨병과 장내 미생물군

파킨슨 질환, 노인성 치매, 다발성 경화증, 자폐증, 만성피로증후군 같은 몇몇 신경학적 질환 환자에게 대변 미생물군 이식이나 항생제 치료를 시행하면 변비, 궤양성 대장염 등의 위장관 증상을 치료하는 데 도움이 될 뿐 아니라 몇몇 신경학적 증상 개선에도 도움이 됨을 보여주는 보고들이 있다. 최근에는 파킨슨 질환 환자의 대변 미생물군을 파킨슨병 모델 쥐에게 이식한 결과 운동 기능을 악화시켰다는 재미있는 논문도 발표되었다.

슈퍼박테리아까지 때려잡는 슈퍼 똥!

감기 같은 가벼운 감염성 질환에 항생제가 남용되면서 세균들의 항생제 내성이 큰 문제가 되고 있다. 특히 다제내성균(일명 슈퍼박테리아) 감염 확산은 전 세계적인 이슈가 되고 있으며 슈퍼박테리아의 확산을 막지 못하면 전 지구적 재앙이 될 수 있다고 전문가들은 경고하고 있다. 그런데 건강한 똥으로 슈퍼박테리아를 물리칠 수 있다는 흥미로운 연구 결과가 발표되었다. 위장관은 생명을 위협하는 슈퍼박테리아의 중요한 서식 장소다. 반코마이신 내성 장구균과 다제내성 폐렴간균이라는 두 슈퍼박테리아는 장관에 서식하면서 환자 자신이나 다른 환자에게 퍼져 국소 혹은 전신 감염을 일으킬 수 있다.

연구팀은 두 슈퍼박테리아에 감염된 쥐에게 건강한 쥐의 대변을 이식했다. 다제내성 폐렴간균은 7일이 지난 후 완전히 사라졌고, 반코마이신 내성 장구균은 60%의 쥐에서 완전히 사라졌고, 나머지 40% 쥐에서는 1,000분의 1 정도로 줄어들었다. 즉, 건강한 장내세균이 슈퍼박테리아를 물리친 것이다.

유산균은 암을 예방한다

음식이나 약물 등을 섭취하면 많은 물질이 장내세균에 의해 대사되고, 그 결과물인 니트로소아민(nitrosoamine), 페놀(phenol), 인돌(indol), 2차 담즙산 등은 대장암 등의 발생을 촉진한다. 반면 비피더스균 등의 유산균은 장 상피세포를 보호하고 장내 미생물군의 항상성을 조절하며 암과 연관된 유해균의 증식과 발암물질의 생산을 억제한다. 또한 항산화 효소가 증진되고 NK세포와 대식세포 등 면역세포의 수가 늘어나며 항염증 작용으로 암 형성을 예방할 수 있다. 그에 더해 암세포의 아포토시스를 촉진하고 암세포 증식과 침습을 억제하여 암의 성장을 억제한다. 이로써 대장암뿐만 아니라 다양한 암의 예방에 효과적인 것으로 알려져 있다.

암 예방 효과를 얻으려면 유산균을 장기간에 걸쳐 섭취해야 한다. 예를 들어 4년 이상 유산균을 섭취한 사람은 대장암의 이형성(암은 아니지만 정상 또는 종양 조직이 비정상적으로 증식하는 경우)이 예방되었고 청소년기 이후로 유산균을 정기적으로 섭취한 여성의 경우 유방암 발생률이 감소했다.

프리바이오틱스(식이섬유) : 장내 유익균 먹이

식이섬유는 크게 불용성과 수용성으로 나뉜다. 불용성, 즉 소화되지 않는 식이섬유는 기계적으로 작용하여 발암물질을 흡착한다. 또한 대변의 양을 늘리고 장 운동을 자극하여 장내 발암물질과 장 점막이 접촉하는 기회를 줄인다. 수용성 식이섬유는 장내 유익균에 의해 발효되어 아세트산, 프로피온산, 부티르산 등의 짧은사슬 지방산을 생산한다. 짧은사슬 지방산은 건강한 대장 세포의 에너지 생산과 세포 증식을 증가시키면서 암세포를 억제한다. 프리바이오틱스는 장내 유익균의 수와 활성을 증가시키는 식이섬유로, 갈락토올리고당과 이눌린 등이 있다.

기능은 일반적으로 비피더스균, 유산균 등 장내 유익균의 수와 활성을 증가시켜 체내 신진대사와 면역체계 증진, 항염, 항균 등 수많은 유익한 효과를 나타낸다. (최신 리뷰에 의하면 프로바이오틱스는 감기 예방에도 효과가 있다.)

프리바이오틱스를 함유한 대표적인 음식으로는 아라비아고무(85%: 무게당 프로바이오틱스 섬유 함유량), 치커리 뿌리(64.6%), 돼지감자(뚱딴지, 31.5%), 민들레 연한 잎새(24.3%), 마늘(17.5%), 부추(11.7%) 등이 있다.

미래에는 똥값이 금값?

인간과 장내 미생물군은 적극적으로 서로 돕거나 영향을 주고받으며 살아간다. 미생물군이 인간세포에 미치는 기능은 수없이 많다. 이 때문에 최근에는 장내 미생물군이 또 다른 장기의 하나로 평가되기도 한다. 인간 세포의 나이가 들수록 장내 미생물군도 노화되고, 인간 세포가 질병에 걸리거나 나쁜 생활습관에 빠지면 장내 미생물군도 민감하게 영향을 받는다. 최근에는 클로스트리듐 디피실리균 장염, 염증성 장질환, 비만, 변비, 당뇨병 등의 치료에 젊고 건강한 장내 미생물군 이식을 시도하고 있고, 긍정적인 효과를 보고 있다. 미래에는 병들고 늙은 체질을 건강하고 젊은 체질로 개선하기 위해 똥이식이 널리 시행될 수도 있다.

사람을 대상으로 대변 미생물군 이식을 적용한다면 젊고 건강한 사람의 대변을 내시경으로 장에 직접 주입하거나 경구 캡슐을 복용하는 방법을 고려할 수 있다. 또한 나이를 먹을수록 젊고 건강한 사람과 어울리는 시간을 늘리고 가능한 한 함께 생활하면 젊고 건강한 장내 미생물군에 오염된 음식물이나 식수를 함께 섭취함으로써 장 환경을 건강하게 재구성하여 수명을 연장시킬 수도 있을 것이다.

명상과 호흡 그리고 미주신경

현대인은 대부분 일상의 압박감과 만성 스트레스로 인해 지속적인 교감신경 흥분 상태, 즉 생리적인 투쟁 도피 상태에 놓이게 되었고 휴식과 재충전을 돕는 부교감신경의 활성은 억제되어 있다. 스트레스는 심장질환, 당뇨, 과민성 장질환, 우울증 등 많은 만성질환의 근본 원인으로 알려져 있다. 또한 만성 스트레스와 지속적인 교감신경 흥분은 면역력을 감소시키고 염증 반응을 증가시킨다. 스트레스와 교감신경 흥분을 줄이는 노력 가운데 대표적인 것으로 명상과 요가 같은 명상 활동이 있다.

많은 연구 결과에 따르면 다양한 명상 활동들이 공통적으로 호흡 조절을 강조하고, 호흡 훈련을 통해 주요한 부교감신경인 미주신경을 자극하여 스트레스와 교감신경 흥분을 감소시키고 부교감신경 활성을 촉진시킬 수 있다. 그러나 어떤 기전으로 좋은 효과를 주는지에 대한 연구는 아직까지 부족하다. 오늘날에는 고전적인 명상 활동 이외에도 미주신경 자극을 통해 자율신경 균형을 조절하는 방법들이 많이 개발되었다. 자극 방법에 따라 전기 미주신경 자극, 경피 미주신경 자극, 행동 미주신경 자극 등이 있다. 명상에 의한 호흡성 미주신경 자극은 행동 미주신경 자극에 속한다.

인류 진화와 자율신경

인류 생존의 역사는 투쟁 도피(fight or flight)의 관점에서 이해할 수 있다. 인류는 생존을 위해 사냥(투쟁)을 통해서 먹잇감을 구해야 했고 자신보다 강한 육식동물을 만났을 때는 도망가거나(도피) 때론 맞서 싸워야 했다(투쟁). 이러한 투쟁 도피 반응(스트레스) 시에는 심박동수 증가, 혈관 수축, 동공 확장, 땀 분비 증가, 기관지 확장, 위장관 운동 저하 등이 동반되면서 많은 양의 에너지가 소비되고, 이 에너지는 교감신경계의 흥분을 통해 생산된다. 짧고 격렬했던 투쟁 도피 반응 후 대부분의 시간 동안 우리 몸은 부교감신경을 활성화시켜 휴식을 취하면서 손상된 부위를 수리하고 영양분을 소화시켜 소비된 에너지를 재충전함으로써 앞으로 있을 투쟁 도피 반응에 대해 준비했다.

자율신경과 건강한 항상성 유지

생명체가 건강한 생명현상을 유지하기 위해서는 생체 내의 환경을 항상 일정하게 유지하는 것이 필요하다. 자율신경은 생명체의 내적 환경의 항상성을 유지하는 데 중요한 역할을 하는 신경성 조절기구다. 신경계는 우리 몸의 모든 움직임을 관장하는 중추신경계(뇌와 척수)와 말초신경계로 구성되어 있다. 말초신경계는 운동신경계(체성신경계)와 자율신경계로 구성된다. 운동신경계는 골격근의 운동, 피부감각, 평형 등에 관여하고 자율신경계는 평활근, 심근 및 분비선 등에 분포되어 우리의 의지와는 상관없이 자발적으로 움직이는 호흡, 심장박동, 소화운동 등을 관장한다. 자율신경계는 교감신경계, 부교감신경계, 장신경계로 구성되어 있고 우리 몸의 내적 환경을 항상 일정하게 유지하기 위해 생체 내의 장기와 심장, 외분비선, 내분비선을 통제한다.

자율신경계의 특징

교감신경과 부교감신경은 기능적으로 서로 반대 작용을 하여 우리 몸의 환경을 일정하게 유지한다. 척수의 중간 부분(흉수와 요수 사이, T1-L2)에서 나와 각 내장기관에 분포하는 교감신경은 위급한 환경의 변화, 즉 스트레스를 받았을 때 빠르게 대처하여 생명체를 보호하는 역할을 한다. 뇌관(brain stem) 및 척수의 꼬리 부분(천수, S2-S4)에서 나와 각 내장기관에 분포하는 부교감신경은 미래의 스트레스에 대비하여 에너지의 유지와 회복에 관여한다. 교감신경과 부교감신경은 상호 길항작용을 갖는다. 교감신경 흥분 시에는 심박동수 증가, 혈관 수축, 동공 확장, 땀 분비 증가, 기관지 확장, 위장관 운동 저하가 보이고 반대로 부교감신경 흥분 시에는 심박동수 감소, 일부 혈관 확장, 동공 수축, 땀 분비 감소, 기관지 수축, 위장관 운동 촉진이 관찰된다.

자율신경계는 주로 뇌간과 시상하부에 의하여 조절된다. 뇌간에서는 심혈관, 호흡, 연하작용, 기침, 구토, 배뇨 등을 조절하고 시상하부에서는 체온, 음식물 섭취, 성행동 등을 조절한다. 자율신경은 원심성 신경과 구심성 신경으로 구성되어 있다. 원심성 신경은 뇌, 척수에서 나오는 신경으로 중추신경계로부터 근육, 샘, 내장 장기에 신호를 전달하는 신경이다. 구심성 신경은 말초에서 얻은 정보를 중추(뇌, 척수)에 전하는 신경이다.

장신경계(enteric nervous system)

장신경계는 중추성의 자율신경계와는 독립적으로 자율신경 기능을 영위하는 소화관에 분포하는 신경계다. 교감신경과 부교감신경을 통해 중추 자율신경계로부터 어느 정도 조절받기는 하지만 상당 부분 중추신경계로부터 벗어나 운용된다. 장신경계의 신경세포는 1억~5억 개(뇌 신경세포의 200분의 1)로 척추의 신경세포 수와 비슷하고 뇌와 상관없이 독립적으로 작동할 수도 있으며 중추신경계에서 발견되는 같은 유형의 신경세포와 구조, 신경전달물질들에 의존하기 때문에 제2의 뇌라고 불린다. 장신경계의 수많은 신경회로는 장의 연동운동과 혈류, 점막운반 및 분비를 조절하고 면역과 내분비 기능을 조절하며 장내 미생물군과도 소통한다.

중추 자율신경망(central autonomous network)

중추 자율신경망이란 중추(뇌, 척수)에서 자율신경계를 유지하고 조절하는 중추 신경회로망이라고 할 수 있다. 중추 자율신경망은 중추에서 기원하는 신경절전 교감신경과 부교감신경 활성을 조절하고 내장 기능 조절, 항상성 유지, 내적·외적 환경 변화에 대한 적응에 관련된다. 중추 자율신경망의 기능들은 전뇌, 뇌간 및 척수 수준에서 조직화된다. 전뇌 수준에서 뇌섬엽, 전대상엽, 전전두엽, 해마, 편도체는 신체감각을 감정적 및 목표 지향적 자율신경계 반응과 통합하는 데 관여하고, 시상하부는 항상성과 적응을 위해 자율신경계, 내분비 및 수면 반응을 통합한다. 뇌간 수준에서 수도주변회백질은 통증 조절, 스트레스에 대한 행동 반응 및 수면을 자율신경계 조절과 통합한다. 팔곁핵, 고립핵(NTS), 복외측 연수의 망상 형성은 순환, 호흡, 위장관 기능 및 배뇨의 반사 조절에 관여한다.

미주신경-대표적인 부교감신경

부교감신경계는 시삭상핵-뇌하수체로, 제3, 제7, 제9, 제10 뇌신경과 골반신경으로 구성된다. 부교감신경 섬유의 75%가 연수로부터 나온 미주신경(제10 뇌신경)을 통해 두부, 경부, 흉부와 복부 등 다양한 장기들에 분포하고 있고 미주신경이 지배하는 심장, 폐, 식도, 위, 소장, 대장, 간, 췌장, 비장 등에서의 부교감신경 작용을 미주신경 작용이라고 부르기도 한다. 미주신경은 뇌신경 중 가장 길고 복잡하게 분포하며 다른 뇌신경과 달리 신체 전반으로 광범위하게 뻗어 나간다. 미주(迷走)란 정해진 통로 밖의 길로 달린다는 뜻이다. 이외에 부교감신경 작용을 하는 뇌신경으로 동안신경(제3 뇌신경), 안면신경(제7 뇌신경), 설인신경(제9 뇌신경)이 있고 동공괄약근과 눈의 모양체근, 눈물샘, 침샘에 분포한다. 천수 S2-S4에서 나오는 부교감신경은 골반신경을 통해 방광, 직장, 자궁 등 골반 내 장기에 분포한다.

뇌-장 축(brain-gut axis)

중추신경계와 장신경계의 연결을 뇌-장 축이라고 하는데, 이것이 뇌와 소화관의 양방향 연결을 가능하게 한다. 뇌-장 축은 생리적 항상성을 모니터링하고, 중추 뇌의 감정 및 인지 영역과 면역 활성화, 장내 투과성, 장내 반사 및 장내 분비 신호 등의 말초 장 기능을 연결하는 역할을 한다. 뇌-장 축은 뇌와 척수, 자율신경계, 시상하부-뇌하수체-부신 축을 포함한다. 부교감신경인 미주신경은 중추신경계와 장신경계의 연결 통로 중 하나다. 미주신경 중 10~20%는 원심성 미주신경으로 뇌에서 장으로 신호를 내려보내고, 80~90%를 차지하는 구심성 미주신경은 장벽에서의 다양한 정보를 뇌로 올려보낸다. 구심성 미주신경 경로는 시상하부-뇌하수체-부신 축의 활성화/통제에 관여해서 스트레스에 대한 유기체의 반응을 조정한다.

미주신경 자극(vagus nerve stimulation)

미주신경 자극은 중추 자율신경망의 발작/기분 조절/인지 행동과 관련된 뇌 영역에 영향을 미쳐 뇌전증과 우울증, 인지 행동 등을 호전시킨다. 또한 미주신경 자극은 염증을 억제하여 신체 건강에 영향을 줄 수 있다. 기전이 명확히 알려져 있지 않지만 구심성 미주신경 섬유와 중추 자율신경망과의 밀접한 신경해부학적 연결이 미주신경 자극의 중요한 열쇠로 여겨지고 있다. 이런 항염증 효과를 근거로 다양한 자가면역질환과 류머티즘, 심혈관 질환, 당뇨, 뇌졸중 등의 만성 염증 질환, 섬유근통과 편두통 등의 통증 질환 치료에 미주신경 자극이 시도되고 있고 좋은 결과를 나타내고 있다.

전기 미주신경 자극(Electrical vagus nerve stimulation)

- 난치성 뇌전증 치료

 난치성 뇌전증 환자 중 뇌절제 수술이 부적합한 환자를 대상으로 전기 미주신경 자극술이 널리 사용되고 있다. 전신 마취 상태에서 왼쪽 목 혈관신경집에 있는 미주신경 부위에 자극 전극을 삽입한 후 왼쪽 앞가슴 피하 부위에 삽입한 전기자극 발생 장치와 연결한다. 시술한 지 1주일 후부터 미주신경 자극을 시작한다. 효과를 최대화하고 부작용을 최소화할 수 있도록 외래에서 자극 방법을 조절할 수 있다. 시술 환자의 50~60% 정도가 증상이 개선되었다. 연하장애(삼킴 장애), 쉰 목소리 등의 일부 부작용이 있지만 대부분 시간이 지나면 호전된다.

- 난치성 우울증 치료술

 미주신경 자극은 중추 자율신경망 중 기분 조절과 관련된 변연계(해마, 편도체) 같은 뇌 영역에 영향을 미쳐 우울과 같은 기분장애 증상을 호전시키는 효과가 있다. FDA는 2005년부터 치료 저항성 우울장애에 대해 전기 미주신경 자극술 적용을 승인했다. 난치성 우울증 환자를 대상으로 시행한 전기 미주신경 자극술의 초기 연구들에서는 치료 효과가 일관되지 않았다. 그러나 최근 메타분석 연구 결과에서 전기 미주신경 자극술을 시행받은 환자의 32%가 적절한 치료반응을 보였고, 2년간 지속했을 때 14%의 관해율(증상이 완전히 사라지는 비율)을 보였다. 난치성 우울증 환자의 미주신경 자극 치료 효과는 난치성 뇌전증과 마찬가지로 시간이 지남에 따라 축적이 되어 더욱 개선되는 경향을 보인다.

치료 1년 연구에서는 10%, 2년 연구에서는 14%, 5년 연구에서는 17% 정도 대조군에 비해 높은 관해율을 보였다.

– 인지 행동 향상 효과

미주신경 자극은 중추 자율신경망 중 인지 행동과 관련된 전대상엽과 전전두엽 같은 실행 기능 뇌 영역에 영향을 미쳐 인지 행동을 호전시키는 효과가 있을 수 있다. 뇌전증 환자 중 지적 장애를 가진 자폐증 어린이가 전기 미주신경 자극술을 시행받은 후 인지 행동이 향상되었다. 예를 들어 각성상태, 정신연령, 인지 검사와 일상생활 동작검사가 호전되었고 자폐적 행동도 감소했다. 또 알츠하이머 환자를 대상으로 6개월간 미주신경 자극술을 시행하고 1년 후 임상 결과를 조사한 시범 연구에서 41%의 환자가 인지기능이 향상되었고 70%가 인지기능의 감소를 보이지 않았다. 기분, 행동, 삶의 질에서도 심각한 감소가 발생하지 않았다.

경피 미주신경 자극(transcutaneous vagus nerve stimulation)

전기 미주신경 자극술은 전신마취 하에 피부를 절개하여 미주신경 자극기와 전기자극 발생 장치를 삽입하는 침습적 시술이기 때문에 시술 부위의 감염이나 연하 장애, 쉰 목소리 등의 부작용이 발생할 위험성이 있고, 주기적인 배터리 교체 시 침습적인 피부 절개와 봉합을 실시해야 한다. 이에 따라 비침습적인 미주신경 자극 방법이 개발되었다. 경피 미주신경자극이란 귀의 바깥귀길 혹은 목(neck)에 미주신경 자극기를 놓고 미주신경의 귀 가지 혹은 경부 가지를 전기적으로 자극하는 비침습적인 방법이다.

경피 미주신경 자극의 임상 연구는 아직 걸음마 단계지만 몇몇 연구에서 전기 미주신경 자극과 비슷한 치료 효과를 이끌어낼 수 있음을 분명히 보여주고 있다. 시오자와(Shiozawa, 2014) 등의 문헌분석 연구에 의하면 경피 미주신경 자극이 우울 증상을 감소시킬 수 있다고 한다. 일리코스키(Ylikoski, 2017) 등의 연구는 이명 환자의 경부 가지 경피 미주신경 자극 시 자율신경 균형이 교감신경계에서 부교감신경계로 이동하는 것을 보여주고 있다. 프랑고스(Frangos 2015) 등의 연구에 의하면 귀의 바깥귀길을 전기적으로 자극하면 침습적 미주신경 전기자극 때와 동일하게 중추 자율신경망이 활성화된다.

행동 미주신경 자극(behavioral vagus nerve stimulation)

미주신경은 신체 전반으로 광범위하게 뻗어 나간다. 그래서 우리 신체를 이용해 미주신경 긴장도를 증가시키는 다양한 물리적인 수법들이 있다. 목동맥팽대 마사지, 발살바 조작, 찬물침수(다이빙 반사), 안구압박(눈심장 반사), 숨 참기, 직장 검사, 기침, 심호흡, 구토, 삼킴, 쪼그려 앉음, 트렌델렌버그 자세(머리가 발보다 낮은 상태로 누운 자세) 등이 있다. 그중에서 목동맥팽대 마사지, 발살바 조작은 병원에서 부정맥을 진단하고 치료하는 데 이용되고 있다.

발살바 조작은 정상적으로 숨을 들이쉰 뒤 입과 콧구멍을 막고 강하게 숨을 내뱉으며 배에 힘을 주는 것이다. 발살바 조작은 심실위빠른맥(supraventricular tachycardia)이 의심되는 환자에게 주로 시행한다. 표준 발살바 조작은 보통 반듯이 눕거나 반좌위(머리를 45도 들어올린 체위)에서 10~15초 정도 위 동작들을 유지한 후 정상 호흡을 재개한다. 수정 발살바 조작은 반좌위에서 표준 발살바 조작을 15초 동안 시행한 후 반듯이 누워 45도 각도로 다리를 수동적으로 올리는 자세를 15초간 시행한다. 수정 발살바 조작은 표준 발살바 조작에 트렌델렌버그 자세를 결합한 것으로 표준 발살바 조작보다 심실위빠른맥을 정상동리듬으로 회복시키는 효과가 뛰어나다.

호흡성 미주신경 자극과 명상

호흡을 이용하여 미주신경을 자극할 수 있는 방법으로는 발살바 조작, 명상, 심호흡, 숨 참기, 기침 등이 있다. 또한 호흡의 변화에 따른 심박수의 변화를 이용하여 심혈관계의 자율신경기능을 검사할 수 있는데, 심호흡에 의한 동성 부정맥의 심박변동을 보는 심박변이도 검사와 발살바 조작에 의한 심박 변동 검사 등이 있다. 미주신경을 활성화시키는 호흡법의 공통된 특징으로 심호흡, 느린 호흡, 흡기보다 긴 호기호흡(숨 내뱉기), 횡격막 호흡 등이다. 이러한 호흡법들은 미주신경 긴장도를 나타내는 심박 변이도 검사 수치를 증가시키고 스트레스 표지자인 심박수, 혈압 그리고 침의 코티졸 수치를 감소시킨다. 대부분의 명상 호흡법도 심호흡, 느린 호흡수, 흡기보다 긴 호기호흡, 횡격막 호흡 등의 특징을 가지고 있다. 명상 활동이 호흡을 이용해 미주신경을 활성화시키는 것과 관련이 있음을 알 수 있다.

호흡성 미주신경 자극을 이용한 급성 질환 치료

- 발작성 상실성 빈맥(paroxysmal supraventricular tachycardia)

발작성 상실성 빈맥은 갑자기 빈맥이 발생했다가 갑자기 멈추는 특징을 가진 부정맥으로, 부정기적으로 발생한다. 발작성 상실성 빈맥이 발생하면 심장 박동수가 분당 150회에서 200회 정도로 빨라져 수 초간 지속되기도 하고 수일간 지속되기도 한다. 심계항진(두근거림), 어지럼증, 숨 가쁨, 실신, 흉통 등이 발생할 수 있다. 급성기에 직접 시도해 볼 수 있는 응급치료로 미주신경 자극법이 있다. 미주신경 자극법은 발살바 조작, 목동맥팽대 마사지 등이 있다.

발살바 조작은 명상호흡법처럼 호흡을 이용하여 미주신경을 자극하는 방법이다. 그러나 이 방법은 발작성 상실성 빈맥을 근본적으로 없애는 것이 아니므로 증상이 발생된 직후, 교감신경이 자극되기 전에 시행하는 것이 효과적이다. 증상이 자주 발생해서 일상생활에 지장을 주는 경우 또는 환자의 불안이나 불편감이 심할 경우에는 병원에서 약물 치료를 계속하거나 고주파 전극도자 절제술을 통해 비정상적인 전도로를 없앨 수 있다. 고주파 전극도자 절제술은 원인이 되는 비정상적인 전도로를 완전히 제거하는 근본적인 치료법으로 95%의 완치가 가능하다.

- 과호흡 증후군

가쁜 호흡을 심하게 하는 상태를 과호흡 증후군이라 하는데, 일반적으로 받아들여지는 진단 기준은 없다. 스트레스와 긴장, 불안감 등은 교감신경을 활성화시키고, 교감신경이 활성화되면 호흡이 얕고 빨라진다. 공황장애나 불안장애 같은 심리 상태와 과호흡 증후군의 관련성은 분명하지만 원인과 결과의 선후관계는 불분명하다. 치료는 우선 과호흡 증후군이 심각한 질환이 아님을 설명해 환자를 안심시킨 후 호흡 재훈련을 시도한다. 호흡 재훈련 프로그램은 복식호흡에 초점을 두고 있다. 앉거나 누운 자세에서 한 손은 복부에 다른 한 손은 흉부에 놓고 어떤 손이 더 크게 움직이는지 관찰하도록 한다. 과호흡 환자는 거의 항상 흉부에 놓인 손이 더 크게 움직인다.

호흡을 조절하여 복부에 놓인 손이 더 크게 움직이고 흉부에 놓인 손이 거의 움직이지 않도록 한다. 4초간 천천히 숨을 들이쉬고 몇 초 동안 숨을 멈춘 후 8초간 숨을 내쉬도록 한다. 5에서 10회 정도 반복하면 환자는 불안감이 감소하고 과호흡이 호전되면서 평온함을 느끼기 시작한다. 재발을 예방하기 위해 호흡 재훈련 프로그램을 아침 저녁으로 하루 2회 실천하도록 한다.

- 딸꾹질

딸꾹질의 원인은 매우 다양하다. 48시간 이내에 호전되는 딸국질은 대부분 원인이 심각하지 않다. 주요 원인으로는 위의 팽창(과식, 탄산음료 섭취, 껌 씹기나 흡연 등으로 인한 공기삼킴증 등), 갑작스러운 온도변화, 음주, 스트레스, 불안, 흥분상태 등이 있다. 하지만 48시간 이상 지속되는 딸꾹질은 미주신경 혹은 횡격막 신경 주행 경로에 구조적/감염성/염증성 질환 같은 심각한 질환이 일어난 것일 수도 있으므로 내과나 가정의학과 진료를 받아보는 것이 좋다. 딸꾹질의 원인 중 일부는 미주신경과 관련성이 있고, 숨을 오래 참거나 발살바 조작이 딸꾹질에 효과를 보이는 것은 호흡성 미주신경 자극과 연관이 있어 보인다. 딸꾹질이 날 때 집에서 할 수 있는 간단하고 안전한 조치법은 다음과 같다.

1. 혈액 중 탄산가스를 높이기 위해 가능한 한 오래 숨을 참거나 발살바 조작을 시행한다.
2. 찬물을 조금씩 오래 마시거나 혀를 잡아당긴다.
3. 미주신경을 자극하기 위해 안구를 압박한다.
4. 무릎을 가슴부위까지 당겨 쪼그려 앉거나 가슴(횡격막)이 압박되도록 몸을 앞으로 숙인다.
5. 마른 설탕 한 티스푼을 삼켜 후두부를 자극한다.

(이런 조치들은 효과가 확증된 것은 아니다. 그러나 시행이 쉽고 합병증을 유발할 가능성이 적어 안전하다.)

– 한숨으로 스트레스를 날려 보내자

명상, 심호흡, 발살바 조작, 숨 참기, 기침 등의 호흡법들을 이용하여 미주신경을 자극할 수 있다. 미주신경을 활성화시키는 호흡법들의 공통된 특징으로 심호흡, 느린 호흡, 흡기보다 긴 호기호흡(숨 내뱉기), 횡격막 호흡 등이 있다. 이러한 호흡법 훈련을 통해 주요한 부교감신경인 미주신경을 자극하여 스트레스와 교감신경 흥분을 감소시키고 부교감신경 활성을 촉진시킬 수 있다. 이제부터라도 시간에 쫓겨서 하는 빠르고 얕은 헐떡 호흡이 아닌, 느리고 깊은 명상 호흡을 통해 스트레스를 날려 보는 것은 어떨까?

우리는 보통 스트레스로 힘들 때 바닥이 꺼지도록 한숨을 쉬곤 한다. 한숨이란 사전적 의미로 근심이나 설움이 있을 때, 또는 긴장하였다가 안도할 때 길게 몰아서 내쉬는 숨을 의미한다. 한숨을 쉬기 위해서는 우선 숨을 깊게 들이쉬고 입을 모아 천천히 길게 숨을 내쉬어야 한다. 즉, 한숨 호흡법은 심호흡, 느린 호흡, 흡기보다 긴 호기호흡, 횡격막 호흡 등 미주신경을 활성화시키는 호흡법들의 특징을 모두 가지고 있다. 자주 한숨을 쉬어 스트레스를 날려 보내도록 하자.

'천원 닥터'의 메디컬 팁

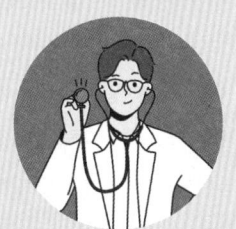

심박변이도 검사(heart rate variability)

호흡의 변화에 따라 심장박동의 변이 정도를 검사하는 것으로 심혈관계 자율신경기능 검사 중 가장 보편적이다. 1분 동안 흡기와 호기를 각각 5초씩 6회 반복하면서 심전도로 심박수를 모니터한다. 보통 호흡수는 분당 10~20회 정도인데, 분당 6회 정도의 느린 호흡수에서 심박변이도가 가장 큰 것으로 알려져 있다. 심박변이도는 호기 시 가장 긴 심박 간격을 흡기 시 가장 짧은 간격으로 나눈 값으로 계산하거나 최대 박동수와 최소 박동수의 차이(최대 박동수−최소 박동수)로 계산한다.

심박수는 심장 내 동방결절의 고유 자발성에 자율신경계가 영향을 미쳐 결정되므로 교감신경과 부교감신경의 상호 작용과 관련이 있다. 심박수는 중추 호흡센터의 자율신경계 조절에 의해 조절된다. 호흡 게이트 이론에 의하면 호기 시에 게이트가 열려 교감신경과 부교감신경의 원심성 신경이 모두 활성화된다. 그러나 부교감신경 신호전달이 교감신경보다 빨라서 심장 내 동방결절에 더 빠른 영향을 줄 수 있다. 분당 6회 정도의 느린 호흡수에서는 아세틸콜린의 분비와 가수분해가 최적화되어 있어 미주신경 우세로 호기 시 심박수가 가장 느려져 심박변이도가 가장 크다. 반면 빠른 호흡에서는 아세틸콜린의 분비가 감소되어 상대적으로 노르아드레날린의 분비가 증가됨으로써 호기 시 심박수가 상대적으로 빨라져 심박변이도가 작아진다.

심박변이도는 주로 호흡에 따른 미주신경의 활성도에 좌우되므로 미주신경의 긴장도를 나타낸다고 할 수 있다. 건강한 상태란 내/외부 환경의 변화에 맞서 항상 생체 내 환경을 일정하게 유지할 수 있는 적응력이 뛰어난 상태라고도 할 수 있다. 체내 항상성을 유지하는 적응력이 뛰어나다는 말은 자율신경계의 활성도가 뛰어나다는 말이고 이는 호흡의 변화에 따른 심박수의 변화가 크다는 말이다. 즉, 건강한 사람일수록 호흡에 따른 심박수의 변화가 크고 복잡하게 나타난다. 그러나 연령이 증가할수록 심박변이도가 감소하며, 질병이나 스트레스 상태에서는 현저히 감소한다.

맨발로 달리기

끈질긴 사냥법

　인류 역사의 대부분 기간을 차지하는 구석기 시대에는 주로 수렵채집으로 자연에서 먹을 것을 얻었다. 구석기인에게는 나무막대기, 뗀석기, 주먹도끼 등이 전부로, 치명적인 무기가 없었다. 그들은 어떻게 고기를 얻었을까? 아마도 초기에는 하이에나나 독수리처럼 동물 사체를 통해 고기를 구했을 것이다. 그러나 인간은 활과 화살, 창 같은 발사 무기가 발명되기 훨씬 전에 오래달리기 능력을 이용해 '끈질긴 추적 사냥법'을 고안해 냈다. 다른 포유류는 짧은 시간 아주 빠르게 달릴 수 있으나 오랫동안 달릴 수는 없다. 중간중간 체온을 식히기 위해 그늘진 곳에 몸을 숨기고 숨을 헐떡일 수밖에 없다. 그러나 인간은 다른 포유동물보다 단거리 속도는 느리지만 어느 정도 빠른 속도로 쉬지 않고 오랫동안 달릴 수 있다. 끈질기게 사냥감을 뒤쫓다 보면 그 동물은 전속력으로 도망가다 쉬기를 반복하게 되고 결국 체온이 치명적인 수준까지 올라가 쓰러지게 된다. 이것이 끈질긴 추적 사냥법이다.

오래달리기에 적합하도록 진화

　달리기 같은 격렬한 신체 운동을 하면 그만큼 많은 열이 발생해 체온이 올라가고 이는 신체에 무리를 가져온다. 그래서 빨리 열을 식혀야 하는데, 포유동물은 숨을 헐떡이며 체온을 식히는 반면 털이 거의 없는 인간은 피부에 존재하는 약 200만~500만 개의 땀샘을 통해 체온을 유지한다. 일반적으로 사람은 하루에 약 1리터 정도의 땀을 흘리는데, 운동 시에는 이 양이 급격히 늘어난다. 다른 포유류도 대부분 아포크린샘이라는 땀샘을 갖고 있지만 그 역할은 냄새를 풍겨 자신의 존재를 알리거나 스컹크처럼 적을 쫓는 것이다.

오래달리기를 할 수 있는 동물

　인간 이외에 오래달리기를 할 수 있는 포유동물은 들개나 하이에나 같은 사회성 육식동물이나 말과 같이 발굽이 있는 유제동물 정도다. 특히 영장류 중에서는 인간만이 오래달리기를 할 수 있다. 늑대나 하이에나도 하루 10~20km를 이동할 수 있지만 체온 상승 때문에 달리기와 빨리 걷기를 교대로 해야 한다. 그래서 그들은 주로 덥지 않은 밤이나 새벽에 사냥을 한다. 인간에 견줄 정도로 오래달리기를 잘하는 동물은 말이다. 그러나 말도 명확한 한계가 있다. 예를 들어 영국 웨일스에서는 매년 인간과 말의 35km 마라톤 대회가 열리는데, 인간이 우승한 적도 있다고 한다. 경주 초반에는 말이 인간보다 훨씬 빠르지만 30km를 넘어가면 점점 달리기 속도가 떨어지기 때문이다.

　이처럼 오래달리기 능력은 인류 문명이 발달하기 훨씬 전부터 인간

생존에 중요한 단백질/지방을 얻기 위해 발달된 진화의 산물이다. 즉, 진화론적 관점에서 인간은 걷기가 아니라 오래달리기에 최적화되어 있다고 할 수 있다. 그러나 활과 화살, 창 같은 발사 무기가 발명되면서 '끈질긴 추적 사냥법'은 점점 자취를 감추게 되었다. 또한 신석기 농업 혁명을 거치면서 수렵채집 생활에서 정착 생활로 바뀌었기 때문에 오래달리기를 할 필요가 거의 없어졌다. 이제 인간에게 오래달리기는 더이상 사냥이나 이동을 위한 것이 아니라 건강을 유지하는 대표적인 유산소 운동의 하나다.

쿠션 운동화와 맨발 달리기의 명암

1970년대 중반, '나이키'가 나타나기 전까지 모든 인간은 맨발 혹은 샌들, 모카신, 얇은 러닝플랫 같은 최소한의 신발로 달렸다. 인류 역사의 대부분을 차지하는 구석기 시대에는 신발이 없었을 것이므로 진화론적 관점에서 보면 인간의 발은 맨발로 오래달리기를 하기에 잘 적응되어 있다고 볼 수 있다. 인체 해부도에 관심이 많았던 레오나르도 다빈치는 "인간의 발은 예술작품이며, 엔지니어링의 걸작이다."라고 말했다.

그리고 현대의학의 연구 결과 발바닥의 아치형 구조는 달리기를 하면서 받는 충격의 90% 안팎을 흡수할 수 있다고 한다. 다시 말해 인간은 현대적이고 쿠션 좋은 운동화 없이 맨발만으로도 오래달리기를 충분히 할 수 있을 것이다. 초기 인류가 어떻게 달렸는지는 알 수 없다. 착지(발을 내려놓는) 방법에 따라 인체에 미치는 힘에는 많은 차이가 있으므로 달리기 효율과 부상 방지 면에서 올바른 착지 방법은 중요하다. 착지 방법은 크게 발의 앞면(앞꿈치) 착지, 발의 중간면(중족) 착지, 발의 뒷면

(뒤꿈치) 착지로 나눌 수 있다.

표준 운동화를 신는 사람의 경우 대략 75%가 뒤꿈치 착지 방법으로 달린다. 반면 맨발 혹은 최소한의 신발로 오래 달리는 사람들은 대부분 앞꿈치 착지 혹은 때때로 중족 착지를 한다. 리버만(Lieberman) 등의 연구에 의하면 인간은 맨발 혹은 최소한의 신발로 달릴 때 앞꿈치 착지나 중족 착지 방법으로 편안하고 안전하게 달릴 수 있다고 한다.

현대인들은 건강을 유지·증진시키기 위해 조깅이나 마라톤을 한다. 그런데 한 연구에 의하면 달리는 사람 중 매년 30%~75%가 부상을 입는다고 한다. 부상의 대부분은 발과 무릎, 아랫다리 문제에서 기인한다고 한다. 150Km의 거리를 달리는 울트라마라토너로 유명한 맨발의 테드(Barefoot Ted McDonald)는 달릴 때 발생하는 수많은 발 및 무릎 부상은 신발을 신기 때문에 생긴다고 말한다. 그에 따르면 나이키가 현대의 운동화를 발명하기 전까지 사람들은 바닥이 아주 얇은 신발을 신고 달렸다. 그때 그들의 발은 튼튼했고 무릎 부상도 훨씬 더 적었다. 쿠션 운동화를 신고 뒤꿈치 착지로 달리는 것이 주류인 오늘날, 효율적인 달리기와 부상 방지를 위해 과학적 분석이 필요해 보인다.

맨발의 과학

오랜 세월에 걸쳐 오래달리기에 적합하도록 진화된 인간이 왜 매년 30~75%나 부상을 입을까? 이 부상은 달릴 때 우리 몸에 전달되는 충격력과 주로 관련이 있다. 충격력에는 미드스탠스(midstance) 시 발생하는 최대 하중과 접지 시 발생하는 순간 충격력이 있다. 최대 하중은 위로 올려진 다리가 지면을 딛고 있는 다리를 지나갈 때, 즉 몸의 무게중심이 가장 낮게 위치할 때 발생한다. 최대 하중의 크기는 착지 방법에 상관없이 동일하다. 그리고 이 최대 하중은 비교적 서서히 상승하므로 부상과는 관련이 적을 것이다.

순간 충격력은 발꿈치 착지 시에만 발생하는 빠르고 높은 충격파다. 발꿈치로 착지할 때 발과 아랫다리는 지면에 충돌하면서 갑자기 급정거를 하게 되고, 무릎 위 몸의 다른 부분은 계속 하강한다. 반면 앞꿈치로 착지하면 발의 앞부분은 급정거를 하지만 발꿈치와 아랫다리는 발목이 구부러지면서 계속 하강한다.

달릴 때의 발과 아랫다리를 떨어지는 막대기로 비유해 보자. 발꿈치 착지는 발과 아랫다리라는 막대기가 수직으로 지면에 떨어지는 것과 비슷하게 지면에 접촉하자마자 큰소리를 내며 급정거를 하게 된다. 반면 앞꿈치 착지는 막대기가 비스듬히 옆으로 떨어지는 것처럼 지면에 닿는 부분은 급정거를 하지만 막대기의 나머지 부분은 쓰러지면서 계속 떨어지므로 훨씬 적은 소리를 낸다.

발꿈치 착지 시 발생하는 순간 충격력은 전체 체중의 6.8%인 발과 아랫다리의 유효 질량에 착지 직전 가속도를 곱한 값이다. 반면 앞꿈치 착지 시 유효 중량은 발의 앞면 그리고 발의 뒷면과 아랫다리의 일부로 전체 체중의 1.7%이고, 착지 직전 가속도는 발꿈치 착지와 동일하다. 발꿈치 착지 시 수직 하강하는 막대기처럼 발과 아랫다리의 수직 운동량은 대부분 발과 아랫다리에 흡수된다. 이런 원리로 뒤꿈치 착지는 체중의 1.5배에서 3배나 많은, 빠르고 높은 순간 충격력을 발생시키지만 앞꿈치 착지는 본질적으로 순간 충격력을 거의 발생시키지 않는다. 발꿈치 착지로 달리기를 하는 것은 체중의 1.5배에서 3배나 되는 망치로 발꿈치를 때리는 것과 같다. 1마일(1,6km)을 달리면 대략 1,000번 정도 망치질을 발꿈치에 해대는 셈이 된다.

　발의 아치는 달리기를 할 때 받는 하중의 90% 정도를 흡수할 수 있는데, 착지 방법에 따라 신전되는 양상에 차이가 있다. 뒤꿈치 착지 시 발의 아치는 뒤꿈치가 지면에 충돌하고 전체 발바닥이 지면에 닿을 때 비로소 신전하기 시작한다. 반면 앞꿈치 착지 시에는 발의 앞면이 지면에 충돌할 때부터 발의 아치가 신전되기 시작한다. 발에 가해지는 최대 하중의 크기와 신전된 발의 아치가 반동으로 원래 아치 상태로 돌아오는 시점은 착지 방법에 상관없이 동일하다. 충격력은 하중에 가속도를 곱한 값이므로 뒤꿈치 착지 시 발의 아치는 최대 하중이 발생할 즈음, 즉 전체 발바닥이 지면에 닿을 때 순간적으로 빠르게 신전되므로 발의 아치에 미치는 충격력이 크게 발생한다. 그러나 앞꿈치 착지 시 발의 아치는 하중의 증가에 따라 천천히 신전하므로 충격력이 상대적으로 적게 발생한다. 따라서 뒤꿈치 착지 시 발 아치의 기능에 관련된 근육과 인대가 더 많은 손상을 받을 가능성이 높다.

중족 착지(midfoot strike)

　중족 착지란 발의 중간면으로 착지하는 것으로 발의 앞면과 뒷면이 동시에 지면에 착지하는 걸 말한다. 착지 시 압력의 중심이 어디에 위치하는지에 따라 순간 충격력 없이 부드럽게 착지할 수 있기도 하고 때에 따라서는 뒤꿈치 착지처럼 순간 충격력이 발생할 수 있다. 그러나 순간 충격력이 다소 발생해도 좀 더 넓은 표면적으로 힘이 분산되므로 발의 스트레스를 그만큼 감소시킬 수 있다.

운동화는 발 깁스

 운동화의 기능은 크게 뒤꿈치 쿠션, 발목 지지, 발의 아치 지지의 세 가지로 나누어 생각할 수 있다. 뒤꿈치 부위 쿠션은 편안하게 뒤꿈치 착지를 하게 함으로써 부상이 덜 일어나도록 한다. 운동화의 뒤꿈치 부위 쿠션은 착지 시 발생하는 충격력(하중)의 상승 속도를 감소시키고 이 충격력을 발의 좀 더 넓은 부위로 분산시키며 대략 10% 정도 충격력을 감소시킨다. 그러나 순간 충격력을 제거하지는 못한다.

 푹신한 쿠션은 뒤꿈치 착지 시 다소 충격력을 감소시키는 반면 발이 지나치게 안팎으로 꺾이는 경향이 있어 발목 부상을 많이 일으킬 수 있으므로 발목 지지대를 많이 넣게 된다. 발목 지지 기능 덕분에 운동화를 신고 달리면 좀 더 안정감을 느끼게 된다. 그러나 발목 지지대를 계속 사용하면 발목 운동과 안정에 관련된 근육과 인대가 계속 약해진다. 발 아치의 기능과 관련된 근육과 인대가 손상을 받으면 발에 통증이 발생한다.

 오목 발바닥 받침(arch support)으로 발 아치를 지지해 주면 이쪽 근육과 인대가 늘어나는 것을 막아 통증을 감소시켜 준다. 그러나 평소 오목 발바닥 받침을 계속 사용하면 발 아치와 관련된 근육과 인대가 계속 약해지고, 발의 아치가 점점 평평하게 되어 충격 흡수 기능이 저하되며 발 통증은 더 증가한다. 그리고 늘어난 통증을 조절하기 위해 오목 발바닥 받침을 더 많이 사용하게 되는 악순환을 반복하게 된다. 이것은 골절 등으로 다리 깁스를 오래 하면 다리 근육이 약해지는 것과 유사하다.

 운동화는 일종의 발과 발목 정형 보조기에 해당한다. 발/발목 정형 보조기는 일반적으로 발바닥, 발 아치, 발목을 구성하는 뼈, 인대, 근육,

관절 등의 문제로 통증, 근육 약화, 변형 등이 발생했을 때 치료 목적으로 사용한다. 그러나 건강한 발에 지속적으로 사용하면 다리 깁스처럼 오히려 뼈, 인대, 근육 등을 약화시키게 된다. 그러므로 운동화도 건강한 발이 아니라 아픈 발을 치료할 때 이용하는 것이 좋다. 운동화가 주는 편안함에 빠져 발과 다리의 건강을 해쳐서는 안 되겠다. 등산, 축구/농구 등의 격렬한 운동, 건설현장 근무 등 발과 발목이 손상받을 가능성이 높은 상황에서 그에 적합한 신발을 신는 건 부상 예방 차원에서 권장할 만하다. 그러나 일상생활에서 혹은 운동 목적으로 평지에서 걷거나 뛸 때 상시적으로 운동화를 신는 것은 오히려 발과 다리의 건강을 해칠 수 있다.

맨발/최소한의 신발의 앞꿈치 착지의 장점

뒤꿈치 착지에서 앞꿈치 착지로만 바꿔 달려도 발과 무릎, 아랫다리에 발생하는 순간 충격력을 피할 수 있고 이를 통해 반복적인 스트레스 부상, 특히 스트레스 골절, 족저근막염, 무릎 통증 등의 부상을 피하거나 경감시킬 수 있다. 또한 맨발 혹은 최소한의 신발을 신고 달리며 앞꿈치 착지를 하면 발 아치와 발목에 관련된 인대와 근육을 강화시킨다. 강화된 인대와 근육은 발목이 지나치게 회내전, 회외전되는 경향을 감소시켜 발목 염좌 등 발목 부상을 줄일 수 있다. 앞꿈치 착지는 발 아치와 종아리 근육이라는 자연 스프링을 더 많이 사용하여 달릴 때 발생하는 충격력 혹은 하중을 에너지로 저장하고 이를 발산하여 달리는 데 재이용한다.

앞꿈치 착지 시에는 발의 앞면이 지면에 충돌할 때부터 발의 아치가 신전되기 시작하고 하중의 증가에 따라 계속 신전되면서 달릴 때의 충격력을 저장한다. 또한 앞꿈치 착지 시 발의 앞면이 지면에 닿고 몸의 하중에 의해 뒤꿈치가 지면으로 하강하면서 자연스레 발목의 발등 굽힘이 이루어지고 종아리 근육과 아킬레스건도 신전되어 에너지를 저장한다. 신전된 발의 아치가 반동 수축하고 신전된 종아리 근육과 아킬레스건이 재수축하면서 다음 발걸음을 위해 몸을 위쪽과 앞쪽으로 밀어낸다. 뒤꿈치 착지 시에는 앞꿈치 착지 시보다 발의 아치가 신전되는 시간이 짧아 발 아치의 신전과 반동 수축 작용이 상대적으로 적게 이루어진다. 또한 뒤꿈치 착지 시 종아리 근육과 아킬레스건의 신전은 자연스럽게 몸의 하중을 이용하는 것이 아니라 에너지가 소모되는 발목의 발등 굽힘을 통해 이루어진다. 맨발로 달리는 것은 운동화를 신고 달리는 것보다 에너지를 대략 5% 적게 사용한다는 연구 보고도 있다.

맨발 달리기를 위한 재활 치료

평소 운동화를 신고 뒤꿈치 착지에 익숙해져 있는 사람은 발, 발 아치, 발목, 종아리 근육이 약해져 있기 때문에, 더 강한 발과 종아리 근육이 필요한 앞꿈치 착지 혹은 중족 착지로 갑자기 변경하게 되면 여러 가지 부상이 발생할 수 있다. 골절로 장기간 다리 깁스를 하거나 수술 후 약해진 관절과 근육의 빠른 회복을 위해 재활 치료가 필요하듯이, 오랜 기간 운동화와 뒤꿈치 착지로 약해진 발과 다리의 기능을 회복하여 맨발/최소한의 신발과 앞꿈치 착지로 전환하기 위해서는 일종의 재활 치료가 필요하다.

- 준비 단계

무리하지 말자! 인생의 대부분을 현대적 운동화와 뒤꿈치 착지로 생활해온 상태에서 맨발/최소한의 신발과 앞꿈치 착지로 바꾸기 위해서는 많은 노력과 시간이 필요하다. 만약 통증이 지속적으로 발생하면 중단하고 의사의 진료를 받자.

맨발보다는 최소한의 신발로 시작하자. 앞꿈치 착지를 배우는 가장 좋은 방법은 테니스 코트, 매끄럽게 포장된 도로처럼 딱딱하지만 매끄러운 표면에서 맨발로 연습하는 것이다. 그러나 좋은 자세가 형성되고 발에 굳은살이 박일 때까지는 최소한의 신발을 신고 앞꿈치 착지를 훈련하는 것이 좋다. 최소한의 신발은 굽이 크면 좋지 않다. 굽이 너무 크면 앞꿈치 착지 시 발가락을 더 높이 세워야 하므로 발에 통증과 부상을 일으킬 수 있다. 또한 최소한의 신발은 밑창이 유연하고 발 아치 지지대가 없는 것이 좋다. 뻣뻣한 밑창과 아치 지지대는 발의 아치가 자연스럽게 신전되는 것을 막고 발의 근육과 인대가 기능하는 것을 억제한다. 신발 밑창이 쉽게 뒤틀어지고 구부러지지 않는다면 너무 뻣뻣한 것이다. 신발 밑창이 유연하고 아치 지지대가 없는 것은 발 근육을 운동시키고 피로하게 하지만 결국 지속적으로 훈련하다 보면 근육들이 강화될 것이다.

- 올바른 앞꿈치 착지 혹은 중족 착지 방법

사람의 신체는 각기 다르므로 모든 사람에게 적합한 하나의 완벽한 착지 방법은 존재하지 않는다. 몇 가지 일반적인 조언을 살펴보자. 좋은 착지는 가볍고, 부드럽고, 탄력 있고, 편안한 느낌을 준다. 전형적으로 발 볼의 외측 면으로 착지한 후 종아리 근육의 제어 하에 서서히 뒤꿈치를 착지한다. 종아리 근육에 무리가 되지 않도록 뒤꿈치를 너무 세우지 말고 발을 거의 수평 상태로 착지한다. 보폭을 너무 크게 하지 않도록 한다. 보폭을 크게 하여 발이 골반의 너무 앞에서 착지하면 발가락을 필요 이상으로 높이 세워야 하고 결국 종아리 근육, 아킬레스건, 발의 아치에 스트레스를 배가시킨다. 보폭을 적게 하여 줄넘기 혹은 제자리 뛰기처럼 골반 아래에서 발이 착지한다는 느낌으로 하는 것이 좋다.

- **앞꿈치 착지 혹은 중족 착지로 전환**

인생의 대부분을 현대적 운동화와 뒤꿈치 착지에 익숙해져 있는 사람은 발과 종아리 근육이 매우 약해져 있다. 앞꿈치 착지 혹은 중족 착지로 처음 입문하는 사람이 약해진 근육을 많이 사용하게 되면 전형적으로 발이 피곤해지고 종아리 근육도 매우 뻣뻣해지고 아프게 된다. 또한 아킬레스건도 종종 매우 뻣뻣해진다. 이것들은 정상적인 반응이며 결국 증상들은 사라진다. 여기서 앞꿈치 착지 혹은 중족 착지로 성공적인 전환을 위한 몇 가지 조언을 살펴보자.

* 서서히 단련하자. 약해진 발과 종아리 근육을 처음부터 격렬히 운동시키면 아프고 뻣뻣해진다. 너무 빨리 너무 많이 단련하면 부상 가능성이 있으므로 무리하지 말아야 한다. 맨발로 자주 걷는 것부터 시작하자. 첫 주는 격일로 500~1,500m 정도 훈련한다. 너무 빨리 훈련 거리를 늘리지 말고 주당 10% 이내로 증가시킨다. 근육이 계속 쑤시면 훈련을 일시 중단하고 몸이 치유될 시간을 주자. 근육이 쑤시고 피곤한 것은 정

상이나 뼈, 관절, 연부조직 통증은 부상 신호다. 앞꿈치 착지 혹은 중족 착지로 전환하는 데 몇 달이 걸리므로 인내심을 갖고 서서히 단련하자.

 * 종아리와 햄스트링 근육을 조심스럽고 정기적으로 스트레칭 하자. 종아리 근육과 발의 아치를 자주 마사지해서 상처 조직을 분해하면 근육의 회복과 강화에 도움이 된다.

 * 발의 소리에 귀를 기울이자. 발의 아치, 발등, 그 외 부위가 아프면 훈련을 일시 중단한다.

수면 호르몬, 멜라토닌

우리 몸에는 24시간 주기 리듬(서캐디안 리듬, circadian rhythm)이 존재한다. 우리 뇌에는 일종의 '체내 시계'가 있어 밤낮 사이클을 바꾸면서 각성과 수면, 혈압, 체온, 위장운동, 호르몬 분비 등을 통해 신체 활동과 휴식의 리듬을 제어한다. 멜라토닌은 수면을 촉진하는 호르몬으로 뇌의 한가운데 있는 시상상부의 '솔방울샘'에서 분비된다. 아침에 햇빛이

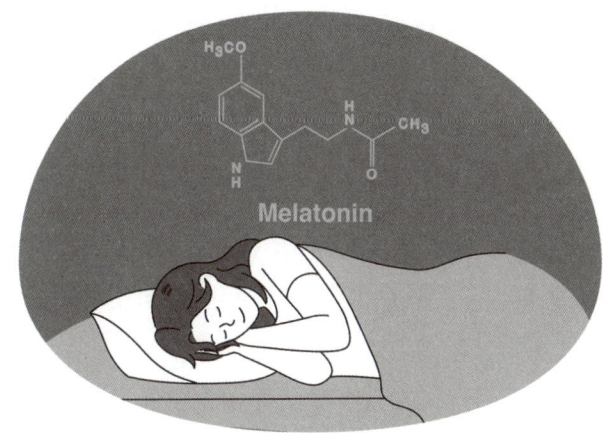

눈에 들어가면 솔방울샘까지 그 자극이 전달되어 멜라토닌 분비가 억제되면서 혈압이 상승하고 위장운동이 활발해지며 테스토스테론 호르몬 분비가 왕성해져 높은 각성 상태가 된다. 또한 반응 시간이 빨라지고 심혈관 효율과 근육의 힘이 커지며 체온이 상승하는 등 여러 생체기능이 낮 활동에 알맞게 조정된다.

반대로 밤이 되어 어두워지면 멜라토닌 분비가 시작되어 수면과 신체 휴식에 알맞게 조정된다. 그런데 밤 시간대에 텔레비전 시청이나 스마트폰 사용으로 강한 빛을 받으면 멜라토닌의 생산이 줄어들어 수면을 취하기가 어렵다. 이렇게 밤낮 주기 리듬을 무시한 생활습관을 지속하면 체내 시계에 교란이 발생하여 불면, 면역력 저하, 비만과 당뇨 등 여러 건강상의 문제를 일으킨다.

멜라토닌의 효능

멜라토닌은 저녁이 되어 어두워지면 생산이 시작된다. 야간에 혈중 농도가 상승하여 한밤중(오전 2시부터 4시경)에 최고조에 도달한다. 야간 멜라토닌의 농도는 낮의 5~10배 정도다. 멜라토닌은 분비가 시작되고 10~12시간 후 분비가 중단되며 오전 7시경 최저 농도가 되어 잠에서 깬다.

멜라토닌의 수면-각성 상태를 조절하는 기능을 이용하여 불면증과 시차증후군 치료에 사용하기도 한다. 또한 멜라토닌은 세포막과 혈액뇌관문을 쉽게 통과할 수 있기 때문에 뇌 신경세포의 산화 손상을 방지할 수 있다. 그래서 치매, 알츠하이머, 파킨슨 등을 예방할 수 있을 것으로 기대되고 있다. 멜라토닌은 항염을 비롯해 항산화·면역조혈증진·항암·회춘 작용 등이 보고되고 있다. 나이가 들수록 멜라토닌의 분비량이 감소하는데, 이것이 노인의 감염과 암 발병 위험성이 증가하는 이유 중 하나라는 의견도 있다.

면역체계

세포독성살해 T세포, 자연살해 세포(NK cell) 등이 바이러스나 결핵균 등 세포 내 숨어있는 병원균이나 암세포를 발견하여 직접 공격하는 면역 기전을 '세포성 면역'이라고 한다. 결핵 감염과 에이즈가 세포성 면역의 감소와 관련이 있다.

B세포는 항체를 분비하여 세포 밖 세균이나 바이러스를 공격하는데 이를 '체액성 면역'이라고 한다. 알레르기, 천식, 두드러기 등 알레르기성 질환은 체액성 면역 과잉의 결과로 발생한다. 멜라토닌은 Th1 세포를 활성화하여 세포성 면역을 강화하는 것으로 알려져 있다. 또한 골수 내 Th 세포를 활성화함으로써 골수조혈작용을 통해 면역세포 생산을 증진시킨다. 스트레스에 의한 면역력 저하를 억제하고 감염에 대한 저항력을 높이는 효과가 동물실험에서 보고되었다. 항암제에 의한 손상으로부터 림프구 및 단핵구를 보호하는 효과와 감소된 면역세포 생산을 증진하는 효과도 있다. 임상시험에서 폐암이나 대장암 등에서 인터루킨-2에 의한 면역요법과 병용하여 항종양 효과 증진이 확인되었다.

결론적으로 멜라토닌은 Th1 사이토카인 생산을 높여 세포독성살해 T세포, 자연살해 세포(NK cell), 대식세포 등을 활성화시켜 세포성 면역을 증진시키며 암세포를 제거하는 면역력을 높이고 항암제나 스트레스에 의한 면역력 저하를 완화시키는 효과가 있다. 단, 림프구를 자극하는 부작용 때문에 자가면역질환이나 악성 림프종, 백혈병 등 면역세포 종양의 경우에는 사용할 수 없다.

멜라토닌과 암

역학적으로 멜라토닌은 유방암 이외에도 전립선암, 대장암, 뇌종양, 자궁내막암, 간암 발생과 진행에 관여한다고 보고되었다. 야근이 많은 간호사와 국제선 승무원처럼 활동일주기가 만성적으로 혼란되기 쉬운 직업의 사람이 다른 직업의 사람에 비해 유방암과 전립선암 발생률이 높은 것으로 알려져 있다. 유방암 발생률의 경우 국제선 승무원은 1.44(95% 신뢰 구간: 1.26-1.65), 야간 근무자는 1.51(95% 신뢰 구간: 1.36-1.68)로 상승했다.(Eur J Cancer 41: 2023-2032, 2005) 전립선암의 경우, 국제선 승무원은 40% 정도 발생률이 높아졌다. 세계보건기구(WHO)의 부속조직인 국제암연구기관(IARC)은 활동일주기를 교란시키는 교대근무 직업의 경우 발암 가능성이 있다고 발표하기도 했다.

한편 멜라토닌 분비가 가장 높은 상위 그룹에 비해 가장 낮은 하위 그룹의 당뇨 발생 위험 비율은 2.17(95% 신뢰 구간: 1.18-3.98)이었다.(JAMA 2013 Apr 3;309(13):1388) 아울러 메타분석 논문에 따르면 멜라토닌은 수술 후 통증과 수술 전 불안감을 상당히 감소시키는 것으로 나타났다.

밤을 잃어버린 지구와 멜라토닌

우리가 잠든 사이 멜라토닌은 낮 동안 발생한 산화스트레스로부터 우리 몸을 보호해주고 다음 날 수많은 스트레스와 감염 노출에 맞서 싸울 수 있도록 체내 항산화력과 면역력을 강화시켜준다. 하지만 멜라토닌은 현대인에게 특히 부족해지기 쉬운 호르몬이다. 컴퓨터나 TV, 스마트폰, 전등 등으로 빛 공해에 과잉 노출되고 있기 때문이다. 지구는 밤을 잃어버렸고 빛 공해는 심해졌다. 게다가 나이가 들수록 멜라토닌 분비가 점점 감소하게 된다. 따라서 가능한 한 밤에 빛 노출을 줄이고 오후 9시경부터 충분히 수면을 취하는 것이 좋다.

불면증을 호소하는 노인이나 높은 스트레스(세균감염, 수술, 손상, 산화스트레스 등)로 면역력이 결핍될 위험이 높은 경우에 멜라토닌 경구 투여도 고려해 볼 수 있다. 또한 멜라토닌은 강력한 항산화 작용과 면역 증진 작용이 있고 부작용이 거의 없는 점을 고려할 때 암환자에게 보조 치료로 사용해 볼 수 있다.

비타민C 이야기

    비타민C를 생산하는 동물들은 심각한 건강상 스트레스에 직면하면 평소 수치의 13배나 많은 비타민C를 생산할 수 있다. 즉 급성 스트레스 발생 시 비타민C의 필요량이 증가한다. 그 이유는 뭘까? 체내에서 비타민C는 단순한 항산화제 작용보다 항스트레스 작용을 하는 물질이기 때문이다. 일반적으로 체내 비타민C의 역할은 항산화제 기능, 산화촉진제 특성, 효소 보조기질 기능 등으로 간단히 요약할 수 있다. 비타민C의 기능과 만성질환 및 암 발생과의 관련성에 대해 살펴보자.

비타민C의 기능

    비타민C는 환원비타민C와 산화비타민C, 두 가지 형태로 존재한다. 비타민C의 산화/환원 과정이 반복되면서 산화된 비타민E를 재생시키고 콜라겐과 카르니틴 합성, 신경전달물질 대사 등 효소 보조기질 기능을 수행한다. 때때로 비타민C는 상황에 따라 철이온 혹은 구리이온과 반응하여 펜톤 반응을 촉진시켜 산화촉진제 특성을 나타내기도 한다.

- 항산화제 기능

　비타민C는 자유 라디칼과 활성산소에게 전자를 제공해 이들을 안정화시킨다. 이 과정에서 비타민C는 산화되지만 비교적 화학적으로 안정돼 있어 활성산소처럼 세포와 조직에 손상을 일으키지는 않는다. 산화된 비타민C는 글루타치온과 NADPH에 의해 환원되어 재활용된다. 비타민C의 산화/환원 과정은 세포 내 조직에 손상을 가하지 않으면서 글루타치온과 NADPH을 때론 산화시키기도 하고, 때론 합성을 자극하기도 하고, 산화된 비타민E를 재생시키는 등 체내 항산화 시스템이 원활히 작동되게 돕는다.

- 산화촉진제 특성

　비타민C에는 산화촉진제 특성도 있다. 세포의 산소호흡에 의해 체내에서 끊임없이 발생하는 슈퍼옥사이드와 과산화수소는 철이온(Fe)이나 구리이온(Cu) 농도가 충분히 높으면 이들과 반응하여 히드록실라디칼(hydroxyl radical)을 발생시킨다. 이 반응을 펜톤 반응이라고 한다. 히드록실라디칼은 과산화수소에 비해 약 10^9배나 불안정하고 강력한 산화작용을 가지고 있어 세포와 조직을 산화시켜 손상을 일으킬 수 있으며 암이나 염증성 질환, 동맥경화성 질환, 신경퇴행성 질환 능의 발생 원인이 된다. 이런 산화촉진제 특성을 이용하여 고용량 비타민C를 암 치료제로 사용하기도 한다.

- 효소 보조기질로 기능

　비타민C는 효소 보조기질로 기능해 콜라겐 합성, 카르니틴 합성, 신경전달물질(도파민, 노르에피네프린, 세로토닌 등) 대사, 약물과 스테로이드 대사 등에 필요하다. 콜라겐은 체내 가장 풍부한 단백질이고 피부, 뼈, 연골, 인대 등 대부분의 결합 조직의 주요 구성요소로 상처치유에 꼭 필요하다. 카르니틴은 지방산을 미토콘드리아 막을 통해 미토콘드리아 내로 운송해 지방산이 산화될 수 있게 돕는다. 타이로신 대사를 통해 노르에피네프린을 생산하여 몸이 스트레스에 잘 대처할 수 있게 준비시켜 준다.

- 중추신경계에서 비타민C 기능

뇌는 불포화지방산이 많고 세포 대사 속도가 높기 때문에 산화 스트레스와 프리라디칼 활동에 특히 노출되어 있는 장기이다. 항산화제인 비타민C는 뇌세포 대사 과정 중 발생하는 활성산소종과 활성질소종을 제거하여 항산화 방어 기능을 한다. 또한 비타민C는 알파-토코페롤과 같은 다른 항산화제의 재활용에 중요한 요소이다.

아울러 글루탐산(glutamate)이 NMDA 수용체에 결합하는 것을 억제하여 글루탐산에 의한 과도한 신경 자극을 방지한다. 이외에도 GABA 활성화를 위한 에너지 장벽의 감소를 통해 GABA 신경전달을 촉진할 수 있고, 발작 중등도를 완화시키는 한편 해마의 발작에 의한 손상을 감소시키는 영향을 보인다. 이와 같은 비타민C 치료는 알루미늄이나 콜히친과 같은 신경독성 물질에 노출된 쥐에서 기억력 장애와 신경 퇴행성 변화뿐만 아니라 신경 병리학적 변화를 완화시키는 것으로 보고되었다.

항산화제 너머, 항스트레스 물질

비타민C를 생산하는 동물들은 심각한 급성 스트레스 발생 시 비타민C의 필요량 증가에 맞춰 평소 수치보다 13배나 많은 비타민C를 생산할 수 있다. 왜냐하면 체내에서 비타민C는 단순한 항산화제 작용보다는 항스트레스 작용을 하는 물질이기 때문이다.

비타민C는 강력한 항산화제로 잘 알려져 있다. 또한 비타민C는 알파-토코페롤과 같은 다른 항산화제의 재활용에도 중요한 요소다. 그런데 포도당에서 비타민C를 합성할 때 NADPH가 1개 소모되고 과산화수소(H_2O_2)가 1개 발생한다. 항산화력의 관점에서 보면 비타민C를 생산할 때 오히려 산화스트레스가 증가한다. 그렇다면 급성 스트레스 시 비타민C 생산량이 증가되는 것을 단순히 항산화력을 높이기 위한 것으로 보기에는 다소 의문이 든다. 물론 산화된 비타민C가 아닌 환원된 비타민C를 외부에서 투여하는 것은 체내 항산화력을 높일 수 있다.

비타민C의 산화/환원 과정은 항산화제 작용보다 외상이나 수술 등 급성 스트레스 시 콜라겐 합성, 카르니틴 합성, 신경전달물질 대사 등을 원활히 작동시켜 스트레스에 잘 대처할 수 있게 한다. 이 때문에 비타민C는 단순히 항산화제라고 표현하기보다는 항스트레스제라고 명명하는 것이 그 기능을 더 잘 나타낼 수 있다.

비타민C에 대한 진화론적 관점

대부분의 포유류는 간에서 포도당으로부터 비타민C를 생산한다. 그러나 인간과 기니피그, 원숭이 등 일부 포유류는 포도당에서 비타민C를 합성하는 마지막 효소 단계인 굴로노락톤 산화제(l-gulonolactone oxidase)가 없어 비타민C를 합성할 수 없다. 그래서 사람은 음식 혹은 약으로 비타민C를 보충해야 한다. 진화론적 관점에서는 비타민C를 합성할 수 없는 것이 우리의 건강을 취약하게 할 수 있는 불완전함으로 보통 해석되기도 한다. 즉 생존경쟁에서 매우 불리한 조건이다. 그러나 인류는 비타민C를 생산할 수 있는 다른 포유류보다 뛰어난 생존능력과 지구환경에 대한 최고 수준의 적응력을 보여왔다. 그 비결은 잘 발달된 커다란 뇌, 즉 지적 능력에 있다. 안정 상태 시 전신에서 포도당은 200g정도 사용된다. 그중 뇌에서는 60% 정도인 120g을 소비한다.

농업혁명 이전 우리 인류는 뇌에 필요한 충분한 양의 탄수화물(포도당)을 구하기가 매우 어려웠다. 생존을 위해 좀 더 안정적으로 뇌에 포도당을 공급하는 것이 필요했고 포도당에서 비타민C를 합성하는 능력을 상실해 그만큼의 포도당을 확보했을 것이다. 부족해진 비타민C의 항산화 기능은 항산화 능력이 있는 요산을 체내에서 분해할 수 없게 진화되어 어느 정도 대체했다. 이외에도 비타민C의 항산화제 기능과 산화촉진제 특성, 효소 보조기질 기능 등을 확보하기 위해 비타민C의 생체이용률을 극대화화는 방향으로 진화했을 것이다.

그런데 충분한 포도당과 비타민C를 섭취할 수 있게 된 오늘날에는 탄수화물 과소비, 미토콘드리아 기능장애, 활성산소종 과다 생산, 혈중 비타민C 감소 등과 관련이 있는 비만, 당뇨, 신경퇴행성 질환, 암, 심혈관 질환 같은 만성질환이 만연하게 되었다. 포도당 vs 비타민C 길항작용 이론을 통해서 만성질환이 만연하게 된 이유를 살펴보자.

포도당 vs 비타민C 길항작용

포도당 vs 비타민C 길항작용 이론은 1970년대 초에 존 엘리(John Ely)에 의해 처음 제안되었다. 이 이론은 포도당과 비타민C가 구조적으로 유사하기 때문에 세포로 들어가기 위해 같은 수송 시스템을 이용하고 이에 대해 서로 경쟁한다고 가정한다. 실제로 비타민C의 세포 내 흡수는 높은 혈당 농도에 의해 억제된다고 밝혀졌다.

비만, 당뇨, 신경퇴행성 질환, 암, 심혈관 질환 같은 만성질환은 탄수화물 과소비, 미토콘드리아 기능장애, 활성산소종 과다 생산, 혈중 비타민C 감소 등과 관련이 있고 이러한 병리학적 상태는 포도당 vs 비타민C 길항작용이라는 공통 기전을 통해 설명할 수 있다. 즉, 탄수화물의 섭취 증가와 그로 인한 혈중 비타민C의 낮은 수치는 만성 퇴행성 질환 발생에 기여하는 중요 요소들이다. 건강한 삶을 위해서는 비타민C의 혈중 농도와 활성을 높이는 것이 필요하고 그러기 위해서는 저탄수화물 식단으로 비타민C와 경쟁하는 포도당의 섭취와 혈당 수치를 최대한 낮춰야 한다. 최대한 탄수화물 섭취를 줄이면서 비타민C 보충제를 섭취해 상대적으로 비타민C의 비율을 높이는 것이 필요해 보인다.

고용량 비타민C와 암

비타민C는 다음과 같은 다양한 질환의 치료에 쓰이고 있다.

심장질환(저용량 비타민C), 고혈압, 감기, 암, 화학요법 부작용 감소, 항바이러스, 골관절염, 천식, 알레르기 비염 같은 알레르기 관련 질환, 당뇨 환자의 혈당 감소, 면역 강화, 패혈성 쇼크, 외과 중환자 치료(고용량 비타민C) 등.

비타민C의 다양한 기능 중 일부는 아직 완전히 밝혀지지 않았다. 비타민C는 저용량에서는 주로 항산화제로 기능하여 산화스트레스로부터 세포를 보호할 수 있다. 그러나 고용량에서 비타민C는 산화촉진제로 작용하여 세포에 산화스트레스를 주고 세포의 죽음을 유도한다. 항암에 필요한 고용량 비타민C는 경정맥으로 투여해야 한다. 경구로 투여된 비타민C는 매우 적은 양만 흡수되기 때문이다. 참고로 비타민C 경정맥 투여가 불가능할 경우 리포좀 비타민C 제형을 경구로 투여한다. 리포좀 비타민C는 인터넷에서 구입하거나 집에서도 제조할 수 있다. 고용량 비타민C는 독성이 적고 가격이 저렴하며 강한 항암 잠재력이 있어 암을 포함한 다양한 질환을 치료하는 데 전 세계적으로 개인 클리닉에서 널리 쓰이고 있다.

비타민C가 암세포를 죽일 수 있다고 믿을 만한 충분한 과학적 증거가 있다. 약제민감성 시험(chemosensitivity test) 결과 비타민C는 검사에 참여한 암환자 중 대략 70%에 효과가 있는 것으로 나타났다. 이외에도 비타민C의 항암 잠재력을 보여주는 많은 논문들이 있다. 그러나 실제 고용량 비타민C로 치료받은 많은 환자 중 항암 효과를 본 환자는 소수에 불과하다. 일부는 효과를 보았고 몇몇은 완치되기도 했지만 많은 이들은 효과가 없어 다른 치료법을 찾아야 했다. 이론과 실험실 실험에서는 대부분 암에 효과가 있는 것으로 나타났는데, 실제로는 소수의 환자에게만 효과가 있는 이유가 무엇일까?

주된 이유는 2014년 네이처 저널에 실린 논문(Extracellular iron diminishes anticancer effects of vitamin C: An in vitro study)에서 엿볼 수 있다. 그 논문에 따르면 비타민C의 항암, 세포독성 효과는 혈액에 존재

하는 철분에 의해 완전히 사라진다는 것이다. 즉 혈중 철분 농도가 세포 배양 배지에서처럼 생리적 농도보다 낮은 경우에는 비타민C가 철분과 반응해서 과산화수소를 생산, 축적하여 주변 암세포를 죽일 수 있다. 하지만 혈중 철분 농도가 높으면 생성된 과산화수소가 펜톤 반응에 의해 수산기 라디칼로 변화되고, 세포 밖에서 생성된 수산기 라디칼은 세포 내로 들어가지 못하고 대부분 세포 밖 단백질, 비타민C, 세포막 지질에 의해 완화된다. 즉, 철분 농도가 높으면 활성산소종은 세포 밖에 머물고 암세포는 손상을 받지 않는다. 그래서 저자들은 비타민C 치료 성공률을 높이기 위해 먼저 철분 킬레이트(chelator, 침착제)로 치료받아야 한다고 제안했다.

또한 비타민C 치료 전과 도중에 철분이 풍부한 음식을 피하거나 갈륨(3가철과 구조가 비슷하나 산화환원 기능 없음, 3가철의 작용을 경쟁적으로 방해함) 치료와 비타민C 치료를 결합하는 것도 좋은 생각이다. 결론적으로 고용량 비타민C는 가격이 저렴하고 안전하며 쉽게 이용할 수 있고 암과 싸울 수 있는 커다란 잠재력이 있다. 그래서 항암 치료 전략의 일부로 분명히 고려할 수 있다. 그러나 비타민C 항암효과를 최대한 얻기 위해서는 비타민C 출처, 투여 절차, 비타민C 전체적인 치료 전략에 특별히 관심을 기울여야 한다.

모유는 아기에게, 소젖은 송아지에게

 '엄마 젖과 우유' 하면 엄마 품에 안겨 새근새근 잠자고 있는 뽀얀 살결의 아기가 떠오른다. 특히 아기의 뽀얀 살결과 우유의 하얀 색깔이 어우러지면서 우유에 대한 긍정적 이미지를 올리고 판매 증가에도 일조했을 것이다. 우유를 마시면 아기처럼 다시 어려지고 건강해질 거라는 막연한 믿음이 우리 잠재의식 속에 깃들어 있는 것은 아닐까? 다시 아기가 되고 싶은 마음이 드는 것은 지금의 삶이 그만큼 힘들고 팍팍하다는 반증일 수 있다. 그런데, 정말 우유를 마시면 우리의 기대처럼 젊어지고 건강해질까?

 '젖'은 포유류 암컷의 유선에서 만들어지는 액체다. 유즙이라고도 불리며 새끼를 기르는 데 큰 역할을 한다. 우리 인간은 보통 소, 양, 염소, 낙타 등의 젖을 식용으로 사용한다.

 젖의 구성성분은 종에 따라 매우 다양하다. 모유 100그램에는 평균적으로 단백질 1.1%, 지방 4.2%, 유당 7%가 포함되어 있고 72kcal의 열량을 공급한다. 우유 100그램에는 평균적으로 단백질 3.4%, 지방 3.6%,

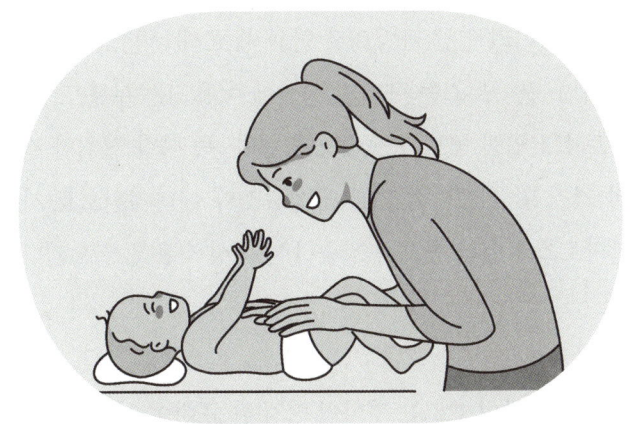

유당 4.6%가 포함되어 있고 66kcal 열량을 공급한다. 언뜻 보기엔 낙농 업계의 주장대로 완전식품처럼 보인다. 과연 완전식품인지 불량식품인지 하나씩 살펴보자.

갈락토스, 성장을 위한 동화 탄수화물

몸이 성장하기 위해서는 세포를 담을 수 있는 '세포외 기질'과 '세포수'의 증가가 필요하다. 세포외 기질은 많은 양의 물과 결합하여 젤 같은 기질을 생산하는 글리코사미노글리칸(glycosaminoglycan)과 콜라겐 같은 섬유 성분으로 구성되어 있다. 세포수 증가를 위해서는 세포막의 구성성분 중 하나인 당지질(glycolipid)이 풍부해야 한다. 갈락토스는 글루코스와 함께 글리코사미노글리칸의 주요 성분이자 당지질의 주요 성분이다. 빠른 성장을 해야 하는 영아에게는 다량의 갈락토스와 글루토스가 필요하다.

반면에 성장이 완료된 어른에게는 영아처럼 많은 양의 갈락토스가 필요하지 않다. 오히려 영양 과잉으로 인해 세포 내 지방산 및 포도당 농도가 높아지면, 갈락토스는 에너지 생산에 이용되는 부분도 많이 감소하여 갈락토스 1-인산 농도가 상승하게 된다. 즉 다량 섭취한 갈락토스는 세포외 기질 및 세포막의 기본 구성요소와 에너지원으로 사용되지 못하고 갈락토스 1-인산 농도가 상승하여 독성 작용을 일으킨다.

모유는 아기에게, 소젖은 송아지에게

성경에도 '젖과 꿀이 흐르는 가나안 땅'이란 표현이 있듯이 '젖'은 예로부터 풍요로움의 상징이었다. 먹거리가 부족해 항상 배고팠던 옛날에 우유는 그야말로 갖은 영양성분이 들어있는 완전식품이라고 여겨졌을 것이다. 그러나 농업혁명, 산업혁명을 거치면서 먹거리가 풍요롭다 못해 넘쳐나게 되고, 비만이 유행병처럼 퍼지고 있다. 아울러 그와 연관된 당뇨, 심혈관 질환 등 성인병 유병률이 하늘을 찌르고 있다. 그리고 과학의 발달로 우유의 검은 속살이 속속 밝혀지고 있다. 우유는 '완전식품'이 아닐뿐더러 성장이 멈춘 성인에게는 노화를 촉진하고 사망률을 증가시킬 수 있는 불량식품이다. 이제 '모유'는 아기에게, '소젖'은 송아지에게 돌려주도록 하자.

유당(혹은 젖당)은 포도당과 갈락토스로 이루어져 있는 이당류다. 몇몇 동물 실험의 결과 갈락토스에 만성적으로 노출되면 산화스트레스에 의한 수명 감소, 만성 염증, 신경퇴화, 면역 반응 감소 등 노화와 유사한 변화가 유도되는 것으로 나타났다. 산화스트레스 증가와 만성적인 낮은 염증 상태는 심혈관 질환과 암의 원인일 뿐만 아니라 노화에 따른 골 감소와 근육 감소의 원인이기도 하다. 만약 사람에서도 동물 실험에서

처럼 우유에 든 많은 양의 유당, 즉 갈락토스가 산화스트레스와 염증을 증가시킨다면, 젊어지고 건강해지기는커녕 우유를 많이 섭취할수록 노화가 촉진되고 사망과 골절 위험이 증가할 것이다.

스웨덴에서는 이런 가정하에 대규모 코호트 연구를 진행해 흥미로운 결과를 발표했다.(BMJ 2014;349:g6015 doi) 여성의 경우 우유를 하루 세 잔 이상 마신 집단은 한 잔 미만으로 마신 집단에 비해 사망률 위험 비율이 1.93(95% 신뢰 구간 : 1.80에서 2.06)으로 높았다. 또한 우유 한 잔을 더 마실 때마다 원인 사망률이 여성은 1.15(1.13~1.17), 남성은 1.03(1.01~1.04)씩 증가하였다. 그리고 여성은 모든 골절률이 1.02(1.00~1.04), 고관절부 골절률이 1.09(1.05~1.13)씩 증가하였고 남성은 모든 골절률이 1.01(0.99~1.03), 고관절부 골절률이 1.03(0.99~1.07) 증가했다. 그리고 우유를 많이 섭취할수록 산화스트레스 수치와 염증 수치가 증가하는 것이 관찰되었다.

반면 갈락토스 함량이 적은 발효 유제품(요구르트, 치즈 등)에서는 정반대의 결과를 보였다. 갈락토스는 에너지 생산에도 사용될 수 있지만 그보다는 주로 세포구조 탄수화물(glycoprotein, glycolipid, glycosaminoglycan)의 중요한 구성요소로 사용된다. 빠른 성장을 해야 하는 영아에게 갈락토스는 필수불가결한 요소로서 엄마는 일부러 포도당을 이용해 갈락토스를 합성하고 유당의 형태로 모유 속에 포함시켜 사랑스런 아기에게 먹인다. 하지만 그런 엄마의 사랑이 듬뿍 담긴 젖을 다 큰 어른이 탐내면 젊어지기는커녕 노화가 촉진되는 비참한 결과를 초래하게 된다. 그래도 계속 우유를 먹겠다면 갈락토스 함량이 적고 유산균이 많은 발효된 유제품(요구르트, 치즈 등)을 먹는 것이 좋겠다.

유당불내증의 적자생존 전략

 대부분의 포유동물은 젖을 떼면 소장의 유당분해효소가 급격히 감소한다. 성장 속도가 느려짐에 따라 갈락토스의 체내 요구량이 감소하고, 성장에 필요한 양 이상의 갈락토스를 섭취했을 때는 오히려 유해하게 되므로, 장관 내 유당 흡수를 저해시키는 유당분해효소 감소는 개체의 생존에 유리한 자연 현상, 즉 일종의 적자생존 전략이라고 할 수 있다.

 그런데 이런 자연 현상을 거슬러서 자신의 유당분해능력 이상 우유를 섭취하면 유당의 분해와 흡수가 충분히 이루어지지 않아 남은 유당은 대장으로 이동한다. 대장으로 간 유당은 대장 세균에 의해 발효 분해되어 많은 양의 가스를 생산하고, 흡수되지 않은 유당과 발효 부산물에 의해 대장 내 삼투압이 증가함으로써 수분이 장내로 이동하여 설사를 일으킨다. 이를 유당불내증이라고 하며 가스, 복부 팽만, 복통, 설사 등의 증상을 일으킨다. 유당불내증은 더 이상 우유를 먹지 말라는 우리 몸의 사랑스러운 조언임에도 불구하고 어리석은 인간들은 유당불내증을 치료받아야 하는 병으로 여긴다.

 지금까지 낙농업계는 칼슘이 풍부한 우유를 마셔야 뼈가 튼튼해진다고 주장했다. 특히 청소년기에 많이 섭취하도록 권장했다. 하지만 유제품에 풍부한 칼슘의 생체이용률은 시금치 같은 일부 채소보다는 크지만 수산염이 낮은 채소들, 예를 들어 케일이나 브로콜리, 양배추 같은 배추속 식물과 같거나 낮다.

 최근 의학 연구들에 따르면 우유 섭취는 뼈 건강에 아예 효과가 없거나 오히려 골절 발생률을 증가시킬 수 있다. 심지어 일부 연구에서는 우유 섭취량이 많을수록 사망률도 정비례해서 증가했다.(BMJ

2014;349:g6015 doi) 즉 지금까지 낙농업계의 주장과는 반대로 소젖을 마셔도 뼈 건강에 도움이 되지 않고 오히려 많이 마실수록 뼈가 더 약해질 수 있다.

포화지방산과 콜레스테롤, 과유불급

전유(지방 3.6%) 한 컵(200cc)에는 포화지방 일일영양소 권장량의 20% 이상이 함유되어 있다. 심지어 1%의 우유에도 포화지방 일일영양소 권장량의 8%가 들어있다. 만약 전유 3컵을 마시면 다른 음식을 먹기 전에 이미 포화지방 일일권장량의 60%를 먹어 치우는 셈이다. 또한 전유 한 컵에는 콜레스테롤이 24mg 정도 함유되어 있다.

지방은 좋은 지방산과 나쁜 지방산으로 분류할 수 있다. 나쁜 지방산은 많이 섭취하면 심혈관 질환과 유방암, 전립선암, 대장암의 위험이 증가한다. 나쁜 지방산에는 포화지방산과 트랜스지방산이 있다. 좋은 지방산인 불포화지방산은 단일불포화지방산과 다불포화지방산으로 나눌 수 있고 다불포화지방산에는 오메가3와 오메가6가 있다. 전유에 들어있는 3.6%의 지방 가운데 약 67%가 포화지방산이다. 우유 지방의 포화지방산과 다불포화지방산의 비율은 24:1이다. 즉 나쁜 지방산이 24배나 많이 들어있는 셈이다.

참고로 동물 육종별 포화지방산과 불포화지방산의 비율은 소고기 (41:56), 돼지고기(40:59), 닭고기(36:63), 오리고기(34:65) 정도다. 소에서 생산된 우유 속 포화지방산 함유량이 소고기보다 훨씬 높은 걸 알 수 있다. 임상 실험에 의하면 포화지방산과 다불포화지방산의 비율이 2:1 보다 낮아야 심혈관 질환 위험을 낮출 수 있다고 한다. 그런데 우유에는 다량의 포화지방산뿐만 아니라 콜레스테롤까지 들어있어 LDL 수치를 상승시키고 심혈관 질환 위험을 높이게 된다. 결국 미국 낙농업계는 우유의 지방이 몸에 해로울 수도 있다는 걸 인정하고, 탈지우유와 저지방 우유를 대량 생산하고 있다.

우유 단백질 알레르기

우유는 가장 흔한 알레르기 유발 식품 중 하나다. 우유 단백질 알레르기는 한 개 이상의 우유 단백질에 면역반응이 발생하여 오심, 구토, 설사, 혈변, 복통, 아토피성 습진, 성장장애 등의 증상을 일으킨다. 우유 단백질 알레르기는 우유를 섭취한 지 수분에서 1시간 이내에 두드러기나 혈관부종, 쌕쌕거림, 눈·코·입 소양감, 입·목구멍 혹은 잇몸부종과 자극 등의 증상이 발생하는 면역글로불린E 매개 즉시형 과민반응과 우유에 노출된 지 수 시간에서 며칠 후에 주로 위장관 증상이 발생하는 면역글로불린E 비매개 세포매개 지연반응의 두 가지 유형이 있다.

면역글로불린E 매개 즉시형 과민반응은 자칫하면 아나필락시스라는 생명을 위협하는 알레르기 반응까지 진행할 수 있다. 이 두 가지 유형의 면역반응은 상호 배타적이지 않아서 독립적으로도 발생할 수 있고 함께 발생하기도 한다. 우유 알레르기를 가진 아이는 오심, 구토, 설사, 혈변, 복통, 아포피성 습진, 천식 악화, 성장장애 등의 증상이 발생하고 심한 경우 아나필락시스로 생명을 위협받을 수도 있다. 염소나 양 같은 다른 포유류 젖 속에 있는 단백질들이 종종 교차 반응하므로 우유 알레르기가 있을 경우 다른 동물의 젖으로 대체할 수 없다. 또한 모유 속에서 유제품 단백질들이 발견될 수 있으므로 모유 수유 중인 어머니도 유제품을 섭취하지 말아야 한다. 이제 소젖은 송아지에게 돌려주자.

거인 신드롬

큰 키가 또 하나의 경쟁력으로 여겨지면서 사춘기 학생을 둔 부모들은 매일 자녀들에게 우유를 마시라고 잔소리를 한다. 실제로 우유를 많이 섭취하면 키 성장을 촉진할 수 있다. 우유 속에 들어 있는 락트알부민 같은 유청 단백질이 성장호르몬, 인슐린, 인슐린 유사 성장 인자-1을 증가시켜 성장을 자극하기 때문이다. 이 현상은 진화론적으로 신생아의 성장을 촉진하기 위한 체내 프로그램으로 보인다. 성장이 진행 중인 사춘기 청소년에서는 키가 크는 것을 기대해 볼 수 있는 반면 여드름 증상의 악화를 감수해야 할 것이다. 그런데 성장이 멈춘 성인이 우유를 많이 섭취해서 지속적으로 성장호르몬, 인슐린, 인슐린 유사 성장 인자-1이 증가되면 어떤 현상이 발생할까?

이 경우 산화스트레스를 높이고 노화 촉진 신호전달을 증가시켜 여드름, 당뇨, 암의 유병률을 높일 수 있다고 알려져 있다. 예를 들어 뇌하수체 선종에서 성장호르몬을 과다 분비하는 경우 점차 손, 발, 얼굴이 커지는 말단비대증이 발생하는데, 이 병은 심혈관 질환(고혈압, 심부전 등), 제2형 당뇨, 골절, 암(갑상선암, 방광암, 신장암) 등의 위험을 증가시킨다.

웃음을 주는 묘약

오피오이드

'오피오이드'(opioid)는 '아편과 비슷한 물질'이라는 뜻으로 오피오이드 수용체에 결합하여 모르핀과 비슷한 작용을 하는 물질의 총칭이다. 오피오이드는 식물 유래의 천연 오피오이드(모르핀, 코데인 등), 반합성·합성 오피오이드(하이드로모르핀, 펜타닐 등), 체내에서 생산되는 내인성 오피오이드가 있다. 각 오피오이드마다 다양한 오피오이드 수용체에 대한 결합 친화력이 달라 각자 독특한 효과를 가진다. 외인성 오피오이드는 의학적으로 통증 완화, 마취 등에 주로 사용되고 설사와 기침을 억제하는 데 사용하기도 한다. 비의학적으로는 마약으로도 자주 사용한다. 부작용으로 면역력 감소, 호흡 저하, 변비 등이 있다.

　내인성 오피오이드는 원래 강한 통증이나 고통, 스트레스를 해소하기 위한 몸 치유력 중 하나다. 주로 작용하는 수용체에 따라 엔도르핀류(mu=delta 수용체), 엔케팔린류(delta 수용체), 다이놀핀류(kappa 수용체)의 세 가지로 분류된다. 그 외 엔도모르핀(mu 수용체)도 있다. 엔도르핀(endorphin)은 알파, 베타 및 감마 엔도르핀이 있고 특히 베타엔도르핀은 강한 진통작용 외에 항스트레스 작용, 인내력 증진, 면역 증진 등의 효과가 있다.

오피오이드는 면역반응 조절의 중추

내인성 오피오이드 펩타이드의 주된 기능은 통증 조절로 알려져 있다. 그러나 지난 20년간 다수의 연구에 따르면 오피오이드 수용체가 면역세포에도 존재하며 내인성 오피오이드 펩타이드가 우리 몸의 면역체계를 유익하게 조절하는 중요한 역할을 하고 있음을 짐작할 수 있다. 면역체계에 미치는 작용은 결합하는 오피오이드 수용체에 따라 차이가 있다. 주로 델타 수용체에 결합하는 엔케팔린류는 면역반응을 증진시키는 경향이 있다. mu 수용체와 델타 수용체에 비슷한 결합 친화력을 보이는 베타엔도르핀은 대체로 면역반응을 증진시키고, 주로 카파 수용체에 결합하는 다이놀핀류는 선천면역(대식세포, NK 세포 등)을 증진시키거나 B세포 기능을 억제하는 두 가지 경향을 보인다. 모르핀처럼 주로 mu 수용체에 결합하는 엔도모르핀은 과도한 면역반응을 억제하는 경향이 있다. 이외에 비-오피오이드 수용체에 결합하여 면역반응을 조절하는 것도 보고되고 있다. 모르핀 같은 외인성 오피오이드는 체내 면역반응을 억제한다.

마약 중독자가 비중독자에 비해 감염의 위험이 증가한다는 사실은 잘 알려져 있고 이것은 흔하게 사용되는 아편제인 모르핀이 면역억제를 유발하는 것으로 설명할 수 있다. 외인성 오피오이드를 치료적 혹은 장기적으로 사용하면 면역체계 기능을 억제할 수 있다. 반면 내인성 오피오이드는 체내 면역체계를 유익하게 조절한다. 대표적으로 메티오닌-엔케팔린은 T세포의 수를 증가시키고 세포독성 T세포, 대식세포, 수지상 세포의 기능을 증진시켜 면역기능을 향상시킨다. 또한 메티오닌-엔케팔린은 면역담당세포(림프구-T세포, B세포, NK세포, 대식세포, 수지상 세포)의 기능을 억제하는 조절 T세포를 억제해서 면역반응을 증진시킨다.

웃음 만복래(萬福來)

연구에 의하면 웃음은 베타엔도르핀, 엔케팔린 같은 내인성 오피오이드 분비를 증가시킨다. 내인성 오피오이드는 면역력 증진, 진통 작용, 항스트레스 작용, 항종양 작용, 행복감 등 건강에 유익한 다양한 효과를 주기 때문에 웃음은 건강한 삶과 사회적 유대를 위해 꼭 필요하다.

많이 웃을수록 심혈관 질환이 감소한다는 흥미로운 논문이 일본에서 발표되었다. 65세 이상 노인을 대상으로 매일 웃는 사람에 비해 거의 웃지 않는 사람은 심장질환 유병률이 1.21(95% 신뢰 구간 : 1.03~1.41), 뇌졸중 유병률이 1.60(95% 신뢰 구간 : 1.24~2.06)로 높았다. (J Epidemiol 2016;26(10):546-552) 웃음과 면역기능에 대한 연구 결과를 보면 웃음은 침샘에서 면역글로불린A 분비를 증가시키고 암세포와 바이러스를 공격하는 NK세포의 활성을 증가시키는 경향이 있다. 아직 웃음이 건강에 미치는 효과에 대한 연구는 비록 걸음마 단계지만 웃음은 분명히 내인성 오피오이드 분비를 증가시키고 면역기능을 향상시킨다.

웃음을 주는 묘약, 저용량 날트렉손 요법

　날트렉손은 오피오이드 길항제이다. 오피오이드와 오피오이드 수용체에 경쟁적으로 결합해 오피오이드의 효과를 억제하는 약으로 마약이나 알코올 중독 치료에 사용되고 있다. 약물 중독치료에 사용하는 하루 투여량(50mg/일)은 뇌에서 오피오이드와 오피오이드 수용체 결합을 거의 완전히 하루종일 억제하여 마약이나 알코올의 효과를 억제한다.

　그런데 중독 치료에 사용되는 용량의 10분의 1 정도(3-5mg)를 투여하면 그 억제작용은 몇 시간밖에 지속되지 않는다. 내인성 오피오이드와 오피오이드 수용체와의 결합이 단기간 차단되면 우리 몸은 이것을 보상하기 위해 내인성 오피오이드(엔도르핀과 엔케팔린 등)을 더 많이 장기간 생산하고 오피오이드 수용체의 발현도 증가시킨다. 인간과 동물을 대상으로 한 연구에서 수면 전에 저용량으로 날트렉손을 투여하면 그 다음날 베타엔도르핀과 메티오닌-엔케팔린의 혈중 수치가 매우 상승하는 것이 관찰되었다.

　베타엔도르핀과 메티오닌-엔케팔린 등 내인성 오피오이드 분비를 증가시켜 체내 면역기능을 향상시키는 저용량 날트렉손 요법은 감기와 에이즈 등의 감염질환과 자가면역질환, 암 등 면역기능에 문제가 있는 다양한 질환에서 유익한 효과를 보이고 있다. 또한 저용량 날트렉손 요법은 강한 진통작용이 있고 스트레스에 대한 저항력을 높이며 행복감을 준다. 반면 부작용이 거의 없고 치료비가 적게 들기 때문에 암을 포함한 다양한 질환 치료의 보조요법으로 충분히 고려할 만하다.

이열치열!

일반적으로 우리는 열이 나면 해열제를 복용해 떨어뜨려야 한다고 생각하지만, 사실 열은 감염을 막는 능력을 향상시키는 우리 몸의 정상적인 적응 반응이다.

숙주방어 기전으로서의 열

체온이 상승하면 우리 몸은 항체와 사이토카인 생성 증가, T-임파구 활성화, 호중구 주화성 촉진, 호중구와 대식세포의 식균 작용 향상을 통해 면역기능을 항진시킨다. 또, 세균과 바이러스의 복제를 억제시킨다. 이는 동물 실험으로 입증되었다. 파스튜렐라멀토시다(pasteurellamultocida) 균에 감염된 토끼 실험에서 체온이 4도 증가하면 세균 증식이 완전히 억제되었다. 폐렴구균성 뇌수막염에 걸린 토끼 실험에서도 비슷한 결과가 입증되었다.

감염에 대한 숙주방어 기전으로서 열의 효과는 패혈증 환자를 대상으로 한 임상연구에서도 확인할 수 있다. 저체온증이 발생한 패혈증 환자는 열이 발생한 환자보다 사망률이 적어도 두 배로 높았다. 비록 이 연구가 체온과 임상결과의 인과관계를 확실히 규명할 수는 없지만 체온이 높을수록 임상 결과가 호전되는 관련성을 보여주었다. 최근 관찰연구에서 해열제 치료가 패혈증 환자에서 더 높은 사망률과 관련됨을 보여주었다.(Crit Care 2012; 16:R33.)

열은 해로운가?

열을 억제시키는 것이 좋다는 주장의 근거 중 하나는 열이 빈맥을 조장할 수 있고 이는 심장질환 환자에게 해로울 수 있다는 가정에 의한다. 그러나 패혈증 동물실험 결과 빈맥의 원인은 체온 상승이 아니라 패혈증에 대한 염증반응에 의한 것이었다.

사실 체온 상승이 심정지 후 허혈성 뇌손상과 허혈성 뇌졸중을 악화시킨다는 확실한 증거가 있다. 그러나 비-허혈성 뇌(non-ischemic brain)에서 체온 상승의 효과에 대해 적절히 연구된 것이 없다. 또 40도 이상의 고열이 비-허혈성 뇌의 손상을 촉진한다는 주장은 지지도 반박도 할 수 없다. 40도 이상의 고열을 임상 병원에서 치료하지 않고 내버려두지 않기 때문이다.

따라서 다음과 같이 결론을 내릴 수 있다.

1. 열은 병적인 상태가 아니라 항균 방어 메커니즘으로 작동하는 정상적인 적응 반응이다.
2. 심정지나 허혈성 뇌졸중 후 초반기를 제외하면, 열은 감염 환자에게 이익을 준다는 것이 여러 연구를 통해 밝혀졌다.

3. 비-허혈성 뇌에 40도 이상의 고열이 해로울 수 있다고 내세워진 주장들은 연구된 사실보다는 단순한 가정에 주로 근거한다.

4. 열과 오한으로 너무 고통스러우면 해열제를 시도해보되 냉각 담요는 피하도록 하자.

해열제와 냉각 담요

프로스타글란딘E(prostaglandinE)는 내인성 발열인자에 대한 열성 반응을 중재한다. 프로스타글란딘E를 방해하는 약물이 열을 떨어뜨리는 데 효과적이다. 이러한 약물로는 아스피린, 아세타미노펜 및 비스테로이드성 항염증제가 있다.

한편 냉각 담요는 열을 떨어뜨리는 데 부적절하다. 우리 몸은 추운 환경에 노출되면 피부 혈관 수축과 몸의 떨림(골격근 활동 증가)을 증가시켜 체온을 올린다. 결국, 냉각 담요로 몸을 감싸면 오히려 열성 반응이 증가하여 체온을 높이게 된다.

줄넘기와 달리기

줄넘기는 '줄' 이외의 장비와 넓은 공간이 필요하지 않은 저비용 고효율 운동이다. 즉, 줄넘기는 언제 어디서나 할 수 있다. 반면에 달리기 역시 저비용 운동이지만 넓은 공간이 필요하다. 이런 차이를 제외하면 줄넘기와 달리기는 둘 다 체력을 단련시킬 수 있는 경제적이고 효율적인 방법이다. 둘 중 어느 것이 자신에게 더 좋은지, 어느 것에 더 집중해서 운동해야 하는지 알기 위해 줄넘기와 달리기의 차이점에 대해 알아보자.

효율성

체중 68kg인 사람이 10분 동안 중간 강도로 줄넘기와 달리기를 했을 때 소모되는 칼로리는 각각 140칼로리 vs 125칼로리였고, 고강도로 줄넘기와 달리기를 했을 때 소모되는 칼로리는 각각 146칼로리 vs 140칼로리였다. 즉 동일한 시간 동안 중간 강도와 고강도로 운동을 했을 때 줄넘기가 더 많은 칼로리를 소모했다. 애리조나주립대학의 존 A. 베이

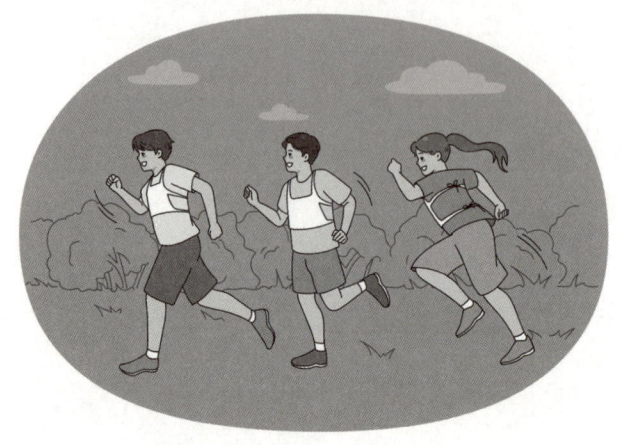

커(John A. Baker)가 이끄는 연구 팀은 92명의 남학생을 하루에 10분 동안 줄넘기를 한 그룹과 하루에 30분 동안 조깅을 한 그룹으로 나누었다. 6주 후 심혈관 능력 증가를 측정하기 위해 하버드 스텝 테스트(심장 스트레스 테스트)를 시행한 결과 두 그룹은 동일한 수준의 심혈관 능력 개선을 보였다. 즉, 달리기에 비해 줄넘기는 더 적은 시간으로 동일한 결과를 얻었다.

안정성

- 앞꿈치 혹은 중족 착지 vs 발꿈치 착지
- 두 발 착지 vs 한 발 착지
- 평평하고 예측 가능한 표면 vs 평평하지 않고 예측 불가능한 표면
- 부드러운 표면 vs 단단한 표면

줄넘기를 할 때는 자연스럽게 앞꿈치 착지 혹은 중족 착지로 점프했

다 내려오면서 자연스럽게 무릎을 살짝 구부린다. 덕분에 줄넘기는 많은 부상을 야기할 수 있는 발꿈치 착지의 순간 충격력을 거의 발생시키지 않는다. 또한 이 자세는 발의 아치와 발목, 무릎이 충격력을 흡수/완화하고 충격력이 몸 전체에 고르게 분산되게 하여 관절에 미치는 영향을 최소화한다. 반면 표준 운동화를 신고 달리기를 할 때 75% 정도의 사람들은 순간 충격력을 발생시키는 뒤꿈치 착지 방법으로 달린다. 그리고 실외 달리기를 할 때는 지면이 울퉁불퉁하기도 하고 지면 상태를 예측하는 것이 어렵기 때문에 부상의 가능성이 높다. 특히 콘크리트와 같은 딱딱한 표면에서 달리는 것은 관절에 많은 충격을 미칠 수 있다.

또한 달리기는 착지 시 한 발에 체중이 집중되어 줄넘기 같은 두 발 착지보다 관절에 더 많은 충격을 주게 된다. 그래서 예측 가능하고 표면이 평평하며 쾌적한 실내에서 달리는 러닝머신 운동에서도 부상과 관절통을 유발할 수 있다. 반면 줄넘기는 보통 평평하고 예측 가능한 표면에서 시행하며, 달리기처럼 한 발 착지가 아닌 두 발 동시 착지가 이루어져 충격력을 분산시킬 수 있다. 또한 줄넘기 매트를 사용하여 부드러운 표면에서 줄넘기를 하면 부상 및 정강이 통증의 가능성을 최소화할 수 있다.

달리기보다 줄넘기가 관절에 미치는 충격력이 더 작기는 하지만, 둘 다 수영, 자전거타기, 걷기 등의 다른 운동에 비해 지면 반발력이 더 크기 때문에 부상에서 회복 중이거나 부상에 취약한 사람에게는 별로 좋지 않다. 특히 엉덩이나 무릎 또는 발목 등 하지에 부상이 있는 사람에게는 어려울 수 있다. 그러나 수중 조깅이나 작은 트램펄린 위에 올라가서 줄넘기를 한다면 몸에 미치는 충격력을 감소시킬 수 있다.

사용 근육

줄넘기와 달리기 모두 추진력을 위해 하지 근육을 사용하고, 몸통 안정화를 위해 중심 근육(core muscle)을 사용한다. 달리기를 할 때는 보다 광범위한 추진력을 통하여 엉덩이 신장근의 사용이 늘어난다. 줄넘기 동작 중 한발로 번갈아뛰기를 할 때는 골반을 안정시키기 위해 엉덩이 외전근의 사용이 늘어난다.

줄넘기는 또한 줄을 제어하기 위해 어깨(삼각근), 이두근, 삼두근 및 팔뚝 굴곡근 그립(grip)의 저항운동이 필요하다. 반면에 달리기는 팔 근육의 저항운동은 아주 적고 어깨(삼각근)의 반복적인 수축과 이두근의 지속적인 굴곡을 통해 다리 움직임의 균형을 잡아준다.

유산소 혹은 무산소 운동

줄넘기와 달리기 모두 오랜 기간 동안 일정한 속도를 유지하는 유산소 운동으로 수행될 수 있다. 게다가 무산소 활동으로 여겨지는 전력 질주 혹은 고강도 인터벌 트레이닝도 줄넘기와 달리기로 수행될 수 있다. 한편 줄넘기와 달리기는 모두 심폐 지구력과 전력 질주 능력을 향상시킨다. 심지어 줄 없이 점핑 동작만 반복 수행해도 줄넘기와 운동 강도가 유사하다.

접근성과 재미

사람들이 운동을 중단하는 주된 이유 중 하나는 '지루함'이다. 운동 참여 측면에서 줄넘기와 달리기를 비교해보면, 줄넘기는 달리기가 제공할 수 없는 많은 것을 줄 수 있다. 먼저 줄넘기는 언제 어디서나 할 수 있다. 또한 줄넘기는 여러 가지 기술과 연습으로 운동을 재미있고 흥미롭게 유지할 수 있게 한다. 양발모아뛰기(1도약), 양발모아뛰기(2도약), 뒤로뛰기, 번갈아뛰기, 엇걸어풀어뛰기, 이중뛰기 등 여러 가지 방법으로 줄넘기를 할 수 있다. 마지막으로 각기 다른 무게의 줄을 사용하여 운동 강도를 변경할 수도 있다. 결과적으로 체지방 감소, 지구력, 근력 또는 그 외 자신의 목적에 맞게 운동할 수 있다.

달리기, 수영, 자전거타기 등 기존 운동에 서서히 지루함을 느끼기 시작한다면 줄넘기의 매력을 느껴보자. 줄넘기와 달리기 모두 심혈관 지구력을 향상시키는 훌륭한 저비용 고효율 운동이다. 둘 다 짧은 시간에 상당한 양의 칼로리를 소모시켜 체내 지방을 줄이도록 돕는다. 하지만 다른 운동에 비해 관절에 미치는 충격력이 높기 때문에 엉덩이, 무릎, 발목 부상이 있는 사람에게는 적합하지 않을 수 있다. 비록 줄넘기가 달리기에 비해 좀 더 칼로리 소모와 안정성 면에서 효과적이지만, 운동을 선택할 때 가장 중요한 점은 좀 더 재미있고 계속할 수 있어야 한다는 것이다. 즉 한 가지만 해도 좋고, 두 가지를 번갈아 가면서 하는 것도 충분히 고려해볼 수 있다.

「'천원 닥터'의 메디컬 팁」

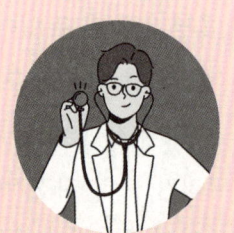

고강도 인터벌 트레이닝의 효과

    고강도 인터벌 트레이닝(high intensity interval training, HIT)은 고강도 운동과 저강도 운동을 번갈아 반복하는 운동법이다. 미국스포츠의학학회(American College of Sports Medicine, ACSM)는 HIT에서 고강도 운동을 할 때 심박수는 최대 심박수의 80–95% 정도로 높이고 운동 시간은 5초에서 8분까지 시행하며, 저강도 운동은 고강도 운동과 같은 시간 동안 하되 심박수는 최대 심박수의 40~50% 정도로 유지할 것을 권장한다. 또는 30초 전력질주 후 4분에서 4분 30초 휴식(3–5회 정도) 하는 방법도 있다. 일대일 비율로 한다면 3분간 고강도로 운동한 후 3분간 저강도 운동을 하거나 쉬면 된다. 3분, 4분, 5분으로 바꿔서 해볼 수도 있다. ACSM에 따르면 HIT 운동법은 유산소 및 무산소 운동 강화, 고혈압 개선, 심혈관계 건강에 도움이 되고, 인슐린 민감성 및 콜레스테롤 수치 개선에도 좋다. 또한 근육을 강화해 복부 비만과 체지방 감량에 도움이 된다.

    최근 생명과학 분야 최고 학술지인 〈셀〉(Cell)의 자매지 〈셀 메타볼리즘〉(Cell Metabolism)에 실린 연구에 의하면 고강도 인터벌 트레이닝은 노화 세포를 재생시키는 것으로 나타났다. HIT 그룹은 일주일에 3회 고강도 인터벌 운동(4분간 고강도 자전거 운동을 한 후 3분 쉬기를 4회 시행)을 했고 러닝머신에서 적당한 강도로 걷기를 일주일에 2회 했다. 반면 대조그룹은 일주일에 5회 30분씩 적당한 강도의 유산소 운동을 했고, 가벼운 근력운동은 일주일에 4회 시행했다. 3개월 후 HIT 그룹은 미토콘드리아의 에너지 생산 능력이 고령 그룹(65-80세)에서 69%, 젊은 그룹(18-30세)에서 49% 향상되었다.

증거 중심 감기 예방

대부분 감기 증상은 7~10일 내에 저절로 호전된다. 증상이 가벼운 경우 특별한 대중요법 없이 경과를 관찰하면 된다. 하지만 심한 경우 증상을 완화하기 위해 다양한 대중요법을 사용할 수 있다. 감기 예방법은 대부분 비타민, 미네랄, 허브, 생활양식의 변화 등에 초점이 맞추어져 왔으나 지금까지 확실한 예방법은 알려져 있지 않다. 다만 지금까지 진행된 연구를 토대로 감기 예방에 어느 정도 도움이 될 수 있는 방법을 살펴보도록 하자.

- 손 위생

손 씻기 같은 손 위생은 특히 어린아이들의 호흡기 바이러스 확산을 막는 것으로 알려져 왔다.

- 운동

코크레인 공동연구에 의한 최신 리뷰에 따르면 걷기, 자전거 타기, 러닝머신 등 적당한 강도의 유산소 운동(하루 30~45분, 주 3~7회)을 하면 감기에 걸릴 위험 비율이 0.76(95% 신뢰 구간: 0.57~1.01) 낮아지고, 유병 기간도 -1.13일(95% 신뢰 구간: -1.71~-0.54)로 줄어든다고 한다.(Cochrane Database Syst Rev. 2015 Jun 16;(6): CD010596)

- 수면

수면 시간이 전반적으로 감기 발생 위험에 영향을 준다는 몇몇 연구 자료가 있다. 이 가운데 재미있는 임상 연구가 있다. 감기바이러스의 일종인 라이노바이러스(rhinovirus)가 함유된 점비액(nasal drop)을 실험적으로 코에 투여한 후 5일간 수면 시간대별로 감기 발생률을 조사했다. 밤 수면 시간이 7시간 이상인 그룹에 비해 5시간 미만인 그룹의 승산비는 4.5(95% 신뢰 구간: 1.08~18.69), 5시간에서 6시간 그룹에서는 승산비 4.24(95% 신뢰 구간: 1.08~16.71)로 감기에 걸릴 확률이 거의 세 배나 높았다.(Sleep. 2015;38(9):1353) 그러나 자연적인 감기바이러스 감염에도 이 연구 결과를 일반화할 수 있는지는 아직 입증되지 못했다. 감기 예방을 위해서는 7시간 이상 충분한 수면을 취하는 것이 좋겠다.

- 햇빛(비타민D3)

비타민D3를 매일 혹은 매주 복용하면 감기에 걸릴 위험 비율이 0.81(95% 신뢰 구간: 0.72~0.91)로 낮아진다. 특히 처음에 비타민D가 결핍된 사람이 비타민D를 복용하면 감기에 걸릴 위험 비율이 0.58(95% 신뢰 구간: 0.4-0.82)로 낮아진다고 한다. (BMJ 2017 Feb 15;356:i6583)

- 유산균

코크레인 공동연구에 의한 최신 리뷰에 의하면 장내 유익균(probiotics)을 섭취하면 감기에 걸릴 위험 비율이 0.53(95% 신뢰 구간: 0.37~0.76)으로 낮아지고 감기 유병 기간도 -1.89일(95% 신뢰 구간: -2.03~-1.75)로 줄어든다. 아울러 항생제 사용률도 0.65(95% 신뢰 구간: 0.45~0.94)로 감소한다.(Cochrane Database Syst Rev. 2015 Feb 3;(2): CD006895)

- 아연

항바이러스 활성이 있는 아연을 매일 75mg 이상 섭취하면 감기 예방과 치료에 효과를 보인다.

- 비타민C

코크레인 공동연구에 따르면 정기적인 비타민C 보충은 감기 발생률을 의미 있게 감소시키지 않았다. 그러나 마라톤 선수, 스키 선수 그리고 북극 근처에서 운동을 하는 군인 등 고강도 신체활동에 노출된 사람의 경우에는 감기 발생률이 50% 감소되었다. 그 이유는 확실하지 않지만 짧은 기간 동안 고강도 신체활동에 노출된 사람의 경우에는 비타민C 보충이 감기 예방에 유용할 수 있다. 또한 감기에 걸렸을 때 비타민C를 치료적으로 투여한 경우에도 감기 기간과 증상 감소에 일관된 효과를 보이지 않았다. 그러나 정기적인 비타민C 보충은 감기 발생 시 그 기간(어른 8%, 아이 14~18%)과 증상을 일관되게 감소시켰다. 비타민C는 비용이 저렴하고 안전한 보충제이므로 개별적으로 감기 치료에 시도해 볼 수 있다.

- 물 가글

무작위 연구에 따르면 매일 입안을 물로 3회 가글할 경우 대조군에 비해 감기 증상 발생이 0.64(95% 신뢰 구간: 0.41~0.99)로 감소했다.(Am J Prev Med. 2005;29(4);302)

지방 이야기

지방을 인간 건강의 관점에서 살펴보면 좋은 기름, 나쁜 기름 그리고 염증을 억제하는 기름으로 나눌 수 있다.

지질의 종류와 기능

우리가 매일 섭취하는 지질의 90% 이상이 보통 중성지방이다. 그 외에도 콜레스테롤, 콜레스테릴에스테르, 인지질, 비에스테르형 지방산 등이 있다. 지질은 세포막 구성, 에너지 저장, 세포 신호전달, 호르몬 유사 프로스타글란딘·스테로이드 호르몬·비타민D·담즙산염의 전구물질 등 다양한 생물학적 기능을 담당하고 있다. 우리가 가장 많이 섭취하는 중성지방은 글리세롤 1분자에 3분자의 지방산이 결합된 구조다.

지방세포에서 저장된 중성지방은 체내 주요 에너지원이다. 인지질은 세포막을 구성하는 주요 지질이고 폐 계면활성제와 담즙의 구성요소이기도 하다. 콜레스테롤은 세포막을 구성하는 구조 요소이고 세포막의 유동성과 투과성을 조절한다. 그 외 콜레스테롤은 세포막신호전달

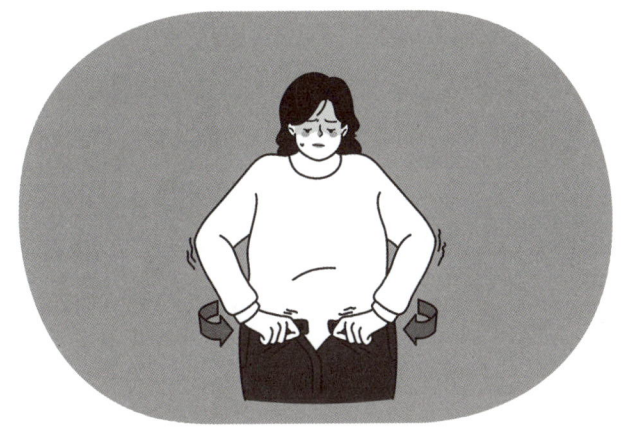

경로 조절과 스테로이드 호르몬, 비타민D, 담즙산염의 전구물질로 이들의 생산에 관여한다.

지방산의 종류

　지방산은 포화지방산, 불포화지방산, 트랜스지방산으로 분류할 수 있다. 지방산 분자는 이중결합 여부에 따라 포화지방산과 불포화지방산으로 구분되며 포화지방산의 경우 모든 탄소가 수소와 결합한 구조인 반면, 불포화지방산의 경우 수소가 비어 있는 자리에 탄소가 붙어 이중결합 구조가 있는 지방산을 말한다. 불포화지방산은 이중결합의 수에 따라 단일불포화지방산과 다불포화지방산으로 나눌 수 있고 다불포화지방산 중 오메가3와 오메가6는 체내에서 합성되지 않아 식이로 섭취해야 하는 필수 지방산이다.

　트랜스지방산은 일종의 가공된 불포화지방산이다. 액체 상태의 불포화지방은 산소를 만나면 산패되기 때문에, 이를 방지하고 보관하기 용이하게 하기 위해 고체화 공정이나 열처리 가공을 하고, 이러한 과정에서 수소를 첨가했을 때 수소 원자가 이중결합되는 형태가 시스(cis)형 분자구조에서 트랜스(trans)형 분자구조로 변한다. 트랜스지방산은 불포화지방산이지만 트랜스형 분자구조는 포화지방산과 유사한 직선 형태를 나타내어 포화지방산과 유사한 성질을 띠게 된다. 또한 지방산은 지방산의 크기(탄소사슬의 길이)에 따라 긴사슬 지방산(탄소수 13 이상), 중간사슬 지방산(탄소수 8-12), 짧은사슬 지방산(탄소수 7 이하)으로 나눌 수 있다.

지방 흡수와 운반

식사로 섭취한 중성지방은 십이지장과 소장에서 췌장액 속의 리파아제에 의해 가수 분해되어 글리세롤, 지방산으로 분리된 후 담즙산염과 지용성 비타민과 함께 미셀(micelle)을 형성한다. 지방산은 물에 불용성이지만 미셀은 친수성 부분(친수성기)과 지방 친화성 부분(친유성기)을 가진 공 모양의 입자다. 미셀은 수용성으로 수동확산에 의해 소장상피세포에 흡수된다.

지방은 지용성이기 때문에 혈액에서 운반되기 위해서는 운반체가 필요하며 이것을 지질단백질이라고 한다. 지질단백질은 지질과 단백질 구성, 크기, 밀도, 생산 부위에 따라 초저밀도지질단백질(VLDL), 저밀도지질단백질(LDL), 고밀도지질단백질(HDL), 카이로마이크론(chylomicron,CM) 등이 있다. CM은 소장에서 생산되고 주로 식이 지질에서 생산된 중성지방을 많이(CM의 90%) 함유하고 있다. CM의 중성지방 중 지방산은 지방 조직에 저장되거나 근육에서 에너지로 사용되고 나머지 콜레스테롤과 글리세롤은 간에 보내진다. VLDL은 간에서 생산되고 주로 중성지방(VLDL의 60%)으로 구성된다. VLDL의 기능은 중성지방을 간에서 말초조직으로 이송하는 것이다.

중성지방을 말초조직에 이송한 후 VLDL은 혈액에서 LDL로 전환되며 LDL은 주로 콜레스테롤(LDL의 50%)로 구성된다. LDL의 주 기능은 콜레스테롤을 말초조직에 제공하는 것이다. HDL은 혈액에서 생산되고 주로 단백질(40%)과 인지질(30%)로 구성된다. HDL의 기능은 콜레스테롤을 말초 조직에서 간으로 이동시켜 담즙으로 배설하거나 부신, 난소, 고환 등으로 보내 스테로이드 호르몬을 생산한다.

LDL의 증가는 혈관벽에 과도한 콜레스테롤 침착을 유발하여 동맥이 굳어지게 하고(동맥경화증) 심혈관 질환을 발생시키므로 LDL-콜레스테롤은 나쁜 콜레스테롤로 불린다. 반면, HDL의 증가는 혈관벽에 침착된 콜레스테롤을 감소시켜 동맥경화증과 심혈관 질환을 예방하는 효과가 있어 HDL-콜레스테롤(HDL-cholesterol, HDL-C)은 좋은 콜레스테롤로 불린다.

콜레스테롤 대사와 염증

콜레스테롤은 거의 모든 조직에서 합성되고 특히 간, 장, 부신 피질, 생식기관에서 많이 생산된다. 콜레스테롤(27C) 1개를 합성하는데 아세틸 CoA 18개, ATP 36개, NADPH 16개가 이용된다. 포도당 1개가 대사되면 2개의 아세틸 CoA를 생산하므로 아세틸 CoA 18개는 포도당 9개에 해당한다. 즉, 콜레스테롤 합성에는 많은 영양소와 에너지, NADPH가 소모된다. 그런데 콜레스테롤은 다른 영양소처럼 대사되어 ATP를 생산하지 못하고 담즙산, 담즙산염으로 전환되거나 담즙과 함께 대변으로 배설된다.

  포도당 섭취로 인슐린 분비가 증가되거나 ATP가 증가되면 HMG CoA 환원효소가 활성화되어 콜레스테롤 합성이 증가한다. 콜레스테롤 합성에 소모되는 NADPH는 오탄당 인산회로에서 생산되고 지방산 합성, 콜레스테롤 합성, 약물 대사, 글루타치온 환원 등에 사용된다. 또한 NADPH는 산화된 물질들에 전자를 제공해 환원시켜주는 물질로 체내 항산화력의 원천 중 하나이다. NADPH의 소모가 많이 되면 체내 활성산소종의 증가로 염증 반응이 증가할 수 있다. 고지혈증 약물인 스타틴을 사용해 HMG CoA 환원효소를 억제하면 콜레스테롤 합성이 감소되는 효과 이외에도 항염증 효과를 보이는데, 이는 콜레스테롤 합성 시 소모되는 NADPH 양을 감소시키는 것과 관련될 수 있다.

좋은 기름, 나쁜 기름, 염증 억제하는 기름

– 나쁜 지방산(트랜스지방, 포화지방)

  트랜스지방산을 섭취하면 LDL 수치가 상승하고 HDL 수치가 감소하여 심혈관 질환 발생이 증가한다. 또한 트랜스지방산은 오메가3 지방산의 불포화 및 신장(elongation)을 방해할 수 있다. 이것들은 심장 질환과 임신 합병증의 예방에 중요하다.

  낮은 수준의 트랜스지방산은 일부 음식, 특히 반추동물(소, 양, 염소)의 유제품과 고기에서 자연적으로 발생한다. 그러나 훨씬 더 높은 수준의 트랜스지방산 소비는 불포화지방산의 산업적 부분 수소화의 결과로 발생할 수 있다. 이러한 산업적 트랜스지방산은 심혈관계에 유해한 영향을 주는 것으로 보인다.

2006년부터 미국식품의약국은 식품 영양 성분표에 트랜스지방을 명시하도록 요구했다. 2010년 전후로 미국과 유럽의 몇몇 지역이 상업적으로 제공되는 음식에서 트랜스지방을 제한하는 법안을 통과시켰다. 2018년, 미국 식품의약국은 부분적으로 수소화된 식물성 기름은 더 이상 '안전한 것으로 간주되지 않는다'라는 2015년 판결을 시행했고, 이는 산업용 트랜스지방산을 미국의 식량 공급에서 효과적으로 제거했다.

그럼에도 불구하고, 산업용 트랜스지방산은 여전히 많은 나라에 존재한다. 오늘날의 마가린은 일반적으로 이전보다 트랜스지방산을 더 적게 함유하고 있다. 그러나 트랜스지방산은 여전히 많은 시판용 구운 제품(예, 쿠키, 케이크, 튀긴 음식 같은 것들)의 구성요소다. 트랜스지방산의 존재에 대한 단서는 포장 재료 목록에 있는 '부분적으로 수소화된'이라는 단어들이다. 또한 부분적으로 수소화된 오일은 저소득 국가와 중간소득 국가에서 튀김과 요리를 위해 노점상들과 식당에서 흔히 사용된다.

포화지방의 소비는 탄수화물과 비교했을 때 LDL 수치를 증가시키지만 동시에 중성지방-풍부 지질단백질 수치를 낮추고 HDL 수치를 증가시켜서 총콜레스테롤/HDL 콜레스테롤 비율의 실변화(net change)는 없다. 따라서 포화지방이 지질 대사에 미치는 영향은 트랜스지방산보다 훨씬 덜 유해하다. 그런데 불포화지방산에 비해 포화지방산을 너무 많이 섭취하면 LDL 수치가 상승하고 HDL 수치에는 적게 영향을 미치며 심혈관 질환 발생이 증가하고 전립선과 대장암의 위험이 증가할 수 있다.

– 좋은 지방산(불포화지방산)

올리브유에 많이 함유된 단일불포화지방산을 섭취하면 LDL 수치와 HDL 수치 비율이 감소하여 심혈관 질환 발생이 감소한다. 연어, 아마씨유와 들기름에 많이 함유된 오메가3를 섭취하면 부정맥을 억제하고 혈중 중성지방 수치와 혈압을 낮추며 혈전 경향을 줄여 심혈관 질환 발생이 감소한다. 오메가6를 섭취하면 LDL 수치 감소가 HDL 수치 감소보다 유의미하게 커서 결국 LDL 수치와 HDL 수치 비율이 감소하여 심혈관 질환 발생이 감소한다. 전반적으로 포화지방산보다는 불포화지방산이 고지혈증 수치를 개선하여 심혈관 질환에 좋은 효과를 준다.

– 염증을 억제하는 지방산, 오메가3

그동안 건강 증진을 위해 올리브오일 같은 단일불포화지방산 섭취와 해바라기유, 홍화유 등 오메가6 함유량이 높은 식물성 기름 섭취 증가에만 주로 초점을 맞춰왔다. 그러나 점점 오메가3의 유익한 효과가 밝혀지면서 오메가3 vs 오메가6 섭취 비율을 중요시하기 시작했다.

오메가3 vs 오메가6 섭취 비율

오메가6는 세포막에 포함되기 위해 오메가3와 경쟁한다. 오메가6인 아라키돈산(arachidonic acid)이 존재하면 오메가3와 다른 종류의 아이코사노이드(트롬복산, 프로스타글란딘, 류코트리엔 같은 호르몬 유사 물질)를 생산한다. 오메가6에 의해 생산된 아이코사노이드는 혈소판을 더 강력하게 모으고 염증을 유발한다. 반면 오메가3가 세포막에 결합하면 다른 종류의 아이코사노이드의 전구물질로 작용할 수 있고 오메가6와 다른 방법으로 사이토카인에 영향을 주어 신체에 광범위한 효과를 줄 수 있다. 그래서 세포막에 포함되어 있는 오메가3와 오메가6의 비율은 염증을 억제하거나 유발하는 아이코사노이드의 종류를 결정하는 데 매우 중요하다. 오메가3는 염증을 억제하고 오메가6는 염증을 유발한다.

일반적으로 염증 반응은 감염과 손상 시 회복을 위해 꼭 필요하지만 지나치면 오히려 우리 몸에 해로울 수 있다. 오메가6인 아라키돈산은 식물성 지방보다 동물성 지방에 더 많이 함유되어 있는데, 동물성 기름을 지나치게 많이 섭취하면 체내 염증 반응이 불필요하게 증가되어 만성염증과 동맥경화 등 그와 관련된 질환이 촉진될 수 있다. 반면 오메가3는 염증 반응을 억제하는 작용을 가지고 있다. 오메가3 vs 오메가6 섭취 비율이 낮을수록 정상인의 경우 체내 염증 반응이 증가될 수 있고 염증 관련 질환이 있는 환자의 경우에는 염증 반응이 증폭될 수 있다.

이상적인 오메가3와 오메가6의 섭취 비율은 1대 1 혹은 1대 2로 보인다. 이 비율은 만성 염증을 특징으로 하는 질환의 발생률을 낮춰 바람직하지만 문명화되지 않은 사회의 식단과 비슷하고 실천하기 어렵다. 실제 서방국가의 오메가3 vs 오메가6 섭취 비율은 1대 10이다. 식단에 옥수수기름 제품이나 콩기름, 옥수수 사료를 먹인 동물이 많이 포함되기 때문이다. 이러한 불균형은 염증을 유발하는 지질 파생물의 생산을 높인다. 오메가3는 해조류, 고등어, 참치, 연어 등에서 발견할 수 있다.

오메가3의 판정승

섭취 불균형을 회복하기 위해서는 오메가6 섭취를 줄이고 오메가3

섭취를 늘려야 한다. 그런데 오메가6를 줄이는 것보다 오메가3 섭취를 늘리는 것이 더 효과적이라는 의견이 있다. 왜냐하면 오메가3와 오메가6는 자신들을 전환시키는 효소로 델타5, 델타6 불포화효소를 동일하게 사용하는데, 오메가3가 이 효소에 대해 친화력이 더 큰 것으로 보이기 때문이다. 그래서 만약 오메가3의 섭취량을 충분히 증가시키면 오메가6 섭취를 감소시키는 것에 대해 크게 걱정할 필요가 없다. 그런데, 만약 에이코사펜타엔산(eicosapentaenoic acid, EPA)과 도코사헥사에노산(docosahexaenoic acid, DHA) 형태의 오메가3를 주로 섭취한다면, 오메가6 섭취를 줄일 필요가 있다. 왜냐하면 EPA와 DHA는 델타5, 델타6 불포화효소를 사용할 필요가 없어서 이 효소들은 오메가6를 전환시키는 데 주로 사용될 수 있기 때문이다.

- 오메가3가 풍부한 음식 : 들기름

포유동물은 오메가3 불포화지방산을 생산하는 데 필요한 효소가 부족하다. 그러므로 이 필수지방산은 식사로 섭취해야만 한다. 식물은 오메가3 불포화지방산의 첫 번째 물질인 알파 리놀렌산을 합성할 수 있다. 알파 리놀렌산을 함유한 식물로는 콩(대두), 호두, 짙은 녹색 잎줄기 채소(케일, 시금치, 브로콜리, 싹양배추 등), 씨앗과 그 기름(아마씨, 들깨씨, 겨자씨, 유채씨 등) 등이 있다. 그러나 이 기름 대다수는 오메가6인 리놀산도 풍부하게 함유하고 있다.

오메가3를 가장 많이 가지고 있는 것 중 하나는 아마씨 오일로 8-20% 리놀산, 58-60% 리놀렌산(linolenic acid), 적은 양의 포화지방(10-11%)과 단일불포화지방(18-22%)을 함유하고 있다. 또한 들기름에도 13-20%

리놀산, 54-64% 리놀렌산(linolenic acid), 적은 양의 포화지방(7-9%)과 단일불포화지방(12-22%)을 함유하고 있다.

  아마씨유와 들기름 이외에 식이 오메가3 불포화지방산은 냉수성 어류에서 주로 EPA와 DHA 형태로 얻을 수 있다. 어류는 식물성 플랑크톤과 동물성 플랑크톤으로부터 EPA와 DHA를 섭취하는데, 고등어와 참치, 연어 같은 심층 냉수성 어류가 EPA와 DHA 함유량이 가장 높다. 양식어류는 공급하는 사료에 따라 지방산 조성에 큰 영향을 줄 수 있으므로 피하는 것이 좋다.

오메가3 효과

  오메가3는 뼈 건강과 골 교체, 심장질환과 관절염 같은 다양한 염증성 질환에 유익한 효과를 보인다. 또한 항암 효과도 보고되고 있으며 최근 연구에 따르면 EPA/DHA 보충은 암 연관 악액질을 억제할 수 있다고 한다. 그 외 혈전 억제, 혈압을 낮추는 효과 등 다방면으로 건강에 유익하다.

  오메가3가 다른 식물성 기름보다 들기름에 많이 함유되어 있으므로, 들기름을 요리할 때나 음식물 섭취 시 적극적으로 사용해 보자. 그리고 고기에 많이 들어있는 오메가6의 영향을 줄이기 위해 들기름과 고기를 함께 먹도록 하자.

육식동물을 꿈꾸는 초식동물, 인간

　인간의 신체 능력을 강화하고 건강을 증진하는 식단은 육식일까, 채식일까?
　오랜 세월 동안 초식계 인간과 육식계 인간이 서로의 주장이 옳다고 다투어 왔다. 이런 논쟁이 끊임없이 지속되는 것은 우리 인간 자체의 모순에서 비롯된다. 그 모순의 근본 원인은 인간이 초식과 육식 동물의 특성을 모두 가지고 있다는 점이다. 인간의 육체는 초식동물이지만 정신은 먹이사슬의 최상위인 육식동물이기 때문이다. 인간은 자신이 초식동물임을 깨닫고 육식동물의 탐욕스러운 정신을 버릴 수 있을 때 비로소 육식 vs 채식의 지루한 논쟁을 끝내고 진정한 건강을 얻을 수 있다. 이제부터 우리가 초식동물일 수밖에 없는 다양한 근거와 왜 채식을 통해서만 건강을 얻을 수 있는지에 대해 살펴보자. 채식은 우리 인간의 건강뿐만 아니라 하나뿐인 지구 건강을 위해서도 꼭 필요하다.

인간은 종자 동물

현존하는 동물 중 인간과 가장 유사한 침팬지는 열량의 97%를 식물에서 섭취하고 나머지 3%는 대부분 곤충에서 섭취한다. 고기와 식물을 둘 다 먹는 진정한 잡식 동물인 곰과 식물에서 대부분의 열량을 섭취하는 종자 동물인 영장류는 체내 구조에서 분명한 차이가 있다. 종자 동물은 채소를 씹는 평평한 어금니가 있는데, 잡식 동물은 고기를 찢기 위해 이가 톱니 형태다.

종자 동물의 턱은 앞뒤·좌우로 움직일 수 있지만 잡식 동물은 그렇지 않다. 종자 동물은 위산이 적은 반면 잡식 동물은 고기를 소화하기 위해 위산이 훨씬 강하다. 종자 동물의 장 길이는 자기 키의 9배나 되는데 잡식 동물은 3배에 불과하다. 섭취한 고기가 장을 빨리 통과하지 않으면 부패하기 때문이다. 반면 종자 동물은 소화관이 길어서 소화 시간이 더 오래 걸리는 식물과 섬유질도 소화할 수 있다.

인간은 마치 잡식 동물처럼 먹지만 인체 구조는 전형적인 종자 동물이다. 인간의 치아는 질긴 식물 조직을 으깨고 잘게 빻도록 네모나고 끝이 뭉툭하다. 송곳니는 매우 작고 둥글게 퇴화해서 자르고 찢을 능력이 거의 없다. 마치 앞니의 부속품과 같다. 초기 인류가 쉽게 확보할 수 있는 음식은 식물성이었다. 그리고 인간은 더 많은 색깔을 볼 수 있는 3색 색각을 갖추고 있는데, 이는 신선하고 잘 익은 과일을 찾을 때 아주 중요한 능력이다. 반면에 육식 동물은 2색 색각이다. 또한 인간은 스스로 비타민C를 생산할 수 없어 식물에 의존해야만 한다.

모든 단백질의 근원은 식물 단백질

모든 단백질의 근원은 식물 단백질이다. 식물만이 공기 중 질소를 포집, 분해하고 아미노산 화합물을 만들어 단백질을 합성할 수 있다. 고기로부터 섭취한 단백질은 결국 식물 단백질이 재활용된 것이다. 스테이크나 햄버거의 단백질도 소가 먹은 풀에서 온 것이다. 즉 소, 돼지, 닭은 단백질의 생산자가 아니라 중개자일 뿐이다. 중개자인 가축은 자신이 식물로부터 섭취한 단백질의 6분의 1만 인간에게 고기 형태로 제공한다. 육식주의자와 채식주의자의 영양소 섭취를 비교한 최대 연구를 보면, 일반적으로 채식주의자들은 충분한 단백질을 섭취할 뿐 아니라 필요한 양의 70%를 더 섭취한다. 육식주의자조차도 풀에서 단백질의 절반가량을 얻는다.

녹색 채소와 콩류에는 단백질이 많이 함유되어 있다. 매일 필요한 칼로리를 충분히 섭취하면 현미 쌀과 브로콜리 같은 것만 먹어도 단백질 섭취는 충분하다. 현미 쌀(50g)과 브로콜리(30g) 2,000kcal를 섭취하면 하루 80g의 단백질을 섭취한 셈이 된다. 또한 모든 식물에는 각기 다른 비율로 필수 아미노산이 함유되어 있다. 무슨 음식을 먹든 적정량의 아미노산을 섭취하기만 하면 근력에는 차이가 없다는 뜻이다.

가공육은 제1 발암물질

가공육에는 니트로사민(nitrosamines), 다환성 방향족 탄화수소(polycyclic aromatic hydrocarbons), 헤테로사이클릭 아민(heterocyclic amines) 같은 발암물질이 다량 함유되어 있다. 가공되지 않은 고기도 고온에서 요리하면 헤테로사이클릭 아민 같은 발암물질이 형성된다.

이 때문에 세계보건기구는 햄, 핫도그, 소시지 같은 가공육을 담배, 석면, 플루토늄처럼 인체의 암 유발과 직접 관련된 1군 발암물질로 분류했다(붉은 고기는 2군 발암물질). 하루 1인분(50g)의 가공육을 섭취하면 대장암 발생률이 18% 증가한다.

우유와 유제품도 여러 가지 암 발병과 관련이 있다. 특히 유방암, 전립선암, 난소암 같은 호르몬 관련 암에 위험하고, 남성의 전립선암 발병률을 34% 높인다. 유방암 병력이 있는 여성은 하루에 유제품 1인분만 먹어도 유방암으로 사망할 확률이 49% 증가하며 다른 병으로 사망할 확률은 64% 증가한다.

유일한 동맥경화 동물, 인간

동물성 제품에는 N-글리콜리뉴라민산(N-glycolylneuraminic acid, Neu5Gc), 내독소(endotoxin), 산화트리메틸아민(trimethylamine N-oxide)과 같은 염증성 분자들로 구성된 단백질이 들어 있다.

붉은 고기는 동맥경화증 이외에도 암, 제2형 당뇨의 발생률 및 전 원인 사망률과 오랜 역학관계에 있다. 동맥경화증에 의한 심혈관 질환은 전 세계 사망 원인 중 3분의 1을 차지한다. 그런데 붉은 고기를 먹는 다른 육식 포유동물의 경우 심혈관 질환은 극히 드물다. 심지어 인간과 유전적으로 가장 유사한 침팬지 역시 '동물원에 감금된 상태'에서 많은 위험인자(고혈압, 이상지질혈증, 좌식 생활방식 등)를 가지고 있어도 동맥경화성 심혈관 질환은 거의 없다. 즉 포유동물 중 인간만 심혈관 질환의 위험이 증가하고 있다.

인간의 동맥경화 성향을 설명하는 요인으로 진화 과정 중 인간에게만 발생한 유전적 변이인 CMAH((cytidine monophosphate-N-acetylneur-aminic acid) 유전자와 N-글리콜리뉴라민산(Neu5Gc)의 상실이 제안되고 있다. 인간은 CMAH 유전자가 결여되는 돌연변이로 Neu5Gc이라는 시알릭산 손실을 일으키고, 대신 그 전구체인 N-아세틸뉴라민산(N-acetyllneuraminic acid, Neu5Ac)을 축적시킨다.

진화론적 관점에서 CMAH 유전자와 N-글리콜리뉴라민산의 상실은 병원체로부터 인류를 지키려는 진화적 적응으로 설명할 수 있다. 이외에도 장거리 달리기 능력을 향상시켰고 초기 인류의 체내 고유 면역성을 증진시킨 것으로 보인다. 하지만 그 결과로 심근경색이나 뇌졸중 같은 동맥경화증에 취약하게 된 것이다.

인간이 붉은 고기로부터 Neu5Gc를 소비하면, Neu5Gc는 내인성의 당포합체(당단백질, 당지질 등)에 대사적으로 결합되어 이종 자가항원(xeno-autoantigen)으로 역할을 하고, 혈액에 순환하는 항-Neu5Gc 이종 자가항체(xeno-autoantibody)와 상호작용하여 면역 반응과 만성 염증을 강화시킨다. 진화 과정에서 CMAH와 Neu5Gc이 상실된 인간이 Neu5Gc가 풍부한 붉은 고기를 반복적으로 섭취하면 동맥경화성 심혈관 질환의 위험이 증가한다. 결론적으로 인간에서 Neu5Gc의 상실은 내적 요인(강화된 염증 반응과 고혈당)과 외적 요인(붉은 고기의 Neu5Gc가 유도하는 만성 염증)을 포함한 다수의 기전으로 동맥경화증을 증가시킨다.

산화 트리메틸아민산화물과 장내 세균, 헴 철

우리가 먹는 식품이 장내 세균의 종류를 결정한다. 동물성 제품을 섭취하면 우리 장에 사는 세균인 미생물 군집도 변화할 수 있다. 염증을 촉진한다고 밝혀진 균종이 확산되고 트리메틸 아민산화물 같은 염증 매개체를 생산하기 시작한다. 동물의 고기를 매일 먹으면 카르니틴을 먹는 세균이 증가한다. 장내 세균이 먹은 카르니틴은 트리메틸아민이라는 분자로 전환되는데, 이것은 간에서 산화트리메틸아민이 된다. 산화트리메틸아민은 염증을 촉진하고 내피기능을 감소시키며 산화 LDL-콜레스테롤을 동맥벽에 붙이는 주범이다.

헴 철은 붉은 고기뿐만 아니라 가금류와 어류에도 들어 있다. 헴 철은 활성산소 생산을 촉진하여 산화스트레스를 높이고 저밀도 지단백질의 산화를 촉진하여 동맥경화증을 일으킬 수 있다. 하루에 헴 철 1mg을 섭취할 경우 관상동맥 심질환 위험은 27% 증가하는 것으로 알려져 있다. 일반적인 햄버거 패티에는 헴 철이 2~3mg 정도 들어 있다.(Eur J Nutr. 2014;53(2):395-400)

초식 남자 vs 육식 남자의 발기 능력 비교

식물 단백질에는 항산화제, 파이토케미컬, 미네랄, 비타민이 들어 있는데, 이런 물질들은 염증을 줄이고 미생물 군집을 최적화하며 혈액 공급과 신체 기능도 최적화한다. 항산화제는 거의 모든 식물에서 발견되며 동물성 음식보다 평균 함유량이 64배 많다. 따라서 식물성 식사는 내피 기능을 증진하고 혈류를 증가시킨다. 이에 따라 채식을 할 경우 발기의 단단함과 지속 시간 그리고 발기 횟수가 모두 증가했다. 즉, 육식보다 채식이 강한 남자를 만든다고 할 수 있다.

고기 섭취와 만성질환

현대 성인의 3분의 2가 비만이나 과체중이다. 사망 원인의 70%는 당뇨, 심장병, 치매, 비만, 암, 관절염과 관련이 있다. 연구에 따르면 사망과 질병 발생의 70%는 생활습관과 관련되며 충분히 예방이 가능하다. 동물성 식단은 심장병의 중대한 원인이 된다. 육류를 정기적으로 섭취하는 사람은 저밀도 지질단백질-콜레스테롤(LDL-C) 농도와 혈압 수치가 더 높고 체중도 더 나간다. 동물성 제품을 먹으면 관상동맥에 플라크가 쌓이기 시작하고, 플라크는 동맥 기능을 제한할 뿐 아니라 혈류를 막을 수도 있다. 포화지방과 콜레스테롤 이외에도 동물성 음식의 다른 염증성 화합물도 심혈관 질환 발병에 중대한 역할을 한다. 붉은 고기, 닭, 달걀, 우유 어느 하나만의 문제가 아니라 동물 단백질 섭취 자체가 문제다. 동물성 음식의 단백질은 조리되고, 보존되거나 심지어 장내 세균에 의해 소화되는 것만으로도 산화트리메틸아민, 니트로사민 같은 높은 염증성 화합물이 형성돼 우리 심혈관계를 손상한다.

한편 당뇨는 고탄수화물 식단이나 당분 섭취만으로 발병하는 병이 아니다. 오히려 당뇨의 주 원인은 혈관과 장기에 지방을 축적시키는 식습관이다. 탄수화물을 먹으면 포도당은 우선 근육과 간에 글리코겐 형태로 보관되거나 에너지 생산에 소모된다. 과도한 당분 섭취로 남아도는 포도당이 포화지방으로 바뀌어 축적되기도 한다. 그러나 전형적인 고기 위주의 동물성 식단이 포화지방을 체내에 더욱 효율적으로 축적시킨다. 포화지방은 직접 지방세포나 근육세포, 간세포 내로 들어가 축적되고 인슐린 대사를 저해하여 인슐린 저항성을 증가시킨다. 인슐린 저항성이 증가하여 섭취한 포도당이 세포에 도달하지 못하고 혈액에 축적되면 당뇨병이 발생한다.

술, 담배, 카페인 섭취를 피하는 제7일 안식일 재림과 신자에 대한 단면적, 전향적 연구 분석에 의하면 당뇨 발생률이 고기 소비자에서 7.8%, 완전 채식주의자에서 2.9%였고, 체중, 나이, 성별, 인종, 신체활동 등을 보정했을 때 고기 소비자는 완전 채식주의자에 비해 제2형 당뇨병이 발생할 위험성이 대략 2배 높았다.(Diabetes Care. 2009 May; 32(5):791-6.)

채식과 질병 호전

채식을 하면 심장병의 진행이 중단되며 호전된다. 심혈관 질환 환자들을 대상으로 평균 3.7년간 채식 식단의 심혈관 질환 예방 효과에 대해 연구한 결과, 채식을 엄격히 시행한 그룹의 경우 발생률이 0.6%였고, 채식을 제대로 시행하지 않은 그룹의 발생률은 62%였다.(J Fam Pract. 2014 Jul;63(7):356-364b)

채식주의자들은 육식을 주로 하는 사람들보다 혈압이 낮다. 예를 들어 과일, 채소, 견과류, 콩과 식물, 저지방 유제품을 더 많이 섭취하고 붉은 고기와 포화지방, 과자와 단것을 적게 섭취하는 DASH(Dietary Approaches to Stop Hypertension) 식단을 유지하면 혈압이 -11.4/-5.5 mmHg 감소한다.(Arch Intern Med. 1999;159:285-293)

채식 식단은 제2형 당뇨병에도 효과가 있다. 74주간 저지방 완전 채식 식단과 미국당뇨협회 식단을 비교한 연구에 따르면 저지방 식물성 식단은 당뇨병 조절은 물론 호전시키는 효과가 미국당뇨협회가 추천하는 육류와 유제품이 포함된 식단보다 두 배 이상 뛰어난 것으로 나타났

다.(Am J Clin Nutr 2009;89(suppl):1588S-96S)

또한 채식 식단은 고지혈증, 뇌졸중, 천식, 위식도 역류질환, 골다공증, 루푸스와 류머티스 관절염 같은 자가면역질환 등 여러 가지 질병에도 효과를 볼 수 있다. 만일 약물로 이 질병들을 치료하려면 각 질환별로 많은 약물을 복용해야 하지만 단지 채식으로 식단을 바꾸기만 해도 많은 병이 호전될 수 있다.

고기 섭취는 지구 온난화와 환경 파괴의 주범

오늘날 농경지의 4분의 3 정도가 가축 생산으로 이용된다. 고기, 유제품, 달걀, 생선 생산에 세계 농경지의 83%가 쓰이지만, 그곳에서 제공하는 열량은 전체 열량의 18%에 불과하다. 인간에게 제공하는 열량에 비해 가축에게 상대적으로 너무나 많은 땅이 필요한 이유는 가축은 스스로 열량을 생산하지 못하는 단순한 열량 매개체에 불과하기 때문이다. 가축은 자신이 식물로부터 섭취한 단백질 양의 6분의 1만 인간에게 고기 형태로 제공한다.

인간이 소비하는 민물의 4분의 1 이상이 동물성 식품을 생산하는 데 이용된다. 이로 인한 물 부족뿐만 아니라 수질 오염도 심각하다. 가축은 매년 인류 전체보다 50배 가까이 더 많은 폐기물을 생산하고 세계 각지의 강과 호수, 지하수를 오염시킨다. 또한 인간이 배출하는 배기가스의 15%는 축산업이 원인이다. 축산업에서 배출되는 배기가스는 이 세상 모든 형태의 운송수단이 배출하는 배기가스의 양과 비슷하다. 이제 채식은 우리 인간의 건강을 위해서뿐만 아니라 하나뿐인 지구 건강을 위해서도 꼭 필요하다.

치주염과 체질 개선

 만성 치주염 같은 치주질환은 심혈관 질환, 암, 치매, 류머티스 관절염, 저체중아 출산 등 많은 질병의 위험인자다. 각종 세균과 염증 세포를 포함하고 있는 치석(dental plaque, 치아 표면의 생물막)과 그에 대한 숙주의 반응이 치주염과 관련되어 있다. 숙주의 면역 반응은 외부의 적으로부터 숙주를 보호하기 위한 것이지만 과도한 면역 반응은 많은 양의 염증성 사이토인, 매트릭스 메탈로프로테이나아제, 파골세포 촉진 인자 등을 분비해 오히려 치아 주위 조직을 파괴시킨다.

 치주염 치료법은 두 가지로 나눌 수 있다. 하나는 원인 세균을 표적으로 한 항생제 치료 같은 약물 요법이다. 다른 하나는 숙주 반응을 조절하는 숙주 조절 요법(host modulatory therapy)이다. 숙주 조절 요법은 비교적 최근 타당한 치료 개념으로 알려지게 되었다.

 저자는 치과 의사가 아닌 내과 의사지만 본인 스스로 오랫동안 치주염으로 고생하면서 여러 치료법을 찾아다녔던 환자의 입장에서 현재까지 제시되고 개발된 다양한 숙주 조절 요법을 소개하고자 한다.

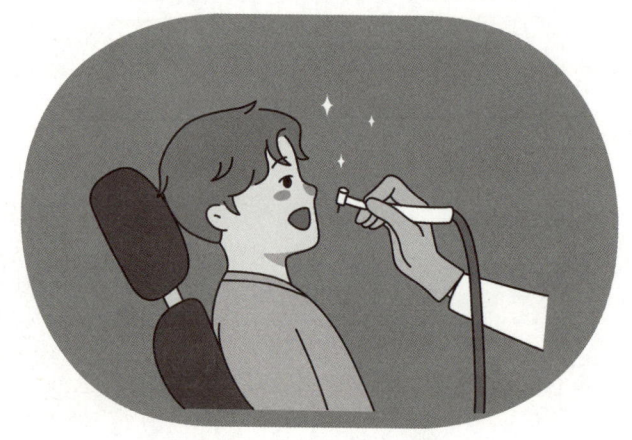

숙주 조절 요법은 비정상으로 증가된 염증 과정을 개선하여 상처 치유와 치주의 안정성을 향상시킨다. 즉, 숙주 조절 요법은 기본적으로 숙주 반응의 파괴적인 면을 감소시키거나 보호적인 면을 증가시킴으로써 숙주 반응을 개선하도록 돕는다.

염증 줄이기, 저탄수화물 & 고오메가3 식단

치석은 치주염의 주요 원인이 아니다. 많은 연구 결과에 따르면 탄수화물의 지나친 섭취와 오메가6/오메가3 섭취 비율 증가가 우리 몸의 염증을 일으키는 주요 원인이다. 즉, 탄수화물 섭취를 줄이고 오메가3 섭취를 늘리는 등의 구강 건강에 최적화된 식단만 유지해도 잇몸과 치주 주위 염증을 줄일 수 있다.(BMC Oral Health (2017) 17:28)

오메가6인 아라키돈산이 많이 존재하면 트롬복산, 프로스타글란딘, 류코트리엔과 같은 아이코사노이드를 생산한다. 오메가6에 의해 생산된 이 아이코사노이드는 혈소판과 중성구를 더 강력하게 모으고 염증을 유발한다. 반면 오메가3가 상대적으로 더 많이 세포막에 결합하면 리졸빈(resolvins), 프로텍틴(protectins), 마레신(maresins) 등 오메가6와 다른 종류의 아이코사노이드의 전구물질로 작용할 수 있고 중성구의 모집과 침윤을 억제하여 염증을 줄인다. 그래서 세포막에 포함되어 있는 오메가3와 오메가6의 비율은 염증을 억제하거나 유발하는 아이코사노이드의 종류를 결정하는데 매우 중요하다. 간단히 말해 오메가3는 염증을 억제하고 오메가6는 염증을 유발한다. 따라서 오메가3를 많이 섭취하면 잇몸 염증과 치주 주위 조직 파괴를 감소시킬 수 있다.

저용량 독시사이클린과 콜라겐 분해효소 억제

만성 치아주위 염증은 치아 부착의 비가역적인 손실의 흔한 원인이다. 잇몸고랑 상피세포가 증식되고 치아주위 병원균이 증식되며 결국 잇몸, 치아주위 인대, 이틀뼈(치조골)의 콜라겐이 파괴된다. 콜라겐을 분해하는 효소는 증식된 잇몸고랑 상피세포와 치아주위 병원균에서 기원한다.

콜라겐 분해효소 같은 매트릭스 메탈로프로테이나아제(matrix metalloproteinases)는 세포외 기질내 대부분의 구성 성분을 분해할 수 있는 효소군이다. 이 효소들에 의해 치아주위 조직이 파괴되고 치주염으로 점점 진행하게 된다. 독시사이클린은 콜라겐 분해효소를 포함한 매트릭스 메탈로프로테이나아제의 강력한 억제제로 치아주위 결합조직과 이틀뼈의 파괴를 예방할 수 있다. 스케일링(scaling)과 치근활택술(root planing) 후 독시사이클린을 항생제 효과가 나타나지 않을 정도의 저용량(20mg 하루 2회 혹은 50mg 하루 1회)으로 경구 투여하면 치주염의 증상(출혈, 부종 등)과 징후(치주낭 깊이, 치아 부착 정도 등)의 호전을 가져온다.

  수많은 연구 논문을 근거로 미국식품의약국 FDA는 스케일링과 치근활택술 후 독시사이클린 경구 투여를 20mg 하루 2회, 최대 9개월까지 인정하고 있다. 세균을 억제하지 않을 정도의 적은 용량으로 투여되므로 위약군과 비교하여 유의미한 부작용의 차이가 발생하지 않았다.

비타민C와 콜라겐 합성

  비타민C는 콜라겐 합성으로 치주질환 호전에 관여한다. 콜라겐은 체내 가장 풍부한 단백질이자 혈관, 피부, 뼈, 연골, 힘줄, 인대 등 대부분의 결합조직의 주요 구성 성분으로 상처 치유에 꼭 필요하다. 비타민C가 부족해지면 콜라겐 합성이 손상되어 괴혈병이 발생한다. 괴혈병의 주요 증상은 쉽게 멍이 들거나 출혈이 있고, 머리카락이나 치아 손실, 관절 통증과 부종 등이다. 비타민C 부족으로 발생하는 치은염은 치석(세균 생물막)에 의한 치은염과 구별하기 어려울 수 있으나 다른 괴혈병 증상 여부로 감별할 수 있다. 비타민C 부족으로 인한 치주질환은 비타민C를 보충하면 치료할 수 있다(성인 기준 비타민C 하루 300~1,000mg 이상 복용).

항산화제 멜라토닌

  멜라토닌은 체내시계를 조절하는 뇌 호르몬으로 수면-각성 상태를 조절하여 불면증과 시차증후군 치료에 사용되고 있다. 또한 항염증과 항산화작용, 면역조혈증진 작용, 항암 작용, 회춘 작용 등이 보고되고 있다. 멜라토닌의 여러 기능 중 특히 치주질환 치료와 관련된 것은 항산화 기능이다. 멜라토닌은 강력한 자유 라디칼 제거제이고 광범위한 항산화제로서 활성산소뿐만 아니라 일산화질소와 과산화지질 등 다양한 자유 라디칼을 직접 제거할 수 있다. 멜라토닌은 가장 효과적인 지방 친화성 항산화제로 여겨지는 비타민E보다 퍼옥실 라디칼 제거에서 두 배나 활성이 높다고 입증되었다. 특히 멜라토닌은 친수성과 지방친화성 성질을 모두 가지고 있고 세포막과 혈액뇌관문을 쉽게 통과할 수 있기 때문에 뇌 신경세포의 산화 손상을 방지할 수 있다.

이러한 다방면의 항산화 작용에 의해 세포막의 지방, 세포 내 단백질, 핵과 미토콘드리아의 DNA 등에서 발생하는 자유 라디칼에 의한 세포 손상을 예방함으로써 항염증 효과를 보인다. 치주염은 생물막에서 과다 증식된 세균들과 이에 대한 과도한 숙주 면역 반응으로 자유 라디칼이 많이 발생한다. 항산화제와 산화 촉진제 사이의 불균형은 치아주위 조직 파괴를 초래할 수 있다. 따라서 멜라토닌의 강력한 자유 라디칼 제거 기능은 치주염 치료에 도움이 된다.

장내 유익균, 프로바이오틱스

장 속에 서식하며 다양한 작용을 하는 균을 장내 세균이라 하고 인간의 건강에 좋은 작용을 하는지 나쁜 작용을 하는지에 따라 장내 유익균, 장내 유해균이라 부른다. 유익균에는 비피더스 등의 유산균이 있고, 유해균에는 웰치균, 클로스트리듐 디피실리균 등의 부패균이 있다. 나이가 들수록 전체 세균 수에는 큰 변화가 없으나 장내 세균의 다양성이 줄어들고 유익균은 감소하는 반면 유해균이 증가해 장내 생태계를 압도

하는 경향이 있다. 따라서 장내 유익균을 경구 투여하면 치주염 환자에게 유용할 수 있다. 치주질환을 일으키는 병원균들(Bacteroides, Actinomyces, Staphylococcus intermedius, Candida albicans)을 표적으로 잇몸 출혈과 염증을 줄여주는 젖산균인 락토바실러스 루테리(Lactobacillus reuteri) 같은 유산균을 적절한 농도로 치주 드레싱에 포함시켜 투여하면 상호 길항작용을 통해 병원균들이 감소된다. 한편 허브의 일종인 알로에 역시 항산화, 항염증, 항균, 치유촉진, 면역증진 등의 특성을 가지고 있어서 만성 치주염과 제2형 당뇨병 등에 효과가 있다.

체질 개선과 치주염

저자는 20대 때부터 오랫동안 치주염으로 고생하다가 숙주 조절 요법으로 치주염을 개선할 수 있다는 사실을 발견하고 곧바로 실천에 들어갔다. 많은 연구에서 탄수화물의 지나친 섭취와 오메가6·오메가3 섭취 비율 증가는 체내에 만성 염증을 유발시킨다는 것이 밝혀졌다. 그래서 먼저 단순 정제된 탄수화물 섭취를 줄이고 오메가3 섭취를 늘리는 쪽으로 식단을 바꾸었다. 또한 체내 멜라토닌 분비를 증가시키기 위해 가능한 한 밤에 스마트폰, TV, 컴퓨터 등의 강한 빛에 노출되는 것을 자제했고 일찍 잠자리에 들도록 노력했다. 그리고 콜라겐 형성을 촉진하는 비타민C와 콜라겐 분해효소를 억제하는 저용량 독시사이클린을 복용했다. 이러한 숙주 조절 요법으로 체질 개선을 한 이후 잇몸 출혈과 부종, 구취 등 오랫동안 저자를 괴롭혀왔던 치주염으로부터 해방되었다.

콜레스테롤 이야기

콜레스테롤 항상성

콜레스테롤은 세포막의 주요 구성요소로, 세포막의 투과성·유동성과 세포막 신호전달경로 조절 그리고 스테로이드 호르몬, 비타민D, 담즙산염의 생산에 관여한다. 이렇듯 콜레스테롤은 체내에서 수많은 기능을 수행하지만 혈중 콜레스테롤 농도가 높으면 동맥경화성 심혈관질환의 위험을 증가시킨다. 체내 세포에 적절한 콜레스테롤 공급을 보장하고 과도한 콜레스테롤 증가를 방지하기 위해 체내 콜레스테롤 항상성을 유지해야 한다. 그 중심 역할을 수행하는 곳이 간이다.

평균의 함정에 빠진 최적의 LDL-C 수치

오늘날 미국 성인의 평균 LDL-C는 130mg/dl 정도다. 그런데 50세까지 성인 남녀의 40~50%가 동맥경화증에 걸려 있다. 즉, 동맥경화증은 현재 문명사회의 풍토병인 셈이다. 흔히 '최적의 LDL-C 수치'라고 하는 것은 '동맥경화증을 발생시키지 않는 수치'를 뜻하는 것이므로 현대 미국인의 LDL-C 평균값인 130mg/dl은 최적의 수치라고 할 수 없다.

현재의 우리는 우리 인류가 유전적으로 적응해온 것과 너무 다른 환경에 살고 있다. 농업과 축산이 도입된 것은 겨우 1만여 년 전. 진화 시간 척도에서 보면 수백 만 년 이상 변화 없이 살아왔던 인간 유전체가 적응하기에는 너무나 짧은 시간이다. 구석기 시대부터 유전적으로 결정된 생명 작용과 현대 문명의 영양학적, 문화적 행동 패턴 간에 부조화가 계속되면서 당뇨와 동맥경화증 같은 많은 문명병이 출현했다. 지금까지 토착 생활양식을 따르는 수렵-채집인 집단에 대한 연구에 따르면 60~70세까지 동맥경화증에 걸렸다는 증거는 관찰되지 않았다. 이들 집단의 평균 LDL-C는 대략 50~75mg/dl이다. 건강한 신생아의 LDL-C 수치는 30~70mg/dl 범위다. 건강한 야생 성인 영장류의 LDL-C 수치도 대략 40~80mg/dl이다. 몇몇 길들여진 동물들을 제외하고 평균 LDL-C가 80mg 이상인 성인 포유류는 현대 인류가 유일하다.

연구 자료에 의하면 LDL-C가 67mg/dl 이하면 동맥경화증이 진행하지 않는다. 즉, LDL-C를 생리적 정상 수치(50-70mg/dl)로 유지할 수만 있다면 동맥경화증과 그로 인한 관상동맥 심장질환 발생을 거의 완벽하게 예방할 수 있다는 말이 된다. 이외에도 LDL-C 수치가 80mg/dl 미만으로 감소되면 염증 수치와 혈관 내피 기능 장애가 호전된다. LDL-C 수치를 더 낮게 유지할수록 심혈관 질환 발생률을 감소시킬 수 있다.

최적의 LDL-C 수치를 유지하는 식이요법

현대인의 평균 LDL-C 수치가 130mg/dl이므로 LDL-C를 생리적 정상 수치(50-70mg/dl)로 유지하기 위해서는 평균치보다 대략 50% 정도 감소시켜야 한다. 2019년 유럽심장학회 가이드 라인에 의하면 동맥경화성 심혈관 질환의 1차 예방을 위해 저위험군/중등도 위험군에서는 LDL-C를 각각 115-100mgdl 미만으로 유지하고, 고위험군에서는 70mg/dl 미만으로 유지하거나 기저 수치보다 50% 이상 감소하도록 제안하고 있다. LDL-C를 감소시키는 방법으로는 약물치료와 식이요법이 있다. 약물치료는 대개 스타틴(statin)과 에제티미브(Ezetimibe)를 처방한다.

사실 식이 콜레스테롤은 혈중 LDL-C에 별로 영향을 주지 않는다. 체내 콜레스테롤의 30% 정도는 외부 음식으로부터 얻고, 나머지 70%는 체내에서 탄수화물과 지방을 재료로 생합성한다. 미국심장협회는 동맥경화성 심혈관 질환 예방을 위해 달걀 섭취를 제한할 필요가 없다고 발표했다. 아울러 2015~2020년 '미국인을 위한 식이요법 지침'에서도 더 이상 하루 콜레스테롤을 300mg 이하로 제한하지 않도록 했다.

반면에 저탄수화물 식이는 LDL-C 감소에 영향을 준다. 즉 포도당의 대체 에너지원으로 지방 섭취를 증가시키되 포화지방/트랜스지방을 줄이고 불포화지방 같은 좋은 지방 섭취를 늘리는 것이 효과적이다. 토착 생활양식을 따르는 수렵-채집인 집단의 식단은 일종의 '구석기 식단'으로 저탄수화물, 고지방 식단이다. 결국, LDL-C를 생리적 정상 수치(50-70mg/dl)로 유지하고 동맥경화성 심혈관 질환을 예방하기 위해서는 최대한 탄수화물 섭취를 줄이면서 좋은 지방을 적절히 섭취하는 것이 가장 중요하다. 이와 관련된 추천 식단은 아래와 같다.

- 지중해식 식단
- 대쉬(Dietary Approaches to Stop Hypertension, DASH) 식이

- 채식(또는 기타 육류 제한) 식단
- 저탄수화물 식이
- 트랜스지방 피하기

이와 같은 식생활 양식으로 전면 변경을 할 수 없거나 매우 싫어하는 사람은 지질을 호전시키는 다음의 특정한 식이요법 성분을 식단에 포함시키는 게 좋겠다.

- 고기를 두부 등의 콩 기반 제품으로 대체
- 붉은 고기 대신 튀기지 않은 가금류나 생선류의 살코기로 대체
- 정제된 곡물 제품을 현미처럼 섬유질이 많은, 정제하지 않은 곡물로 교체
- 설탕이 들어간 청량음료나 과일 주스 대신 차나 탄산수, 맹물 마시기
- 전통적인 유제품 버터 대신 견과류 버터 사용

콜레스테롤을 낮추는 음식

식이섬유와 견과류, 콩, 식물 스테놀은 콜레스테롤을 낮추는 음식으로 널리 인정되고 있다. 이들 음식의 LDL-C 감소 효과에 대한 무작위 비교연구와 메타 분석에 의하면 식이섬유는 5-10g/일 섭취 시 7%, 견과류는 67g/일 섭취 시 7%, 콩(식물성단백질)은 30g/일 섭취 시 4-5%, 식물 스타놀은 2g/일 섭취 시 7%의 LDL-C를 감소시킨다.

- 식이섬유 : 식이섬유는 위 배출 속도를 느리게 하고 포만감을 높이

며 간의 콜레스테롤 합성을 억제하고 콜레스테롤과 담즙산의 대변 배설을 증가시킨다.
- 견과류 : 호두, 아몬드, 피스타치오 등의 견과류에는 단일불포화지방산과 다불포화지방산이 많이 함유되어 있고 또한 섬유질도 상당량 포함되어 있어 콜레스테롤 수치를 호전시킨다.
- 콩 : 콩은 단백질의 훌륭한 공급원으로 콜레스테롤 수치에 영향을 주고 저밀도 지질단백질의 산화를 억제한다. 또한 콩은 포화지방이 적고 불포화지방이 많으며 섬유질이 풍부해 이상지질혈증과 심혈관 건강에 유익한 효과를 가지고 있다.
- 식물 스타놀(plant stanol) : 콜레스테롤과 화학 구조적으로 유사한 식물 스타놀은 소장 융모로 콜레스테롤이 흡수되는 것을 억제하고 소장 상피세포 내에 있는 특정 수송 단백질을 활성화시킨다. 수송 단백질은 콜레스테롤을 소장상피세포에서 떼어내 소장내강으로 배출시킨다.

암과 싸우는 항콜레스테롤 전략

발암 과정에는 광범위한 대사 경로가 연관되어 있다. 대표적인 예로, 포도당 대사 경로를 보면 악성 종양세포는 해당과정의 비율이 정상세포보다 200배나 높아 많은 양의 포도당이 필요하다. 이에 따라 케톤체 식이요법, 포도당 운반 억제제, 해당과정 억제제 등이 암 예방과 치료로서 연구, 사용되고 있다. 정상세포와 조직에서 콜레스테롤은 수용체, 효소, 이온 통로 같은 세포막 단백질의 성질과 기능에 영향을 주고, 세포막의 안정성과 유동성에 꼭 필요하다. 또한 포유동물에서 콜레스테롤은 담즙산과 스테로이드 호르몬, 비타민D의 전구물질로 필수적인 역할을 하고 있다.

임상적 증거와 실험실적 증거에 따르면 콜레스테롤 대사의 변화가 암 발생과 발달에 중요한 역할을 하고 있는 것으로 보인다. 암세포가 세포 수를 늘리기 위해서는 세포막 합성 속도 또한 매우 증가해야 하기 때문에 세포막을 구성하는 지방산과 콜레스테롤의 생합성 속도를 증가시켜야 한다.

여러 연구에 의하면 암세포는 정상세포에 비해 콜레스테롤 생합성이 증가되어 있다고 한다. 즉 콜레스테롤은 종양 성장에 중요한 연료로서 암세포에 영향을 미친다. 즉 암 치료의 표적이 바로 콜레스테롤이 될 수 있다. 암과 싸우는 항콜레스테롤 전략으로 식이요법과 약물요법을 병행하여 LDL-C를 생리적 정상 수치(50-70mg/dl) 이하로 유지하는 것을 고려할 수 있다.

탄수화물 이야기

 탄수화물이란 수소, 산소, 탄소로 이루어진 유기화합물로 수소 원자와 산소 원자의 비율은 2대 1이다. 삼대 영양소 중 하나로 녹색식물의 광합성으로 생긴다. 탄수화물, 즉 당류는 단당류(monosaccharide), 이당류(disaccharide), 올리고당(saccharide), 다당류(polysaccharide)로 분류할 수 있다. 단당류와 이당류를 보통 단순당이라고 말한다. 더 이상 가수분해되지 않는 당류를 단당류라고 하는데, 단당류에는 포도당, 과당, 갈락토스가 있다. 여러 단당류가 결합하면 결합된 단당류의 수에 따라 이당류, 올리고당, 다당류라는 큰 당류가 된다. 이당류에는 자당, 유당 등이 있다. 자당은 포도당과 과당이 한 개씩 결합된 이당류로 설탕의 주성분이다.

 유당은 포도당과 갈락토스로 이루어져 있는 이당류로 우유에 많이 들어있다. 액상과당은 음료수 등 가공식품에 많이 사용되는 감미료로 과당과 포도당이 각각 55%/45%씩 함유돼 있다. 액상과당 내 과당은 자연산이 아니라 포도당을 전환시켜 만든 것이다. 올리고당은 단당류 2~10

개로 구성된 당류로 프룩토 올리고당, 갈락토 올리고당, 대두 올리고당이 있다. 이눌린은 돼지감자, 마늘, 치커리 등에 많이 함유되어 있는 식물저장 다당류 중 하나로, 분해되면 프룩토 올리고당이 된다. 프룩토 올리고당과 갈락토 올리고당은 프리바이오틱스라고 불리며 위장관 상부에서 소화되지 않고 통과한 후 주로 대장에서 비피더스균, 유산균 등 장내 유익균의 수를 늘리고 활성화시키는 작용을 한다.

다당류는 단당류 10개 이상으로 구성된 당류로 전분(녹말)과 비전분 다당류가 있다. 전분은 포도당이 축합하여 생긴 다당류로 식물의 씨, 뿌리, 줄기, 열매 등에 함유된 중요한 저장물질의 하나이며, 사람이 섭취하는 탄수화물의 주요 영양원이다. 전분은 빨리 소화할 수 있는 전분, 느리게 소화할 수 있는 전분, 소화할 수 없는 저항성 전분으로 나뉜다. 갓 요리한 음식에 포함된 전분이 빨리 소화할 수 있는 전분이고 익히지 않은 곡물이 느리게 소화할 수 있는 전분이다. 부분적으로 제분된 곡물

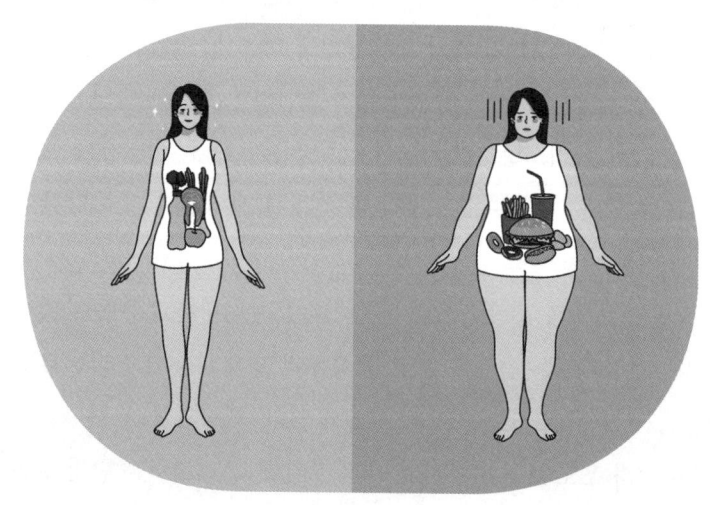

과 씨앗, 익히지 않은 감자와 바나나 등은 저항성 전분이다. 섬유질은 위장관에서 소화효소에 의해 소화되지 않는 다당류를 말하는데, 비전분 다당류와 저항성 전분이 있다. 또한 섬유질은 물에 녹는 수용성 섬유질과 물에 녹지 않는 불수용성 섬유질로 나뉜다. 수용성 섬유질에는 펙틴, 알긴산염 등이 있고 불수용성 섬유질에는 셀룰로오스, 리그닌 등이 있다. 곡물의 섬유질은 일반적으로 불수용성이고 과일, 채소, 견과의 섬유질은 수용성 섬유질 함량이 높다.

탄수화물과 포도당의 역할

탄수화물은 생물체 내에서 수많은 역할을 수행한다. 다당류는 식물에서는 전분 형태로, 동물에서는 글리코겐 형태로 에너지를 저장하고, 식물의 셀룰로오스와 절지동물의 키틴질의 구성요소이기도 하다. 이외에도 당류와 그 파생물은 면역체계, 수정(fertilization), 발달, 혈액응고 등에서 중요한 역할을 한다.

포도당의 역할은 에너지 생산과 생합성/환원물질 생산으로 크게 나누어 볼 수 있다. 포도당은 세포에 섭취되어 해당과정과 TCA 회로, 전자전달계에서 산화적 인산화를 거쳐 에너지(ATP)를 생산한다. 해당과정은 세포질에서 포도당이 피루브산으로 분해되는 과정으로, 산소공급이 충분하면 피루브산은 미토콘드리아에 섭취되어 산화적 인산화에 의해 ATP 생산이 이루어지지만 산소공급이 충분하지 않으면 피루브산은 세포질에서 젖산으로 바뀐다. 또한 포도당은 세포질 내 오탄당 인산회로에서 리보스와 NADPH를 생산한다. 오탄당 리보스는 유전물질 RNA의 백본(backbone)이고 디옥시리보스는 DNA의 구성요소다. NADPH

는 지방산 합성, 콜레스테롤 합성, 약물 대사, 글루타치온 환원 등에 사용된다. 포도당의 일부 대사산물(옥살로아세테이트, 구연산염 등)은 몇몇 비필수 아미노산과 지방산 합성의 재료로 쓰인다.

탄수화물의 부작용

탄수화물은 위장관에서 소화효소에 의해 소화할 수 있는 탄수화물(단순당-포도당, 과당 등. 전분-쌀, 밀가루 등)과 소화할 수 없는 탄수화물(섬유질, 프리바이오틱스 등)로 나눌 수 있다. 똑똑한 바보인 인간은 소화 잘되고 맛있는 단순당과 전분을 주로 섭취하며 소화가 잘 안 되고 가스만 많이 나오는 탄수화물은 쓰레기 취급하며 천시해 왔다. 그 결과 현대사회는 당뇨, 비만, 고지혈증 등 성인병이 만발한 세상이 되었다.

우리가 섭취한 포도당의 일부는 간과 골격근 내에 글리코겐 형태로 저장되지만 거의 대부분은 저장되지 못하고 세포 내로 들어가 대사된다. 남아도는 포도당은 세포질에서 지방산을 합성하거나 콜레스테롤을 합성하는 데 사용된다. 이렇게 해서 과잉의 포도당은 비만과 고지혈증을 초래하고 비만은 인슐린 저항성을 높여 당뇨 위험을 증가시킨다.

포도당이 미토콘드리아에서 대사되어 ATP를 생산하는 산화적 인산화 과정에서 필연적으로 활성 산소가 발생한다. 그리고 지방산과 콜레스테롤 합성 시 많은 양의 ATP와 NADPH가 소모된다. 단순당과 전분이 많은 식사를 하면 남아도는 포도당이 세포 내 대사로 인해 산화스트레스를 높이고 염증을 유발한다. 즉 지나친 탄수화물(단순당과 전분) 섭취는 비만과 고지혈증을 초래하고 당뇨의 위험성을 증가시키며 산화스트레스를 높여 염증을 유발한다.

탄수화물은 줄이고 지방은 늘리고

5대륙 18개국의 13만 5,000명 이상을 대상으로 지방과 탄수화물의 섭취가 심혈관 질환 및 사망률과 어떤 관련성이 있는가 하는 코호트 연구 결과가 학술지 란셋(Lancet)에 보고되었다. 약 7년 반 동안의 추적기간 중 사망 5,796명, 주요 심혈관 사고 발생 4,784명이 기록되었다. 탄수화물 섭취량이 많을수록 총 사망률이 높았는데 섭취량이 적은 최저 5분위 그룹에 대한 최고 5분위 그룹의 위험도는 1.28(95% 신뢰구간: 1.12-1.46)이었다. 반면 지방은 총 지방 및 지방 종류별 섭취량이 많을수록 총 사망률이 낮았다. 결론적으로 보면 대규모 역학조사를 통해 탄수화물 섭취량이 적고 지방 섭취량이 많을수록 사망 위험이 줄어든다는 게 밝혀진 것이다.(Lancet volume 390, p2050-62, November 2017)

최근 비만 치료를 위해 저탄수화물 식단이 크게 유행하고 있다. 엄밀하게 말하면 저탄수화물 식단이 아니라 저포도당 식단이 정확한 표현이다. 저탄수화물 식단이 비만, 고지혈증, 염증 등 건강에 유익한 효과를 보이는 것은 체내 포도당 섭취를 줄인 덕분이지 섬유질과 프리바이오틱스 섭취를 줄였기 때문은 아니다. 섬유질과 프리바이오틱스는 우리 몸에 수많은 유익한 효과를 준다. 다시 말해 저탄수화물 식단은 단순당과 전분 섭취를 줄여 체내로 흡수되는 포도당을 줄이는 것이 핵심이다. 섬유질과 프리바이오틱스가 풍부한 채소와 과일을 더 많이 섭취할수록 건강에 좋다.

현미와 백미, 전곡(통곡물)과 정제된 곡물

만성질환의 예방을 위해 통곡물(전곡)과 식이섬유의 충분한 섭취를 권하고 있다. 전곡과 식이섬유를 매일 30g 정도씩 섭취하면 심혈관 질환 위험이 20~40% 줄어든다. 또한 식이섬유와 전곡은 혈중 콜레스테롤과 대사증훈군의 위험을 감소시키고 제2형 당뇨병의 위험을 낮추는 데도 유익하다.

곡물은 전곡(whole grain, 통곡물)과, 겨(bran)와 배종(germ)이 전부 혹은 일부가 제거된 정제 곡물로 분류된다. 곡물을 정제하면 겨와 배종에 들어있는 섬유질과 비타민, 미네랄, 식물 화학물질(phytochemical)의 대부분이 제거된다. 따라서 건강을 위해서라면 정제된 곡물 대신 전곡을 섭취해야 한다. 전곡과 정제 곡물의 또 다른 중요한 차이점은 온전한 상태인가 가루로 분쇄된 상태인가 하는 것이다. 온전한 상태의 전곡은 느린 방출 캡슐처럼 작용하여 전분의 효소 소화를 위한 표면적을 감소시켜 혈당지수를 감소시킨다. 반면 밀가루, 쌀가루 등 가루 형태의 곡물은 표면적이 커지면서 곡물의 혈당지수를 높인다.

혈당지수와 심혈관 질환 및 총 사망률

혈당지수는 당질을 함유한 식품을 섭취 후 당질의 흡수 속도를 반영하여 당질의 질을 비교할 수 있도록 수치화한 값이다. 포도당 100g을 섭취했을 때 혈당 상승 속도를 100으로 두고, 각 음식 100g을 섭취했을 때 혈당이 상승하는 속도를 0-100의 값으로 산출한다. 55 이하인 경우 혈당지수가 낮은 식품, 70 이상인 경우 혈당지수가 높은 식품으로 분류한다. 당부하지수는 각 식품의 혈당지수에 그 식품의 일반적인 1회 섭취량을 반영하여 계산된 값이다. 혈당지수가 낮은 음식을 섭취하면 당뇨병의 예방과 치료에 도움이 된다는 연구 결과가 많다. 한편 2021년 3월 NEJM(The New England Journal of Medicine)에 발표된 PURE(Prospective Urban Rural Epidemiology study) 연구에 따르면 혈당지수가 높은 음식 섭취는 심혈관 질환 및 사망 위험 증가와 연관이 있는 것으로 나타났다.

식이 탄수화물과 체중

전곡은 섬유질과 수분 함량이 높기 때문에 같은 용량의 정제된 곡물에 비해 그램(gram) 당 칼로리가 적다. 또 포만감이나 식후 혈당 및 인슐린 반응에 미치는 영향과 관련한 몇 가지 기전들, 항산화제, 미네랄 등을 통해 체중 증가를 방지한다. 몇몇 대규모 전향적 연구들에 의하면 식이섬유와 전곡의 섭취는 체중과 복부지방률에 반비례한다. 즉 식이섬유와 전곡을 더 많이 섭취할수록 체중 조절 효과가 컸다. 참고로 식이섬유의 건강상의 이익은 음식에 함유된 섬유질 소비에 근거한 것이지, 건강에 유익한 비타민, 미네랄, 식물 화학물질이 부족한 정제된 섬유질에 근거한 것은 아니다.

  초저탄수화물 식이요법은 일반적으로 식단에 함유된 탄수화물이 60g 미만이거나 총 식이 에너지 중 탄수화물이 10% 이하인 경우를 말한다. 단기간 체중 감소에 있어서 초저탄수화물 식이요법이 저지방 식이요법에 비해 효과가 더 좋다는 것이 밝혀졌다.

혈압계로 운동하기

'혈압계로 운동하기'라고 하면 고개를 갸우뚱하며 의아해하는 사람이 많을 것이다. '혈압계로 운동을 어떻게 하지? 혈압계에 부착된 고무줄을 잡아당겨 근력 운동을 하나? 고무줄 몇 개를 연결하여 줄넘기를 하나?'

그런데 그 방법은 매우 단순하다. 그냥 혈압계를 이용해 혈압을 재면 된다. 다만, 천천히 재는 게 핵심이다. 혈압계로 천천히 혈압을 재는 것이 어떻게 운동 효과를 낼 수 있을까?

적당한 스트레스로 스트레스 저항성 강화

우리 몸에는 가벼운 스트레스를 받으면 그 스트레스를 제거하기 위해 세포 내 항스트레스 시스템을 활성화하여 스트레스에 대한 저항력을 높이도록 하는 구조가 있다. 즉, 평소에 작은 스트레스로 세포를 단련시켜 큰 스트레스에 대처하는 능력을 키울 수 있다. 이 개념은 '호메시스(hormesis) 효과'로 설명할 수 있다. 즉, 생물체는 독성 물질의 용량에 따라 다른 반응을 보이는데, 다량에서는 '억제제'로서 몸에 유해한 작용을 하지만 소량에서는 '자극제'로서 몸에 유익한 작용을 한다.

제초제 파라콰트는 활성산소를 발생시키는 농약이다. 선충을 다양한 농도의 파라콰트가 들어간 배지에서 키워 그 수명을 조사했더니 흥미로운 결과가 나타났다. 매우 낮은(0.005mM 이하) 농도의 파라콰트는 선충의 수명에 영향을 미치지 않지만 0.01~0.5mM의 농도에서는 수명이 최대 60% 정도 연장되었다. 반면에 1mM 이상의 경우에는 수명이 단축되었다. 이 실험은 적당한 산화스트레스(활성산소)는 수명을 연장한다는 것을 보여주고 있다. 반면 과도한 산화스트레스는 산화 손상을 주기 때문에 수명을 단축하고, 너무 적은 산화스트레스도 적당한 스트레스에 비해 수명을 단축시키는 것으로 나타났다.

이처럼 적당한 스트레스 자극은 세포의 스트레스 저항성과 손상에 대한 복구능력을 활성화시켜 수명을 연장한다. 많은 스트레스들이 미토콘드리아에서 활성산소를 증가시켜 호메시스 반응을 일으킨다고 해서 특별히 미토호메시스(Mitohormesis)라고도 부른다.

손상 사전 조정

손상 사전 조정(injury preconditioning)이란 체내 조직과 장기에 적당한 손상이 발생하면 이를 복구하기 위해 체내 치유시스템이 작동하고 이 훈련을 반복함으로써 손상받는 부위뿐만 아니라 혈액이나 신경을 통해 멀리 떨어진 장기들의 체내 방어 시스템도 강화시킬 수 있다는 의미다.

원격 허혈성 조정

원격 허혈성 조정(remote ischemic conditioning)이란 일종의 '손상 사전 조정'으로 조직 내 일시적인 허혈-재관류 손상을 통해 강화된 체내 방어 시스템이 멀리 떨어진 장기들에도 보호 효과를 나타낸다는 의미다. 만약 혈압계를 사용하여 팔다리로 가는 혈액 흐름을 일시적이고 반복적으로 중단시켜 그 조직에 일시적인 허혈-재관류 손상을 일으켜 적당한 산화스트레스를 일으키면 손상받은 근육뿐만 아니라 멀리 떨어진 장기들의 항산화 방어 시스템도 함께 훈련시켜 결국 체내 항산화 능력을 증가시킬 수 있다. 이로써 추후에 심장, 뇌, 콩팥 등의 장기에 허혈재관류 손상(reperfusion injury)과 저산소증에 의한 조직 손상이 발생했을 때 이 장기들을 보호하는 효과를 나타낸다. 심지어 원격 허혈성 조정의 심혈관 보호 효과는 혈액으로 이동할 수 있는 인자를 통해 다른 개체에게도 전달될 수 있다.(Basic Research in Cardiology. May 2012, 107:260)

체내 항산화 능력을 증가시키는 원격 허혈성 조정은 심혈관 질환, 뇌혈관 질환, 신장 질환, 말초동맥 질환, 고혈압 등에서 임상효과가 입증되었다.

원격 허혈성 조정 프로토콜

원격 허혈성 조정에 대한 연구에 의하면 상지가 하지보다 좋고 한쪽 상지에서 시행하든 양쪽 상지에서 시행하든 반응은 동일하며 최대 효과는 4~6주기에서 나타난다고 한다. 대다수의 임상 실험에서 사용하는 표준화된 원격 허혈성 조정 프로토콜은 한쪽 팔에서 혈압 측정용 밴드를 200mmHg 압력으로 5분간 부풀리기를 한 후 5분간 공기를 뺀다. 이

것을 4회 정도 반복한다.

원격 허혈성 조정을 시행하는 시기에 따라 다음과 같이 나뉘어 연구들이 진행되었다.

- 사전 조정(pre-conditioning): 예정된 수술 같은 시술 전 1시간 이내에 시행하는 조정
- 사건 중 조정(per-conditioning): 심장마비, 급성 뇌졸중 또는 외상 같은 허혈성 사건 중에 시행하는 조정
- 만성 조정(chronic conditioning): 심장마비와 뇌졸중 후 그리고 말초혈관 질환과 궤양성 대장염 같은 만성질환에서 허혈성 사건 후 일정 기간 동안 매일 시행하는 조정

잠자면서 하는 운동

운동의 효과는 칼로리(포도당) 소모와 항산화 방어능력 증진으로 설명할 수 있다. 칼로리 소모 면에서 만보 걷기보다는 중간 강도의 운동(빨리 걷기, 조깅, 자전거 타기 등)이 효율적이다. 같은 시간 운동했을 때 중간 강도 운동 시 저강도 운동보다 두 배 정도의 칼로리가 소모되어 시간 대비 칼로리 소모율이 높다. 또한 중간 강도 이상의 운동을 하면 근육이 쉬고 있을 때도 칼로리 소모가 추가로 발생한다.

만보 걷기 운동처럼 천천히 걷는 신체활동을 할 때 근육은 주로 지방산을 에너지원으로 사용한다. 그런데 중간 강도 이상의 운동을 하면 근육 내에 글리코겐 형태로 저장되어 있는 포도당을 주에너지원으로 사용하기 시작한다. 근육 내 글리코겐은 많은 양의 포도당을 빠르게 공급

할 수 있어 폭발적으로 ATP를 생산할 수 있기 때문이다. 중간 강도의 운동을 하는 근육세포에서 포도당은 미토콘드리아에서 산소를 이용한 '산화적 인산화'를 통해 빠른 속도로 많은 양의 ATP를 생산한다. 반면 격렬한 운동 시 산소가 부족해진 근육세포에서 포도당은 세포질에서 혐기성 해당과정을 통해 소량의 ATP를 생산한 후 부산물인 젖산으로 만들어진다. 우리가 잠든 사이에 체내에서는 운동으로 소모된 근육의 글리코겐을 재합성하기 위해 주로 간에서 ATP를 소비하는 포도당 신합성과 코리 회로가 작동한다. 포도당 신합성과 코리 회로가 작동하면 체내 에너지를 추가로 많이 소비하게 된다.

 같은 시간 동안 운동했을 때 소모되는 칼로리를 비교해 보면, 보통 걷기보다 중간 강도 운동 시 두 배, 격렬한 운동 시에는 세 배의 칼로리가 소모된다. 그러나 실제로 소모되는 칼로리 차이는 이보다 훨씬 크다. 중간 강도 이상의 운동을 하면 운동 후 휴식을 취하고 있을 때도 '포도당 신합성'과 '코리 회로' 등의 체내 대사작용 덕분에 추가로 많은 칼로리 소모가 발생하기 때문이다. 이는 곧 '당신이 잠든 사이'에도 다시 한 번 운동이 이뤄진다고 할 수 있다.

– 포도당 신합성

 해당과정(포도당이 피루빈산염으로 되는 과정)에서 ATP 2개가 생성되지만 포도당 신합성에는 ATP 4개, GTP 2개가 소모된다. 왜냐하면 1개의 포도당이 합성되기 위해서는 6개의 고에너지 인산 결합이 분열되어야 하고 2개의 NADH가 산화되어야 하기 때문이다. 다시 말해서 포도당 신합성은 많은 에너지를 필요로 하는 화학반응이다.

- 코리 회로(Cori-cycle)

적혈구는 미토콘드리아가 없기 때문에 해당과정에서 ATP를 생산하여 젖산을 생성한다. 심한 운동 등으로 근육세포 내 산소가 부족한 상태에서 포도당 분해를 하면 젖산이 생성된다. 이렇게 생산된 젖산은 혈액을 통해 간으로 운반되어 포도당 신합성에 의해 포도당으로 재생된다. 간에서 합성된 포도당은 혈액으로 내보내져 적혈구와 근육에서 다시 에너지로 사용된다. 이와 같이 적혈구와 근육에서 혐기성 해당과정을 통해 포도당으로부터 젖산이 만들어지고, 간에서 젖산을 포도당으로 되돌리는 경로를 코리 회로라 한다. 이 코리 회로는 산성 혈증을 막는 작용이 있다. 1분자의 포도당이 해당과정으로 젖산이 되는 과정에서 2개의 ATP를 생성하지만 젖산이 간 포도당 신합성에서 포도당이 되는 과정에서 6개의 ATP를 소비한다. 결국 1개의 포도당 합성마다 4개의 ATP가 감소하기 때문에 코리 회로가 작동하면 에너지를 추가로 소비하게 된다.

장기간 원격 허혈성 조정은 운동과 유사하다

운동이 심혈관계에 유익한 효과를 보이는 이유는 크게 두 가지로 설명할 수 있다. 첫째는 운동을 통해 고지혈증, 고혈압, 비만 등 심혈관 질환과 관련된 위험 인자들을 감소시킬 수 있다. 둘째는 허혈성 조정과 같은 '손상 사전 조정'을 통해서 심혈관계와 골격근에 방어 시스템을 강화시킬 수 있다.

중간 강도 이상의 운동은 심근 허혈, 빈맥, 활성산소종 증가 등을 통해 직접적으로 심장에 허혈성 조정을 포함한 '손상 사전 조정'을 유도하여 심장보호 효과를 나타낼 수 있다. 또한 중간 강도 이상의 운동은 골격근에 직접적인 허혈 손상을 일으키지는 않지만 근육 내 산화스트레스 증가 등을 통해 적당한 손상을 일으키고 이는 '손상 사전 조정'을 유도하여 골격근뿐만 아니라 원격 허혈성 조정처럼 골격근으로부터 멀리 떨어진 심장, 뇌, 콩팥 등의 장기를 산화스트레스로부터 보호해준다. 운동과 원격 허혈성 조정은 모두 심장보호 작용이 관찰되는데, 초기 단계와 후기 단계의 시간대가 비슷하다. 그리고 둘 다 운동수행 능력을 향상시키는 효과를 보인다. 이 사실을 통해 원격 허혈성 조정의 기본 메커니즘과 운동의 메커니즘이 겹치는 것으로 판단된다. 운동은 심혈관 질환뿐만 아니라 암 예방, 체중 감소, 정신 건강, 수명 연장 등에도 효과가 있다. 원격 허혈성 조정도 심혈관 질환, 뇌혈관 질환, 신장 질환, 혈압 감소 효과 등이 입증되었다. 다만 암 예방, 체중 감소, 정신 건강, 수명 연장 효과에 대한 증거는 아직 없다.

혈압계로 운동하기

위에서 언급한 것처럼 운동의 효과는 칼로리(포도당) 소모와 항산화 방어능력 증진으로 설명할 수 있다. '혈압계로 운동하기'를 통해 체내 항산화 방어능력을 증진시킬 수 있다. 혈압계로 근육 내 일시적인 허혈 재관류 손상을 유도하여 발생한 적당한 산화스트레스는 체내 항산화 방어 시스템을 훈련시켜 결국 항산화 능력을 증가시킨다. 혈압계로 운동하기는 운동을 할 수 없거나 운동을 싫어하는 환자에게 적합할 수 있다. 하지만 '혈압계로 운동하기'를 통해 칼로리(포도당) 소모는 이루어질 수 없으므로 충분한 운동 효과를 얻기 위해서는 저탄수화물 섭취가 동반되어야 할 것이다.

개똥쑥의 놀라운 항암 효과

　1969년, 말라리아 치료제를 연구하던 중국인 학자 투유유는 수많은 중국 전통 치료법과 약초를 조사하면서 간헐적인 발열(말라리아 주 증상) 치료에 사용했던 개똥쑥이 말라리아 치료에 효과적인 사실을 발견하고 많은 시행착오 끝에 아르테미시닌이라는 추출물을 발견했다. 아르테미시닌은 지금까지 수백만 명의 생명을 구했고, 이 약물의 발견자인 투유유 여사는 2015년에 노벨의학상을 받았다. 현재 아르테수네이트, 아르테메테르 등 다양한 아르테미시닌 유도체가 개발되어 말라리아 치료에 사용되고 있다. 이들 유도체는 아르테미시닌보다 항말라리아 효과가 다섯 배 정도 강력한 것으로 여겨진다. 게다가 아르테미시닌과 그 유도체들은 항말라리아 효과 외에 항균, 항바이러스, 항염증, 항산화, 항기생충, 항알레르기, 항부정맥, 면역조절 작용과 자가면역 질환에도 작용하는 것으로 보인다. 또한 아르테미시닌은 강력한 항암 잠재력을 지닌 물질로서 전립선암, 신세포암, 췌장암, 위암, 뇌종양, 간암, 육종, 결장직장암, 자궁내막암, 구강편평상피암, 흑색종 등 다양한 암에 효과를 보이고 있다.

특히 아르테미시닌은 정상세포에 해를 가하지 않으면서 선택적으로 암세포에 영향을 주기 때문에 더욱 효과적일 수 있다. 아르테미시닌은 암세포의 경우처럼 철분을 과량 함유한 세포에만 영향을 주기 때문이다. 암세포는 빠른 세포 분열을 위해 특이수용체를 통해 세포 내에 많은 양의 철을 축적해 놓는다. 아르테미시닌은 철과 접촉하면 세포 내로 자유 라디칼 분비를 촉진시켜 세포를 파괴한다. 그러므로 아르테미시닌과 개똥쑥은 거의 모든 암종에 관련이 있는, 즉 암세포에 있는 대량의 철 저장 창고를 폭탄으로 바꾸어 터트리는 강력한 항암 잠재력을 지니고 있다.

개똥쑥은 매우 저렴하고 거의 모든 곳에서 구할 수 있어서 아르테미시닌보다 개똥쑥 전초(全草)를 이용하려는 경향이 많다. 개똥쑥 전초는 아르테미시닌 외에 스코폴레틴 같은 항암 물질들을 더 많이 함유하고 있어 더욱 효과적일 수 있다. 최근 스코폴레틴이 개똥쑥에서 다량 함유되어 있고 인체에서 더 잘 흡수되며 암세포들에 세포독성을 보이고 있음이 보고되고 있다. 스코폴레틴 외에도 항암 작용이 있는 다른 물질들도 개똥쑥에 존재하는 것으로 보인다. 개똥쑥 잎에는 여러 화합물질들이 복합적으로 들어있어서 아르테미시닌의 생체이용률과 효과를 증진시키는 것 같다.

건강한 쥐 실험에서 순수하게 아르테미시닌을 먹인 쥐보다 건조한 개똥쑥 잎을 먹인 쥐에서 아르테미시닌의 혈중 농도가 40배 이상 높았다. 인간 실험에서도 건조한 개똥쑥을 섭취했을 때가 순수하게 아르테미시닌을 복용했을 때보다 40배 적은 아르테미시닌 분량으로 동일한 치료

반응을 보였다. 이런 사실에 비춰보면 아르테미시닌을 단독으로 사용하는 것보다 개똥쑥 전초 추출물이나 건조한 잎을 사용하는 게 더 나을 수 있다. 실제로 좋은 치료효과를 보인 대다수 사례는 아르테미시닌 단독 사용보다는 개똥쑥 전초를 사용했을 때로 보인다.

동물과 사람 대상 증례 보고

육종으로 진단받고 종양을 제거한 개 세 마리와 고양이 한 마리에게 보조요법으로 개똥쑥(개 450mg/일, 고양이 150mg/일)과 철분제(경구 복용 100mg/30kg, 매일 하루 2회 혹은 근육주사 100mg/10kg 주 2회)를 투여했다. 철분제는 치료기간 동안 혈액 철 수치를 $250\pm30ug/dL$로 유지하도록 용량을 조절했다. 개, 고양이 모두 종양의 재발 없이 완전 관해를 보였고, 뚜렷한 부작용도 없었다.

대장암 환자에게 수술 전 2주간 아르테수네이트를 경구 투여한 후 42개월 추적 관찰한 결과 아르테수네이트를 투여한 그룹에서는 1명만이 재발한 반면 위약을 투여한 그룹에서는 6명이 재발했다.

편평상피암 환자(2기)에게 아르테미시닌 유도체인 아르테수네이트를 투여한 결과 2개월 후 종양 크기가 70% 정도로 감소했다.(Archive of Oncology 2002,10(4):279-280) 치료 첫째 날에만 철분제 150mg과 엽산 0.5mg을 복용했다. 아르테수네이트는 첫째 날부터 15일째 날까지 하루 1회 근육주사로 60mg을 투여했고 그 다음 날부터는 하루 1회 경구로 50mg을 복용했다. 표준 항암 화학요법 치료에도 불구하고 계속 진행하는 전이성 포도막흑색종 환자의 경우 아르테미시닌 유도체인 아르테수네이트를 병용 투여한 결과 종양이 더 이상 진행하지 않고 안정화 양상을 보였다. 그 후 비장과 폐로 전이된 종양은 객관적으로 퇴화되었다. 이 환자는 진단을 받은 지 47개월 후에도 생존해 있었다. 기존 표준 항암 화학요법의 부작용 이외에 아르테수네이트의 병용 투여로 인한 추가적인 부작용은 관찰되지 않았다.

치료 메커니즘 '철 폭탄'

아르테미시닌은 혈액 속 헤모글로빈을 잡아 먹어 철 농도가 높은 말라리아 기생충을 집중 공격한다. 아르테미시닌 화학구조에는 두 개의 산소 원자가 함께 연결된 내향 과산화물 브리지(endoperoxide bridge)가 있고 이것은 철이 있는 조건에서 파괴되어 매우 반응성이 큰 자유 라디칼을 생성함으로써 말라리아 기생충이나 암세포를 죽인다. 철은 아르테미시닌의 세포독성 활동에 결정적인 역할을 하는데, 암세포와 말라리아 기생충은 철을 주변 세포로부터 몰수하여 정상 세포보다 10~20배, 많게는 1,000배 넘게 축적한다. 말라리아 환자 혹은 암환자에게 아르테미시닌을 투여하면 비정상적으로 철을 많이 함유한 세포는 파괴하고 정상세포에는 별 영향을 주지 않는다. 암이 철을 더 많이 축적할수록 아르테미시닌 치료가 효과적일 가능성이 높다. 따라서 아르테미시닌 투여 몇 시간 전에 철을 투여하면 이 약물의 세포독성과 선택성을 향상시키는 것으로 보인다.

약물동력학

아르테미시닌의 반감기는 대략 3~4시간, 아르테수네이트는 40분, 아르테메테르는 12시간이다. 혈중 최고 농도에 이르는 시간은 1~2시간이다. 아르테미시닌은 복용 시 스스로 흡수를 억제하는데, 투여 용량이 높을수록 더 빨리 발생한다. 또한 이 약물 사용을 중단하면 억제되었던 흡수가 며칠에서 몇 주 내에 회복된다. 5~7일 정도 이 약물을 사용하면 최대 70% 정도 흡수가 감소될 수 있다.

논문에 제시된 투여방법과 용량

건조된 개똥쑥 잎에 약 1.5%의 아르테미시닌이 함유된 것으로 보인다. 논문에 따라 다르지만 아르테미시닌 투여 용량은 하루 500~1,000mg(전초 잎 33~66g)이다. 개똥쑥 전초가 아르테미시닌 캡슐보다 효과가 더 좋다. 전초에는 아르테미시닌이 훨씬 적게 함유되어 있으나 특히 혈중 수치에 도달하는 면에서는 더 낫기 때문이다. 개똥쑥 전초 차(tea)는 반감기가 더 짧아서 하루 네 번 투여해야 한다. 말린 개똥쑥 전초 잎이 전초 차보다 효과가 좋고, 전초 차는 순수 아르테미시닌보다 효과가 좋다. 개똥쑥 건조 잎은 최대 하루 15g을 적어도 10일 이상 투여한다. 개똥쑥 전초는 식사와 함께 혹은 식사 후에 투여 시 가장 효과가 좋은 것 같다.

1. 개똥쑥 건조 잎의 구강 섭취

건초 잎 가루의 사용 용량은 하루 500mg에서 15g까지. 개인적인 의견으로는 하루 500mg에서 시작해 하루 5g까지 용량을 증량해 볼 수 있다.

* 식사와 함께 혹은 식사 후에 투여한다.
* 하루 총 용량을 두 번 이상으로 나누어 투여한다.
* 아르테미시닌 화합물들은 스스로 흡수를 억제하고, 투여 중단하면 빨리 흡수를 정상으로 회복할 수 있으므로 주말 동안에는 아르테미시

닌 화합물 투여를 중단하는 것이 좋다.

2. 개똥쑥 건조 잎을 차로 끓여 섭취
   * 매일 건조 잎 5g(혹은 생잎 25g)을 차로 끓여 종일 마신다.
   * 맛이 쓴 단점이 있다.
   * 캡슐로 복용하는 건조 잎에 비해 효과가 적을 수 있다.

3. 아르테미시닌과 다른 유도체의 구강 섭취는 건조 잎에 비해 효과가 적다.
   * 2mg/kg 이상, 보통 하루 100~1000mg까지, 2회로 나누어 복용
   * 보통 식전 30분에 섭취

4. 경정맥 투여
   * 보통 아르테수네이트를 일주일에 2~3회 투여
   * 하루 300mg 혹은 5mg/kg/일
   * 250ml 생리식염수에 대략 한 시간 동안 투여

철분제+비타민C를 점심 식사 후 복용하면 상승효과를 볼 수 있다. 철분제와 아르테미시닌은 몇 시간 간격을 두고 복용한다. 단, 방사선 치료와 아르테미신 치료는 동시에 시행하지 않는다. 왜냐하면 죽은 암세포로부터 흘러나온 철에 건강한 세포가 손상을 받을 수 있기 때문이다.

알코올 중독 치료제 디설피람의 항암 효과

알데히드 탈수소효소 억제재인 디설피람(disulfiram)은 60년 전부터 알코올 중독 치료제로 사용되고 있다. 에틸알코올(술)은 체내에서 알코올 탈수소효소에 의해 아세트알데히드로 대사되고, 아세트알데히드는 알데히드 탈수소효소에 의해 무해한 초산으로 대사된다. 알데히드기(-CHO)는 단백질의 곁사슬인 아미노기와 반응하여 결합하고 이는 단백질 분자 간에 다리 역할을 하여 단백질 분자들을 결합, 응고시킨다. 응고된 단백질은 정상적인 기능을 할 수 없게 되어 여러 부작용을 야기한다.

이런 유해한 아세트알데히드를 무해한 초산으로 대사하는 효소가 알데히드 탈수소효소이며, 디설피람은 이 효소를 억제하여 유해한 아세트알데히드가 분해되지 않고 축적되도록 한다. 즉, 강한 독성을 많이 발생하도록 만들어 술을 마실 수 없게 유도한다. 그러나 술을 마시지 않으면 매우 부작용이 적고, 개발된 지 오래되어 다수의 제네릭(상표명이 없는 일반 약품)도 있고 가격 또한 저렴하다. 게다가 디설피람은 다양

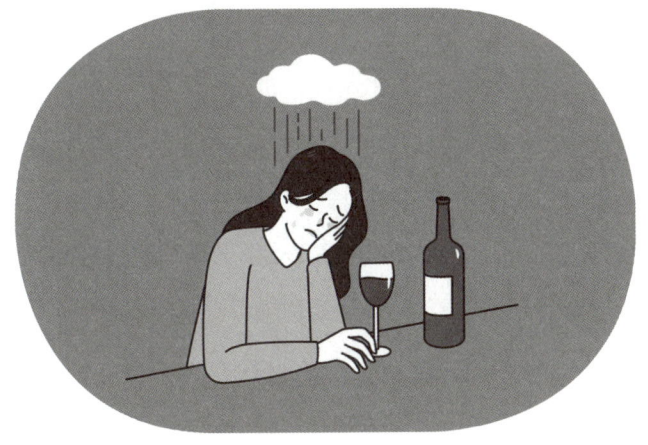

한 기전으로 항암 효과도 있다.

암 줄기세포 억제

알데히드 탈수소효소는 알데히드(CHO)를 카복실산(COOH)으로 산화시키는 반응을 촉매하는 효소다. 그런데 알데히드 탈수소효소는 암 줄기세포의 생존과 증식, 자기복제에 중요한 작용을 하고 있는 것으로 여겨지고 있다. 많은 암에서 알데히드 탈수소효소의 활성이 높은 암세포는 증식과 전이를 촉진하는 것으로 보고되었고 이 효소의 활성이 높은 종양은 생존기간도 짧고 예후도 나쁜 것으로 알려져 있다. 이는 세포에 독성이 있는 알데히드를 빨리 분해해서 없애는 것이 암세포의 생존에 유리하기 때문으로 보인다. 따라서 알데히드 탈수소효소를 억제하면 암세포의 증식과 전이를 억제할 수 있고, 항암제와 병용 시 항암 효과를 높일 수 있다.

암세포의 산화 스트레스 증가

디설피람은 2가 중금속(아연 혹은 구리)과 결합해서 사용했을 때 특히 강력한 항암 효과를 보인다. 디설피람의 대사산물인 디에틸디티오카르밤산은 2가 중금속과 복합체를 형성한다. 예를 들어, 디설피람과 구리이온 복합체 내의 1가 구리이온과 2가 구리이온 사이에서 산화 환원 주기가 반복되면서 글루타치온을 산화시키고 과산화수소(H_2O_2)를 발생시켜 세포 내 산화 스트레스를 높인다.

프로테아좀 작용 억제

프로테아좀은 단백질 분해능력을 가진 거대한 효소 복합체로 유비퀴틴에 의해 표지된, 즉 유비퀴틴화된 단백질을 분해한다. 세포 내 단백질의 항상성 유지를 통해 세포주기, 신호전달, 아포토시스(세포자멸사) 등 다양한 세포 내 기능 조절에 중요한 역할을 한다. 프로테아좀 작용이 억제되면 산화된 단백질이 응집되어 유비퀴틴화된 단백질이 세포 내에 증가하게 된다. 강한 독성을 가진 응집된 단백질은 암세포에 치명적으로 작용한다. 이미 임상에서도 '벨케이드'(Velcade) 같은 프로테아좀 억제제는 항암제로 사용되고 있다. 디설피람의 대사산물인 디에틸디티오카르밤산과 2가 중금속인 구리는 복합체를 형성하고 이복합체는 프로테아좀의 단백질 분해기능을 강력하게 억제한다. 프로테아좀 억제제인 항암제 벨케이드처럼 디설피람도 프로테아좀 억제를 통한 항암 작용이 있다고 볼 수 있다. 실제로 흑색종 환자에서 디설피람과 아연을 함께 사용해 성공적으로 치료한 증례들이 보고되었다.

임상 증례

　1993년 파스칼 뒤포(Pascal Dufour) 교수팀이 종양을 제거한 유방암 환자 64명을 대상으로 연구한 결과, 디설피람 복용 환자들의 무질병 생존율(DFS)은 76%, 복용하지 않은 환자들의 DFS는 55%로, 디설피람을 복용한 그룹의 DFS가 22% 높은 것으로 나타났다. 2017년 지리 바르텍 박사가 주도한 연구가 국제 학술지 〈네이처〉에 발표되었다. 덴마크인 3,000명을 대상으로 전국적인 역학조사를 실시한 결과 디설피람을 계속 복용한 암환자의 사망률이 그렇지 않은 사람들보다 34% 낮은 것으로 나타났다. 특히 유방암, 대장암, 전립선암 환자의 예후가 좋았다.

슈퍼옥수수와 스트라이가의 공존

　옥수수 연구에 평생을 바친 '옥수수 박사' 김순권 교수는 17년간 아프리카의 UN농업연구소에서 빈곤 상태였던 아프리카의 식량문제를 해결하기 위해 옥수수 종자 개발사업을 진행하며 슈퍼옥수수를 개발했다. 그 당시 국제열대농업연구소는 옥수수 증산을 저해하는 병충해와 기생잡초 스트라이가로 인해 어려움을 겪고 있었다. 스트라이가는 다른 식물의 뿌리 근처에서 싹을 틔우고 그 식물에 기생하는 잡초로 농작물에 심각한 피해를 주어 '악마의 풀'이라고 불린다.

　100년 전부터 많은 서구 학자들이 유전자 재조합과 제초제를 이용해 병충해와 스트라이가에 강한 옥수수를 증식시키기 위한 연구를 진행했으나 완전히 실패했다. 왜냐하면 스트라이가는 방제하려 하면 돌연변이를 일으키고 뽑아 없애려 하면 더욱 번성하였기 때문이다. 그때마다 서구 학자들은 변이된 스트라이가에 적합한 유전자재조합 옥수수와 제초제를 다시 만들어야 했다. 이러한 악순환의 고리를 끊고 아프리카의 풍토와 스트라이가에 성공적으로 적응한 옥수수 품종이 김순권 교

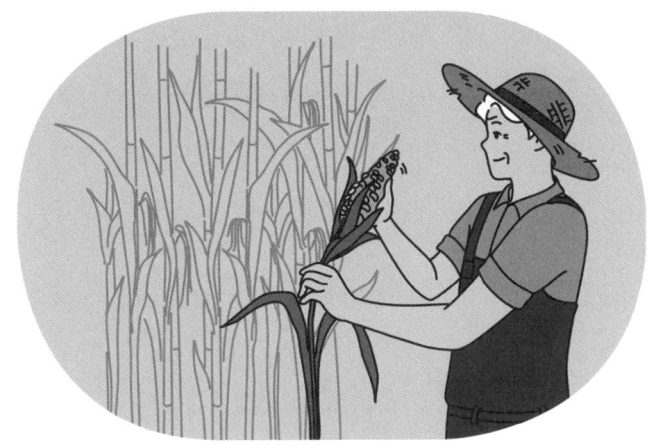

수가 개발한 슈퍼옥수수였고, 이는 아프리카의 기아 해결에 많은 도움을 주었다.

그는 기존의 서구 학자들이 유전자 재조합과 제초제를 이용해 옥수수 이외의 병충해와 스트라이가를 완전히 제거하려 했던 '독자생존 방법' 대신 방해요소와 공존하는 방식인 '전통 육종 방법'을 이용했다. 그는 5% 정도의 스트라이가가 공생할 수 있도록 하는 대신 95%의 옥수수를 수확한다는 원칙을 세웠다. 이를 위해 그는 옥수수와 스트라이가를 함께 심은 밭에서 100% 살아남은 옥수수 품종이 아니라 오히려 약간 피해를 입은 옥수수 품종만을 골라 육성했다. 마침내 그는 병충해와 잡초에게 5~10% 정도 공생할 수 있는 권리를 부여한 슈퍼옥수수를 개발했다.

언뜻 보기에는 스트라이가에 100% 저항성을 가진 옥수수 품종이 더 많은 수확을 기대할 수 있을 것 같지만 실제로는 이 경우 스트라이가가 살아남기 위해 더 강력한 돌연변이를 일으킴으로써 오히려 옥수수 수확에 심각한 피해를 주었다. 반면 5% 정도 공존의 권리를 부여받은 스트라이가는 더 이상 생존을 위한 돌연변이를 일으키지 않았고, 슈퍼옥수수는 성장할수록 더 강해지면서 수확기에 95% 정도가 살아남을 수 있었다.

정상세포와 암세포의 공존

인체의 기본단위는 세포다. 우리 몸은 60조 개의 세포로 구성되어 있고 매일 800억 개의 세포가 복사되고 사라진다. 세포 복사 과정 중 손상이 발생할 수 있으나 대부분 수정된다. 그러나 체내 산화스트레스 등으로 상당한 손상을 받으면 완전히 치료되지 못한 상태로 세포 복사가 이루어질 수 있다. 이런 과정에서 매일 평균 3,000~4000개의 세포에 큰 이상이 생겨 암세포가 발생한다. 우리가 '생로병사'의 과정을 피할 수 없듯이 살아있는 동안 암세포와 정상세포의 공존은 피할 수 없다. 다행히 1만 개 이하까지는 인체 내 면역세포가 암세포의 수가 늘어나지 못하도록 억제하여 더 이상의 증식을 막는다고 한다. 즉, 면역력이 높으면 암은 발생하지 않는다.

슈퍼 셀(super cell)과 암

대부분의 고형암의 경우 암을 박멸하기 위해 강력한 항암화학요법, 방사선요법을 사용하면 할수록 더 강력한 유전자변이를 일으켜 기존 항암치료에 대한 저항성, 즉 약물내성을 획득한다. 이는 옥수수밭에서 스트라이가를 100% 박멸하기 위해 노력할수록 스트라이가는 살아남기 위해 더 강력한 돌연변이를 일으키고 이로써 옥수수 수확에 더 심각한 피해를 주는 경우와 매우 흡사하다. 어차피 우리 몸에서는 매일 평균 3,000~4,000개의 세포에 큰 이상이 생겨 암세포가 발생하고 있다. 즉 살아있는 동안 암세포와 정상세포의 공존을 피할 수 없다면 슈퍼옥수수와 스타라이가 공생의 지혜처럼 암세포의 공생을 일정 부분 허락하는 것은 어떨까?

암세포는 인체의 생명활동을 성실히 수행하다가 유전적, 환경적 요인들에 의해 돌연변이가 돼버린 병든 세포다. 이들을 공포심이 아닌 측은지심을 갖고 대하는 것은 어떨까? 기존의 고식적 항암제로 암세포를 박멸하려다가 오히려 항암제에 내성을 획득한, 더 강력한 돌연변이 괴물 암세포를 만들어 숙주인 인간을 집어삼키도록 하지 말아야 한다. 평소 정상세포의 손상을 더 많이 초래하는 잘못된 생활습관을 건강하게 고치고 면역력을 증진시키는 방법을 실천한다면 암으로의 진행을 억제할 수 있다. 또한 일단 암으로 진행한 경우에도 건강한 생활습관을 유지하고 면역력을 증진시킨다면, 그리고 체력이나 면역력을 손상시키지 않고 정상세포는 더욱 건강하게 하고 암세포의 증식을 억제하고 축소시키는 치료법을 병행한다면 건강하게 암과 공존하거나 심지어 암의 자연 퇴축도 기대할 수 있을 것이다.

암과 운동

만병의 근원, 운동부족

세계보건기구(WHO)는 전 세계 사망 관련 위험인자로 신체활동 부족(6%)을 고혈압(13%), 흡연(9%), 고혈당(6%)에 이어 4위로 평가하고, 2010년에는 그 대책으로 '건강을 위해 신체활동에 대한 권고'를 발표하였다. 2012년 랜싯 논문에서 신체활동 부족은 관상동맥 질환의 6%, 제2형 당뇨병의 7%, 유방암의 10%, 대장암의 10%의 원인이 되는 것으로 추정되었다.

만병(운)동치

신체활동은 골격근을 사용하는 모든 움직임 혹은 안정을 취하고 있는 상태보다 많은 에너지를 소비하는 모든 동작을 말한다. 적당한 운동이 신체와 정신 양면에서 몸의 치유력을 높여 질병을 예방한다는 사실은 삼척동자도 아는 사실이다. 혈액순환을 좋게 하고 몸의 대사를 활발하게 하며 기분을 상쾌하게 하여 스트레스를 완화하고 이완과 숙면을 통해 몸 치유력을 향상시킨다. 또한 적당한 운동은 자연살해세포(NK cell)의 활성 증진 등 면역기능도 강화한다.

운동에 의한 암 예방 효과는 특히 대장암과 유방암에서 가장 잘 입증되었다. 유방암 발생 위험을 높이는 생활습관은 담배와 술, 비만이다. 유방암 발생 위험을 높이는 요인 중 여성호르몬(에스트로겐)은 난소 외에 체지방에서도 생산되므로 운동 부족에 의한 비만과 체지방 증가가 여성 호르몬 분비에 영향을 주어 유방암 발생 위험을 높일 수 있다. 또, 미국 암학회는 대장암 발생 위험을 줄이기 위해 신체활동의 강도와 기간을 늘리고 비만을 피할 것을 권한다. 운동이 대장암 위험을 낮추는 이유 중 하나는 운동으로 장 운동과 배변 활동이 촉진되어 대변에 포함된 발암물질과 장점막과의 접촉 시간을 줄일 수 있기 때문이다. 최근 발표된 논문에 따르면, 신체활동의 증가는 최대한으로 볼 때 유방암 14%, 대장암 21%, 당뇨 28%, 허혈성 심질환 25%, 허혈성 뇌졸중 26%의 위험성을 감소시키는 것으로 나타났다.(BMJ 2016 Aug 9;354)

유방암, 대장암, 당뇨, 허혈성 심질환, 허혈성 뇌졸중 등 별개의 질환들이 신체활동 증가로 위험성이 감소하는 공통된 이유는 무엇일까? 신체활동 증가로 인슐린 저항성과 고혈당을 개선하고 체내 항산화 능력 개선을 유도하여 체내 염증을 줄일 수 있기 때문이다. 인슐린과 인슐린 유사 성장 인자는 암, 당뇨, 동맥경화를 촉진할 수 있고 염증은 또한 암, 당뇨, 동맥경화를 촉진할 수 있다.

운동강도와 운동량

암과 운동에 대해 설명하기 전에 먼저 내용의 이해를 위해 운동강도(METs)의 개념에 대해 알아보자. METs(멧츠)는 'Metabolic equivalents'의 약자로 운동을 했을 때 안정상태보다 몇 배의 대사(칼로리 소비)를 하고 있는지를 나타낸다. 신체활동 시 에너지 소비량을 앉은 자세(안정상태) 시 대사량(산소섭취량 기준 약 3.5ml/kg/분에 해당)으로 나눈 것이다. 보통 걷기는 3METs, 가벼운 조깅이나 테니스는 6METs, 수영과 등산은 8METs 정도이다. 중등도 운동은 5-6METs, 상당히 힘든 운동은 8METs 이상이다. 'METs시간'은 '운동량'을 나타내는 지수로, METs에 운동시간(hr)을 곱한 것이다. 산소 1.0리터 소비를 약 5.0kcal의 에너지 소비로 환산하면 1.0METs시간은 체중 70kg의 경우 70kcal, 60kg의 경우는 60kcal이다. 1.0METs시간은 체중과 거의 같은 에너지 소비량이 되기 때문에 METs시간은 신체활동량을 정량화하는 경우에 자주 이용된다.

적당한 운동량? 천차만별

건강 유지나 암 재발 예방에 어느 정도의 운동량과 운동빈도가 필요한가에 대한 의견은 나라마다 협회마다 다양하다. 국제적으로는 중등도(3~6METs) 신체활동을 일주일에 150분(2.5시간) 할 것을 권장하고 있다. 이것은 7.5~15METs시간/주에 해당한다. 9METs시간/주 이상은, 걷기(3METs)라면 일주일에 3시간, 가벼운 조깅이나 테니스(6METs)라면 일주일에 1.5시간 정도의 운동량이다.

일본 후생노동성은 운동강도 3METs 이상의 신체활동을 23METs시간/주 할 것을 권장하고 있다. 이는 걷기 이상 강도의 신체활동을 매일 60분 시행하는 것에 해당된다.

미국 암연구재단의 '암 예방 15개 조항'에서는 '신체활동이 적은 사람은 하루에 1시간 빨리 걷기 혹은 그와 엇비슷한 강도의 운동을 하고, 1주에 적어도 총 1시간의 활발한 운동을 하는 것이 좋다'고 권고했다. 구체적으로 빨리 걷기(4METs, 평지에서 95~100m/분 정도)를 매일 1시간 하면 28METs시간이 되고 활발한 운동(8METs 이상, 수영과 등산 등)을 1시간 하면 8METs이므로 총 36METs시간/주가 된다. 미국 암협회는 암 예방을 위해 성인의 경우 중등도 운동을 1주일에 150분 이상 또는 매우 활발한 운동을 75분 이상 시행할 것을 권장하고 있다. 또한 하루에 집중해서 운동하는 것보다는 일주일 내내 운동하는 것이 좋다고 말한다. 반면, 〈JAMA Internal Medicine〉은 온라인판(2017년 1월 9일)을 통해 주 1~2회 운동만으로도 모든 심혈관 질환, 암으로 인한 사망 위험을 줄이는 데 충분할지 모른다는 연구 결과를 보고했다.

  신체활동과 유방암, 대장암, 당뇨, 허혈성 심질환, 허혈성 뇌졸중의 위험에 대한 논문에 따르면 신체활동이 증가할수록 모든 질환의 위험성이 감소했지만 50~67METs시간/주까지만 위험성 감소 폭이 컸고 그 이상으로 신체활동이 증가해도 위험성 감소 폭은 크지 않았다.(BMJ 2016 Aug 9;354)

적절한 운동량? 포도당 섭취량에 의존! '무운동, 무포도당'

  건강 유지 그리고 암 발생과 재발 예방을 위한 적절한 운동량에 대해 나라마다 협회마다 의견이 다양한 이유는 식이에 따라 포도당 섭취량이 다르기 때문이다.

- 운동과 포도당 제거

체내로 흡수된 포도당은 우선 골격근과 간에 글리코겐 형태로 저장되고, 근육에는 300~400g 정도, 간에는 80~100g 정도 존재한다. 안정 상태 시 우리 몸은 포도당을 하루에 200g 정도 사용하는데, 그 후 남아도는 포도당을 신체 운동으로 소비하지 않으면 포도당은 세포 내에서 불필요하게 ATP 생산, 지방산 합성, 콜레스테롤 합성 등에 쓰이게 된다. 불필요한 ATP 생산 시 그만큼의 불필요한 활성산소가 발생하고 지방산과 콜레스테롤 합성 시 많은 양의 ATP와 NADPH가 소모되어 결국 산화 스트레스가 높아지고, 지방의 축적으로 인슐린 저항성이 증가하여 여러 질환을 일으킨다.

적어도 섭취한 포도당 중 사용되고 남은 포도당을 제거할 정도의 운동량을 실천하면 포도당의 불필요한 세포 내 대사를 막아 산화스트레스를 감소시킴으로써 염증을 줄일 수 있다. 또한 운동으로 골격근 내 글리코겐이 소모되면 포도당은 우선적으로 근육 내 글리코겐으로 저장되고 지방 합성에 사용되는 것이 감소함으로 지방 축적과 인슐린 저항성을 개선시킬 수 있다.

- 식이요법에 따른 잉여 포도당량과 운동량

〈DASH 식이_보통의 활동을 하는 70kg 체중의 성인 기준〉
심혈관 질환과 위험인자 감소를 위해 미국 심장학회와 미국 건강원은 DASH(Dietary Approaches to Stop Hypertension) 식이요법을 추천하고 있고, 탄수화물 섭취를 하루 총 칼로리 섭취의 55%로 권하고 있다. 보통의 활동을 하는 70kg 체중의 성인이 하루 필요한 총 열량은 2,100kcal 정도이다. DASH 식이에서 제안한 대로 이 중 55% 정도를 탄수화물로 섭취한다면 하루에 섭취한 포도당은 290g(2,100*0.55/4=288.75) 정도다. 안정 상태 시 전신에서 포도당은 200g/일 정도 사용되고, 뇌는 그중 60% 정도인 120g을 소비한다. 하루 섭취한 포도당 290g 중 사용되고 남은 양은 90g(88.75g, 355kcal) 정도이고, 이를 1주일로 환산하면 621g(2485kcal)의 포도당이 체내에 남게 된다. 운동으로 621g(2485kcal)의 포도당을 소모하려면 35.5METs시간(2485kcal/70kcal=35.5)의 운동량이 필요하다. 이는 미국 암연구재단의 '암 예방 15개 조항'에서 권하는 운동량인 36METs시간과 거의 비슷하다.

〈지중해성 식이_보통의 활동을 하는 70kg 체중의 성인 기준〉
 탄수화물 43%, 포도당 225g(2,100*0.43/4=225.75), 잉여 포도당 25g, 필요 운동량 10.3 METs시간

〈구석기시대(케톤체 유발 식이) 식이_보통의 활동을 하는 70kg 체중의 성인 기준〉
 탄수화물 35~40%(38%), 포도당 200g(2,100*0.38/4=199.5), 잉여 포도당 0g, 필요 운동량 없음

결국 각 식이요법에서 권장하는 탄수화물 함유량에 따라 잉여 포도당을 소비하기 위해 필요한 운동량에 차이가 있다. 적어도 섭취한 포도당 중 사용되고 남은 포도당을 제거할 정도의 운동량이 필요하다. 일주

일간 골격근 내 글리코겐에서 소모된 포도당의 총량이 일정하다면 매일 운동하는 것과 일주일에 1~2회 운동하는 것의 효과 차이는 별로 없을 것이다.

체력이 저하되어 운동을 할 수 없는 상황이면 탄수화물 섭취를 구석기시대 식이(40% 이하) 정도로 제한하는 것이 좋겠다. 또한 체력, 연령, 질병 상태로 충분한 운동을 할 수 없는 상황이면 탄수화물 섭취를 지중해성 식이(43% 정도) 정도로 유지하고 적어도 10METs시간/주 이상(일주일에 3~4시간의 걷기) 실시하는 것이 좋겠다. 충분히 운동할 수 있는 사람은 탄수화물 섭취를 DASH 식이(55% 정도)로 할 수 있으나 가능하면 줄이는 것이 좋겠고 운동은 36METs시간/주 이상(매일 1시간 빨리 걷기와 1주에 적어도 1시간 수영이나 등산) 실시하는 것이 좋겠다.

'생존 달리기'에 준하는 신체활동만이 건강한 운동이다

금식 등으로 혈중 혈당이 감소하면 우리 몸은 우선 간에 저장된 글리코겐으로부터 포도당을 분출하여 혈중 혈당을 일정하게 유지한다. 금식한 지 10~18시간이 지나면 간 내 글리코겐은 거의 고갈된다. 반면 골격근의 경우 근육 내 글리코겐은 금식해도 며칠 동안 영향을 받지 않고 수 주일에 걸친 장기간 금식 시에만 약간 감소한다.

포도당 섭취가 턱없이 부족했던 구석기 시대에는 주 에너지원으로 포도당 대신 케톤체와 지방산을 사용했다. 반면, 야생동물을 만났을 때 투쟁 혹은 도피(fight or flight)에 필요한 '생존 달리기' 같은 격렬한 신체운동을 위해서는 빠른 시간 내에 많은 양의 ATP를 공급해야 하므로 근육 내 글리코겐을 주 에너지원으로 사용했다. '장기간 금식'처럼 절대적으로 에너지가 부족한 상황에서도 근육 내 글리코겐은 미래의 '생존 달리기'를 위해 소비되지 않고 저장된 상태로 남아있다.

그런데, 포도당 섭취가 터무니없이 넘쳐나고 '생존 달리기'를 더 이상 할 필요가 없는 현대 문명사회에서는 '생존 달리기' 같은 격렬한 신체 운동을 통해 잉여 포도당을 제거해야만 건강을 유지할 수 있다. 왜냐하면 중간 강도 이상의 운동을 해야만 근육세포는 포도당을 주 에너지원으로 사용하기 때문이다. 반면 '만보 걷기' 같은 일상생활에 준하는 저강도 운동을 하면 근육세포는 주로 지방산을 에너지원으로 사용한다.

암은 기생충 감염증

　약국에서 의사 처방 없이 구입할 수 있는 구충제 메벤다졸은 1970년대 초부터 편충, 회충, 십이지장충, 요충, 회충 등 기생충 감염을 치료하기 위해 사람과 가축에 사용되었다. 메벤다졸은 튜불린(tubulin) 단백질에 결합하여 미세소관의 중합을 억제하는 작용을 통해 구충 효과를 나타낸다. 흥미롭게도 미세소관 중합 억제제는 항암제로 사용되고 있고 메벤다졸도 암세포의 세포분열을 억제하는 작용으로 동물실험과 임상실험에서 항종양 효과가 확인되었다. 또한 혈관내피세포 성장인자(VEGF) 수용체(VEGFR-2)의 활성을 억제하여 혈관 신생을 억제하는 작용도 보고되었다. 메벤다졸은 '의약품의 재개발'(Drug Repurposing)에서 발견된 약물들 중 항암 효과가 가장 기대되는 약물이다.

메벤다졸의 다양한 장점들

　첫째, 메벤다졸의 항암 효과의 가능성을 뒷받침하는 과학적 출판물과 명확한 증례 보고가 많이 있다. 둘째, 부작용이 거의 없다. 그래서 대부분의 나라에서 의사 처방 없이 구입할 수 있다. 셋째, 매우 싸다. 넷째, 거의 모든 곳에서 구입할 수 있다.

메벤다졸은 다양한 암에 효과가 있다. 특히 그중에서 부신암, 대장암, 뇌종양, 흑색종, 백혈병 등에 가장 큰 효과가 있을 것으로 보인다. 이외에도 췌장암, 폐암 등에도 효과가 있을 가능성이 있다.

메벤다졸의 유일한 단점은 체내 흡수가 환자마다 다를 수 있어 그 치료 효과도 환자마다 다를 수 있다는 점이다. 그러나 부작용이 거의 없는 데다 저렴하고 쉽게 구입할 수 있다는 걸 감안하면 난소암, 유방암, 담도암, 위암 등의 공격적인 암에서도 다른 항암 치료와 병행 투여하며 효과를 기대해 볼 수 있을 것이다. 메벤다졸 이외의 다른 구충제들도 강력한 항암 효과를 가지고 있는 것으로 보인다. 그러나 주된 기전은 메벤다졸과 다를 수 있다. 알벤다졸은 약간의 간 독성이 있지만 난소암에 효과적인 것으로 보인다. 구충제의 항암 효과에 대한 증거가 점점 많아짐에 따라 의사와 연구자가 암을 다른 관점에서 예를 들어 '기생충 질환'으로 바라보게 할 수 있다.

증례 보고

항암제와 방사선요법에도 불구하고 계속 진행되는 전이성 부신피질암 환자에게 기존의 모든 항암제를 중단하고 메벤다졸을 단독 투여(하루 100mg씩 2회)했다. 초기에 전이가 약간 퇴보했다가 메벤다졸 단독 투여 19개월 동안 암은 진행하지 않고 안정된 상태를 유지했다. 그 기간 동안 임상적으로 심각한 부작용은 없었고 삶의 질도 만족스러웠다. 메벤다졸 단독 투여 24개월 후에 암은 다시 진행했다.(Endocr Pract. 2011

May-Jun;17(3))

  수술적 절제와 항암제 투여에도 계속 진행되는 전이성 대장암 환자에게 메벤다졸을 하루 100mg씩 2회 투여했다. 6주 후 CT 검사에서 폐와 림프절의 전이 병변은 거의 완전관해를, 간의 전이 병변은 부분관해 소견이 관찰되었다. 그런데 혈액검사에서 간 효소 수치(AST/ALT)가 정상 상한치의 5~7배 상승되어 메벤다졸을 일시 중단 후 반으로 감량하여 재투여했다. 간 효소 수치는 서서히 감소했고 부작용 역시 없었다. 추후 시행한 CT에서 암은 더 이상 진행 없이 초기 관찰된 반응을 안정되게 유지했다.(Acta Oncologica volume 53, 2014, 427-428)

부작용, 용량과 투여방법

  메벤다졸은 일반적으로 정상세포에는 거의 독성이 없지만 일부 부작용이 있을 수 있다. 만성 간질환 환자에게 고용량으로 투여할 경우 골수 억제를 유발할 수 있는 것으로 나타났지만 약물 중단 후 정상으로 회복되었다. 아주 드물게 탈모증, 두드러기, 발진, 위장장애, 백혈구감소증 등의 부작용이 보고되기도 한다. 메벤다졸은 생체이용률이 낮아서 20%만 흡수된다. 또한 메벤다졸 10mg/kg 투약 후 시간에 따른 혈중 농도가 환자마다 크게 차이가 있다. 반감기는 2.8~9시간, 투약 후 최고 혈중 농도 도달 시간은 1.5~7.25시간, 최고 혈중 농도 17.5~500ng/mL로 폭이 크다.

  이처럼 혈중 농도 분포의 차이가 매우 크기 때문에 모든 사람이 높은 혈중 농도에 도달하게 하기 위해서는 위장 흡수율을 높이고 간에서 처음통과대사(first-pass metabolism)의 정도를 낮추어야 한다. 메벤다졸은 지방이 풍부한 식사와 함께 장기간 투여한다. 또한 투여 용량을 늘려 흡수를 증가시킨다. 시메티딘과 함께 투여하면 메벤다졸이 간에서 대사되는 것을 줄여 혈중 농도를 높일 수 있다(일부 논문에 따르면 50% 정도). 또한 시메티딘 자체에도 항종양 효과가 있어 두 약물의 병용이 유익하다는 보고가 있다. 다만 이런 방식으로 혈중 농도를 올리면 어느 정도 부작용을 초래할 수 있으므로 잘 관찰하는 것이 좋다. 메벤다졸 복용 방법과 용량은 아래와 같다.

- 지방이 풍부한 식사와 함께 투여
- 메벤다졸 100~500mg을 하루 2회 식사와 함께 혹은 직후에 복용
- 시메티딘 400mg을 하루 2회 메벤다졸과 함께 복용

펜벤다졸

펜벤다졸(fenbendazole)은 메벤다졸과 같은 벤지미다졸(benzimidazole) 계통의 구충제다. 펜벤다졸은 일반적으로 사람에게 사용되지 않고 물고기, 새, 포유류 같은 동물에게 사용된다. 지난 2018년 〈네이처〉지는 펜벤다졸이 항종양 활성을 보이는 새로운 미세소관 중합 억제제로서 암세포를 효과적으로 없앨 수 있는 다수의 세포 경로에 효과를 보이기 때문에 잠재적인 항암 치료제로 평가될 수 있다고 결론 내렸다. 〈네이처〉지에서 제시하는 펜벤다졸의 항암 기전으로는 미세소관 중합 억제, 프로테아좀 작용 억제, 암세포의 포도당 섭취 차단 등이 있다. 특히 펜벤다졸은 비소세포성 폐암, 림프종, 전립선암, 교모세포종(Glioblastoma) 등 많은 종류의 암에 항암효과를 보인다.

부작용, 투여방법과 용량

비록 동물에 사용되는 약이지만 사람의 경우에도 구강 섭취 시 내성이 좋은 것으로 보인다. 10일 연속 하루 500mg씩 섭취해도 내성이 좋은 것으로 나타났다.

펜벤다졸의 복용법과 용량은 다음과 같다.

3일 연속 매일 220mg 복용하고 그 후 4일간 복용을 중단한다. 그 후 다시 3일 연속 매일 220mg을 복용하고 나서 4일간 복용을 중단한다. 3일 복용, 4일 중단 스케줄로 투약을 지속한다. 펜벤다졸을 장기간 복용할 경우 하루 복용량은 220~500mg 사이가 적당하다. 펜벤다졸은 메벤다졸처럼 물에 잘 녹지 않아 생체이용률이 낮기 때문에 지방이 풍부한 식사와 함께 투여하여 흡수를 증가시키는 것이 좋다. 또한 시메티딘과 함께 투여할 경우 혈중 농도를 높일 수 있을 것으로 보인다.

intro

몸에 좋은 천 원짜리 항노화

'무병장수' 하면 대개 진시황의 '불로초'를 가장 먼저 떠올릴 것이다. 항노화 전략은 진시황처럼 많은 돈을 써서 항노화에 유익한 것을 몸에 투여하는 방법도 있고 반대로 돈을 들이지 않고 항노화에 해로운 것을 회피하는 방법도 있다. 최근 노화 관련 연구에 따르면 진시황처럼 불로초(회춘 묘약)로 몸을 채우는 값비싼 방법보다는 유해한 것을 회피하는(몸에서 비우는) 저렴한 방법이 더 효과적이다. 건강수명의 연장을 위해 더 적게 먹고, 힘들게 운동하고, 비싸고 맛있는 고기(육류) 대신 값싸고 맛없는 채식을 하고, 돈을 주고서라도 젊은 사람(젊고 건강한 똥)과 어울리고, 회춘 물질로 몸을 채우기보다 헌혈, 사혈 등을 통해 노화물질을 몸에서 비우는 '몸에 좋은 천 원짜리 항노화 치료'에 대해 살펴보자.

몸에 좋은 천 원짜리 항암제

고식적 항암 치료의 생명 연장 혜택이 약 3개월로 매우 제한적인데 반해 부작용은 심각하고 비용 대비 효과가 매우 낮다고 할 수 있다. '그렇다면 생명 연장 효과가 어느 정도 인정되고 몸에 좋으며 가격도 저렴한 항암요법은 과연 없을까?'라는 질문이 생긴다. '몸에 좋은 천 원짜리 항암제'에서 소개하고 있는 대사억제 약물들은 어느 정도 항암 효과가 있고, 여러 질병 치료 및 건강 증진을 위해 이미 널리 처방되고 있으며, 부작용은 적고 가격 또한 저렴하다. 심지어 이 대사억제 약물들을 조합하면 기존 고식적 항암 치료보다 생존기간의 연장 효과가 더 좋다고 사료된다. 한마디로 정상세포에 좋고 암세포에 나쁜 치료법인 '몸에 좋은 천 원짜리 항암제'에 대해 살펴보자.

| 파트2 |

몸에 좋은 천 원짜리 항노화/항암

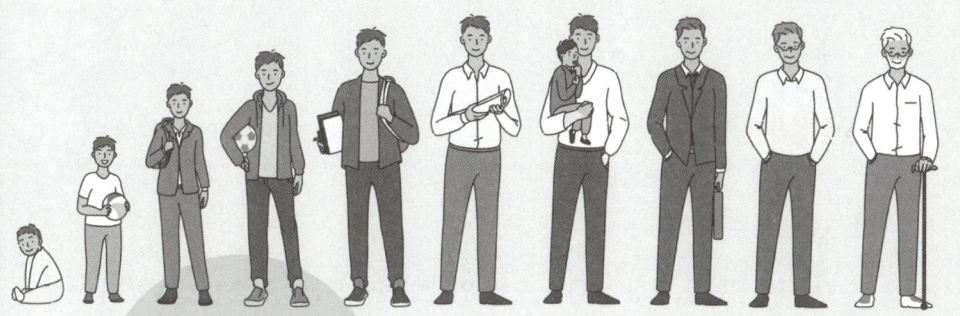

비움의 미학

1. 생활습관 개선

- 소식

칼로리 제한은 가장 강력한 수명 연장법 중 하나로 염증성 생물표지자를 감소시킨다. 특히 식이 제한은 심혈관 질환의 위험을 상당히 감소시키고, 동맥벽을 개선시킨다.

- 운동 & 적정 체중

유산소 운동과 저항성(무산소/근력) 운동은 노쇠와 근육감소 방지에 효과적이다. 운동의 항염증 및 항산화 특성 때문에 노화와 관련된 근육감소증에 대한 보호 작용이 있다. 운동과 체중 감소를 함께하면 기능 상태를 개선하고 심혈관 질환의 위험을 감소시킨다.

- 채식 위주의 식단

지중해식 식단은 심혈관 이환율과 사망률, 허약함의 위험을 낮춘다. 천연 식이성 플라보노이드는 노화세포 억제와 제거 효능이 뛰어나다. 천연 식이성 플라보노이드는 과일, 채소, 곡물 등에 많이 함유되어 있으므로 육류보다는 채식 위주의 식단이 좋다.

2. 장내 미생물군 구성 변화 및 장 투과성 증가

나이가 들수록 전체 세균 수는 큰 변화가 없으나 장내 세균의 다양성이 줄어들고 유익균이 감소하며 유해균이 증가한다. 장내 미생물군의 불균형은 장 투과성을 증가시키고 따라서 세균과 그 부산물이 혈액으로 흡수되어 만성 염증 유발 상태에 기여한다.

- 아연 L-카르노신 복용(polaprezinc: 75mg/T에 아연 17mg, 카르노신 59mg, 116원/T)

아연 L-카르노신은 안전한 장 점막 보호제로 궤양, 미란, 점막염 등의 장점막 질환에 사용된다. 또한 체내외 실험 모두에서 장 점막 투과성 감소에 유익한 효과를 보인다.

- 장내 유익균(유산균)과 프리바이오틱스(식이 섬유) 섭취 & 칼로리 제한

이론적으로 장내 유익균과 프리바이오틱스 혹은 그 둘의 결합물을 투여해서 노화된 장내 미생물군의 구성을 건강한 장내 미생물군으로 개선시킬 수 있다. 또한 칼로리 제한은 미생물군 구성을 변화시키고 염증을 낮추는 한편 장벽의 온전함을 개선한다.

- 젊고 건강한 똥 이식

최근 젊은 사람의 대변을 노인에 이식하면 수명을 연장할 수 있다는 가능성을 보여준 연구들이 발표되고 있다. 젊고 건강한 사람의 대변을 내시경으로 장에 직접 주입하거나 캡슐로 복용할 수 있다. 또는 젊고 건강한 사람과 함께 생활하면 젊고 건강한 장내 미생물군에 오염된 음식물이나 식수를 함께 섭취함으로써 장 환경을 건강하게 재구성할 수 있다. 한 연구에 따르면 늙은 파리의 대변을 먹은 젊은 파리는 대조군(젊은 파리 대변을 먹은 젊은 파리)에 비해 수명이 현저히 감소하고 장벽 기능 장애 발생률이 증가했다.

3. 세포 노화 & 노화세포 표적치료

50세 전후가 되면 더 많은 노화세포들이 축적되기 시작하고, 이 노화세포 축적은 노화의 근본 원인이라고 생각된다. 노화세포 표적 요법 약물은 노화세포의 선택적 세포사를 유도하는 노화세포 제거제(senolytics)와 노화 표지자를 억제하는 노화세포 억제제(senomorphics)가 있다.

- 노화세포 제거제 아지트로마이신(250mg/T, 1,079원/T)

노화세포 제거제 중에 마크로라이드계 항생제인 아지트로마이신은 폐렴 같은 급성 세균 감염 시 항균 및 항염 효과를 기대하면서 적극적으로 사용해 볼 수 있다. 만성 감염 혹은 만성 염증성 질환자에게 특히 더 많은 노화 세포들이 축적되기 시작하는 50세 이후에 간헐적 또는 정기적으로 사용할 수 있다.

- 노화세포 억제제 메트포르민[70원/T(500mg), 112원/T(1000mg)]

  2형 당뇨병 환자에게 흔히 사용되는 메트포르민도 강력한 노화억제제이다. 메트포르민의 치료 효과는 당뇨병 치료 이외에 인슐린 저항성, 비만, 간 질환, 심혈관 질환, 암, 신장 질환 및 신경 퇴행성 질환을 포함하는 노화-관련 장애로 확대되었다. 메트포르민은 당뇨병에 미치는 영향과는 별개로 여러 다른 유기체 모델에서 건강수명과 수명을 증가시킨다.

4. 퇴화된 세포 물질의 재활용, 제거 기능 저하 & 염증조절복합체의 활성화 억제

- 염증조절복합체 활성화 억제제 콜키신[0.5mg(0.6mg, 75원/T)]

  염증조절복합체의 활성화를 억제하는 콜키신은 항염증 작용을 통해 혈관노화에 효과가 있음이 밝혀져 심혈관질환 2차 예방 치료제로 2020년 유럽심장학회 가이드라인에 포함되었다. 콜키신은 혈관벽 내에서 대식세포가 포말세포(foam cell)로 전환되는 것과 콜레스테롤 결정으로 인한 NLRP3 염증조절복합체의 활성화를 억제해 항동맥경화와 동맥경화반 안정화 효과를 나타낸다.

5. 면역세포의 내재적 결함 & 항노화 혈액 재생 의학 치료

- 혈액 희석 및 혈장 교환(헌혈, 무료)

  혈액 희석 및 혈장 교환을 통해 혈장 속 노화와 관련된 분비 표현형(senescent-associated secretory phenotyp, SASP)을 제거하면 항노화 및 조직 재생을 기대할 수 있다. 혈액 희석의 방법은 헌혈 및 수분 섭취, 사혈(phlebotomy, 정맥절개술) 및 수액(생리식염수 + 5% 알부민) 투여 등이 있다. 헌혈은 금기 사항만 없으면 가까운 헌혈의 집에서 편하게 무료로 시행할 수 있다. 헌혈에 대한 금기 사항이 있다면 병원에서 정맥절개술로 체내 혈액을 각 회당 500ml 정도 빼낼 수 있다. 정맥절개술은 혈청 페리틴 수치를 50-100 mcg/L 정도 유지하면서 시행하면 혈장 속 SASP와 체내 철을 제거하는 안전하고 효과적인 방법이다.

치료용 혈장교환술이 혈장 속 SASP를 가장 효과적으로 대규모로 제거할 수 있는 방법이다. 치료용 혈장교환술은 현재 항노화 치료에 대해서 보험이 인정되지 않아 비싸지만 추후 이에 대한 좋은 연구 결과가 많이 축적되면 보험 인정을 기대할 수 있을 것이다.

- 자가혈액 혈소판 풍부 혈장

혈소판 풍부 혈장은 자가혈액이므로 경정맥으로 투여해도 부작용이 거의 없고 혈액 내로 풍부한 성장인자를 제공할 수 있어 기대 효과를 얻을 때까지 안전하게 반복적으로 투여할 수 있다.

- 자기조직 줄기세포 이식

자가혈액 줄기세포 경정맥 투여는 혈소판 풍부 혈장에 비해 줄기세포와 성장인자가 더 높은 농도로 농축되어 있어 노화관련 질환 치료에 더 큰 효과가 예상되지만 아직 그 안정성과 유효성에 대한 임상 자료가 다소 부족하고 치료 비용도 좀 높은 편이다. 특히 종양 발생 가능성 문제도 해결되어야 한다. 따라서 자가혈액 줄기세포 경정맥 투여는 종양에 이환된 과거력이 없고 종양 발생 위험이 높지 않은 환자에게 선택적으로 노화 관련 질환 치료에 적용해 볼 수 있을 것이다.

건강수명(healthspan)

인생 100세 시대

전체 인구 중 65세 이상의 노인이 차지하는 비율이 7% 이상이면 고령화 사회, 14% 이상이면 고령사회, 20% 이상이면 초고령 사회로 분류한다. 통계청에 의하면 우리나라는 2026년에 초고령사회에 진입할 것으로 전망하고 있다. 기대수명(life expectancy)은 0세의 출생아가 향후 생존할 것으로 기대되는 평균 생존연수를 뜻한다. 2019년 대한민국의 기대수명은 남자 80.3세, 여자 86.3세로 조만간 '인생 100세 시대'를 앞두고 있다. 심지어 2500년 대한민국의 기대수명은 무려 154세이다. 이렇게 평균수명이 늘어나는 가장 큰 이유 중 하나가 의료기술의 눈부신 발전이다.

노화지연과 회춘

포유동물의 경우 한계수명(생리적 최대수명)은 성숙하는 데 걸리는 기간의 6배를 기준으로 한다. 인간의 경우 성숙될 때까지 약 20년이 걸리므로 한계수명은 약 120년 정도된다. 2500년 대한민국의 기대수명 154세는 인간의 한계수명을 아득히 넘어서는 수치다. 과연 인간이 자연의 법칙을 넘어 한계수명 이상으로 생존할 수 있을까?

그 가능성은 유도만능줄기세포(induced pluripotent stem cells, iPS 세포)에서 엿볼 수 있다. 하나의 수정란이 분열되어 배아세포로 되고, 그 미숙한 배아세포가 증식과 세포분화를 반복하여 우리 몸이 완성된다. 미숙한 배아세포가 다른 기능을 가진 체세포로 성숙하는 과정을 세포분화라고 하며 최근까지 세포분화는 돌이킬 수 없다고 여겨졌다. 그 생각을 무너뜨린 것이 유도만능줄기세포다.

체세포에 몇 개의 다능성 유도인자를 투여한 후 세포 배양하면, 역분화를 통해 모든 세포로 분화가능하고 무한증식 가능한 만능성 줄기세포인 iPS 세포를 만들 수 있다. iPS 세포에 다른 체세포로의 분화를 유도하는 인자를 투여하여 세포 배양하면 간세포, 심근세포 등 다른 체세포로의 분화를 유도할 수 있다. 체세포에서 iPS 세포로의 역분화는 성숙한 세포를 배아세포와 같은 다능성(pluripotency) 줄기세포로 초기화할 수 있는 것을 의미하고, 이는 세포의 시간을 되돌릴 수 있다는 것을 보여준다. 이 세포 역분화를 통해 생물학적으로 시간을 되돌리는 것, 즉, 회춘이 가능할 수 있다.

항노화 치료는 노화 시계를 지연시키거나 노화 시계를 되돌려 평균 기대수명을 연장시키는 것을 말한다. 단순히 기대수명을 연장하는 것이 아니라 심혈관 질환, 노쇠, 근육감소증 등 노화 관련 질환을 개선시켜 건강수명을 연장하는 것이 더욱 중요하다.

건강수명

건강수명은 평균수명에서 병이나 부상 등의 '평균장애기간'을 차감한 수명을 말한다. 즉, 건강이 좋지 않았던 햇수를 산출, 이를 전체 평균수명에서 뺀 것으로 사망 시까지 순수하게 건강한 삶을 살았던 기간을 가리킨다. 예를 들어 평균수명이 82세이고 건강수명이 64세라면, 무려 일생의 20% 이상을 질병 및 부상 등으로 고통을 겪었다는 뜻이 된다. 선진국에서는 건강지표로 평균수명보다 건강수명이 훨씬 중요하게 인용된다.

신체 나이

신체 나이란 주민등록상의 나이가 아니라 전반적인 신체기능에 따라 정해지는 나이다. 신체기능이란 사람의 생명을 유지하기 위한 심뇌혈관계, 신경계, 근골격계 등의 건강 상태를 의미한다. 일반적으로 25세의 신체기능을 100%로 보고, 이 기능이 현재 몇 %인가에 따라 신체 나이가 결정된다. 신체 나이를 측정하는 방법은 같은 연령대의 평균적인 체력이나 기능을 기준으로 하는 방법과 건강 위험도를 기준으로 하는 방법이 있다. 평균 체력이나 기능을 기준으로 할 때는 근육량, 근력, 기초대사량, 체지방, 폐활량, 운동능력 등을 측정한다. 건강 위험도를 기준으로 할 때는 식습관, 흡연, 운동, 음주, 수면 등의 생활습관과 더불어 체지방, 혈당, 콜레스테롤, 혈압, 염증 인자, 골밀도 등을 측정해 종합적으로 산출한다.

노화 속도

 세포의 노화 과정은 오래되어 손상된 세포를 제거하는 정상적인 세포 내 과정이다. 그런데 축적된 노화세포들은 일종의 세균 감염처럼 주위 정상 세포에 노화 상태를 전염시킬 수도 있고 이로 인해 노화는 더욱 촉진될 수 있다. 이와 관련된 재미있는 실험이 있다. 연구진은 생후 3개월 된 젊은 쥐에게 생후 2년이 거의 다 된 늙은 쥐의 피를 수혈했다. 수혈 2주 후 젊은 쥐의 몸에서 노화세포 수가 크게 증가했다. 젊은 쥐의 간, 신장, 근육 등 여러 기관의 세포들은 손상을 입고 세포 분열을 멈췄으나 죽은 것은 아닌 좀비와 비슷한 노화세포가 됐다. 특히 간과 뇌에서 이런 현상이 두드러졌다. 한 번의 단일 혈액 교환 후에도 늙은 쥐의 혈액은 젊은 쥐의 세포와 조직의 노화를 유도했다. 그런데 혈액 교환 전에 늙은 쥐에게 노화세포 제거 약물을 투여하면, 늙은 피의 노화 유도 작용이 폐지되고 늙은 피가 젊은 쥐에게 미치는 노화 촉진 영향을 약화시킨다.

 이는 세포 노화가 단순히 오랫동안 쓰면서 닳아 해지는 마모 현상이 아님을 시사한다. 세포 노화는 단순히 나이와 함께 증가하는 스트레스와 손상에 대한 반응도 아니고 시간 순서대로 발생하는 세포-내재적 현상도 아니다. 대신에, 노화는 늙은 피로부터 어린 쥐에게 빠르고 강력하게 전염된다. 노화세포는 증식을 멈추는 대신 노화 관련 분비표현형(SASP)이라고 불리는 염증성 물질과 단백질 분해 효소 등을 분비한다. 연구진은 늙은 쥐 혈액 내 노화세포에서 분비되는 이러한 인자들이 혈액 속을 순환하면서 젊은 쥐의 세포와 조직을 노화시키는 것으로 보인다고 밝혔다. 이 실험 결과는 세포 노화는 세균감염처럼 전염될 수 있고, 항생제로 세균감염을 치료하듯 노화세포 제거제로 세포 노화의 전염을 막을 수 있다는 것을 시사한다.

　노화에 따라 축적되는 노화세포를 제거하는 것은 오래된 순환 혈액을 회춘시키고 여러 조직의 건강을 개선한다.(Nature Metabolism volume 4, pages995 - 1006 (2022)) 즉, 노화세포는 많은 염증 매개체를 분비하여 만성 염증을 유발한다. 이 축적된 노화세포들은 일종의 세균 감염처럼 주위 정상 세포들에게 노화 상태를 전염시킬 수 있어 노화는 더욱 촉진될 수 있다.

　노화는 많은 질병과 병적 상태의 가장 큰 위험 요소이고 심장병, 당뇨병, 치매, 암과 같은 질병으로 이어질 수 있다. 노화 과정 표적치료로 노화 속도를 지연시킬 수 있다면, 단순히 평균 기대수명을 연장시키는 것이 아니라 실제 나이보다 더 젊은 신체기능을 유지하면서 건강수명의 연장을 기대할 수 있을 것이다.

염증 노화

　염증노화란 나이 든 유기체의 세포와 조직에서 염증반응촉진 표지자 수치가 높은 염증성 상태를 말한다. 염증노화는 심혈관 질환이나 노화와 연관된 많은 만성 질환의 명백한 위험 인자다. 염증노화의 잠재적 기전으로 거론되는 것은 유전적 감수성, 중심성 비만, 장 투과성 증가, 장내 미생물군 구성 변화, 세포 노화, 결절유사 수용체 단백질3 염증조절복합체(Nod-Like Receptor Protein3(NLRP3) inflammasome)의 활성화, 미토콘드리아 기능 장애로 인한 산화 스트레스, 면역세포 조절 장애, 그리고 만성 감염 등이다. 염증노화의 잠재적 기전들을 표적으로 삼음으로써 노화 속도를 지연시켜 건강수명을 연장할 수 있으리라 기대된다.

항노화 혈액 재생 의학

여러 임상 분야에서 재생의학의 발전은 조직 복구(tissue repair) 분야에 혁명을 일으키고 있으며 경제적이고, 사용하기 쉽고, 부작용이 없으며, 덜 침습적인 치료 도구를 제공한다. 그러나 특정한 의학적 치료 프로토콜을 확립하기 위해선 적절한 임상 시험을 설계하는 것이 필요하다. 항노화 혈액 재생의학 분야에서 최근 많은 관심을 받으며 연구되고 있는 혈액 희석, 자가혈액 혈소판 풍부 혈장, 자기조직 줄기세포 이식에 대해 살펴보자.

1) 혈액 희석(hemodilution) : 혈액 내 노화물질 제거

많은 노화세포는 노화 관련 분비 표현형(SASP)을 발생시켜 염증과 노화를 촉진하는 광범위한 분자를 분비한다. SASP에는 염증성 사이토카인, 케모카인, 성장인자, 단백질분해효소, 생체활성지질, 억제분자, 세포외 소포, 대사산물, 지질과 다른 요소들이 포함되어 있고, 이것은 만성 염증 및 조직 기능 장애를 촉진할 수 있다. SASP는 주로 주변분비 형식으로 이웃 정상 세포들에게, 일부는 혈액을 통해 전신적으로 세균 감염처럼 전염될 수 있다. 혈장 속 SASP를 제거하면 항노화 및 조직 재생과 줄기세포 활성화의 계기가 될 수 있을까? 이와 관련하여 '혈장 교환이 신체의 재생 능력을 푸는 열쇠가 될 수 있다'는 놀라운 논문을 소개하겠다.

늙은 쥐의 혈장의 절반을 생리식염수와 알부민의 혼합물로 대체할 경우 젊은 쥐의 혈액으로 교환하는 것에 비해 근육 회복 증진이나 해마 신경 생성 증가 및 간 지방증 및 섬유증 감소에 동일하거나 더 강한 회춘 효과가 있었다. 단 한 번의 혈장 교환으로도 노화의 징후를 역전시키고 근육, 뇌 및 간 조직을 재생시킨다. 알부민은 혈장 내에 풍부하게 존재하는 단백질로, 알부민 투여는 혈장의 절반이 제거됐을 때 손실된 만큼의 알부민을 대체하는 역할을 한다. 이 발견을 통해 회춘의 지배적인 모델이 '노화에 따라 감소하는 여러 요인을 젊은 혈액으로 보충'하는 것에서 '노화에 따라 증가하는 잠재적 유해 요인을 제거'하는 것으로 바뀐다.

인간의 경우, 혈장의 조성은 치료용 혈장 교환 또는 혈장 사혈(plasmapheresis)이라는 임상 시술로 바뀔 수 있다. 치료용 혈장 교환은 미국 FDA로부터 여러 가지 자가면역질환 치료에 사용할 수 있다는 승인을 받았다. 치료용 혈장 교환은 약 2시간에서 3시간 정도 걸리는데, 부작용은 없거나 경미하다. 혈장의 단백질 분석 결과, 혈장 교환 과정은 '분자 재설정 버튼'과 거의 같은 역할을 한다. 즉, 혈장 교환은 나이가 들면서 증가하는 다수의 염증 촉진성 단백질의 농도를 낮추고 혈관 형성을 촉진하는 단백질 같은 유익한 단백질은 대규모로 반등하게 한다.

현재 연구팀은 인간의 혈장 교환이 노화 관련 질병을 치료하고 전반적인 노인 건강을 증진시킬 수 있는지 밝히기 위해 마무리 임상 실험을 진행 중이다.

2) 자가혈액 혈소판 풍부 혈장 : 혈액 내 성장인자 제공

혈소판 풍부 혈장 사용은 강력한 세포 활성화와 분화를 이용하는 재생의학으로 임상에서 흔히 사용되는 의학 기술이다. 혈소판 풍부 혈장은 혈소판에서 유도된 성장인자로 인해 말초 혈액보다 성장인자 농도가 10배 정도 높다. 현재 혈소판 풍부 혈장 사용과 관련, 가장 과학적인 증거가 확인된 의료 분야는 치과(치조상 수리) 및 외상학(관절 장애, 건병증, 인대 부상, 반월판병증)이다. 그러나 비록 과학적 근거는 아직 미약하지만, 그 이외의 많은 질환에서 경험적으로 사용되고 있다.

혈소판 풍부 혈장을 응용하기에 가장 유망한 의학 분야는 신경학, 신경내분비학 그리고 신경재활학이다. 신경조직에서 혈소판 유래 성장인자는 차별화된 신경재생, 항세포사멸, 면역 조절 및 신경보호 효과를 보인다. 따라서 의학적 관점에서 보면 알츠하이머나 뇌혈관 사고, 척수 손상, 저산소성·무산소성 뇌성마비 같은 신경퇴행성 또는 무산소·저산소 병리 상태에 충분히 적용해 볼 수 있다.

실제 경정맥으로 혈소판 풍부 혈장을 투여받은 뇌성마비 환자의 증례를 소개한다.

뇌성마비와 인지 장애, 심각한 전신성 경련을 앓고 있는 6세 소년에게 농축된 혈소판 풍부 혈장(25cc)을 정맥 주사하고 3개월과 6개월에 걸쳐 추적 관찰했다. 그 결과 주사 부위의 작은 혈종을 제외하고는 부작용이 나타나지 않았다. 3개월과 6개월 추적 관찰 기간에 인지영역(기억, 더 복잡한 작업을 수행할 수 있는 능력 및 새로운 기술의 습득)과 언어에서 명확한 개선이 관찰되었고, 혈장 내 성장인자의 수치를 그 연령대 평균보다 3~5배 높게 유지했다.

따라서 이와 비슷한 뇌성마비 환자들에 대한 경정맥 혈소판 풍부 혈장 투여는 혈소판에서 유래한 내인성 성장인자의 신경자극력과 신경재생력을 이용하는 데 유용한 것으로 보인다.

합성 성장 호르몬을 뇌성마비 환자에게 투여한 경우에도 신경 보호 및 신경 재생 자극 효과가 관찰된다. 특히 인지 분야에서 기능의 개선이 나타난다. 그러나 합성 성장 호르몬 치료는 비용이 많이 든다. 반면에 자가혈액 혈소판 풍부 혈장은 단 한 번 국소 또는 전신 투여한 경우에도 합성 성장 호르몬 투여와 유사한 장기적인 치료 효과를 나타낼 수 있다. 따라서 혈소판 풍부 혈장은 뇌성마비 치료에 있어 합성 성장 호르몬 치료의 저비용 고효율 대안이 될 수 있다.

3) 노화 줄기세포와 자기조직 줄기세포 이식

노화세포는 일종의 좀비 세포로, 죽은 것은 아니나 손상을 입고 세포 분열이 멈춰 있다. 이에 반해 줄기세포는 미분화 세포로, 대칭적 또는 비대칭적인 세포 분열을 통해 특정한 기능을 가지는 세포로 분화하거나 자가재생산을 유지할 수 있다. 그런데 노화세포가 다른 건강한 세포를 전염시키는 것처럼, 노화가 진행됨에 따라 줄기세포도 그 수가 감소하고 기능 장애가 발생한다. 2005년 115세로 사망한 네덜란드의 한 여성의 혈액에는 줄기세포가 단 두 개만 남아 있었다는 연구 결과도 있다.

노화된 줄기세포는 자가재생산, 비대칭분열, 분화유연성(plasticity) 등의 기능 장애가 동반된다.

노화 관련 치료에 줄기세포 치료법을 적용할 때는 노화된 줄기세포와 노화된 몸을 동시에 치료해야 한다. 노화된 몸을 치료하지 않은 상태에서 줄기세포를 주입하면 건강 증진과 노화 회복에는 일부 도움이 될 수 있지만 주입된 줄기세포는 노화된 몸에 축적되어 있는 다량의 노화세포와 그들이 분비하는 SASP에 전염되어 기능 장애를 일으킬 것이다.

줄기세포와 우리 몸은 '종자와 밭'의 관계와 유사하다. 수확을 늘리기 위해서는 좋은 종자를 좋은 밭에 심어야 한다. 종자나 밭 둘 중 어느 하나라도 문제가 있으면 좋은 수확을 기대하기는 어렵다.

줄기세포를 노화된 몸에서 추출해 체외증식으로 세포 수를 증가시키고 기능을 활성화시킨 다음 체내 재주입하는 동시에 노화된 몸을 대상으로 항노화 치료를 지속하면 줄기세포 치료 효과를 항진시킬 수 있다. 제대혈 은행처럼 신체가 노화되기 전 젊은 줄기세포를 미리 추출해 저장해 두었다가 몸이 노화된 후에 재투입하는 것도 고려할 수 있다. 또한 항노화 치료를 통해 몸의 노화 상태가 개선되면 체내 줄기세포의 노화 상태 개선 및 활성화를 기대할 수도 있다.

항노화 혈액 재생 의학 치료

- 혈액 희석 및 혈장 교환: SASP 제거

메트포르민 같은 노화세포 억제제는 노화세포의 SASP 발현을 억제함으로써 노화를 억제한다. 노화세포에서 분비된 SASP는 주변 정상 세포들뿐만 아니라 혈액을 통해 전신의 정상 세포들을 세균 감염처럼 노화시킬 수 있다. SASP 발현을 억제하는 노화세포 억제제처럼 혈액 희석 및 혈장 교환을 통해 혈장 속 SASP를 제거하면 항노화 및 조직 재생을 기대할 수 있을 것이다.

1) 헌혈+수분 섭취

헌혈을 통해 혈장 속 SASP를 제거할 수 있다. 전혈 헌혈의 경우, 혈장 속 SASP뿐만 아니라 체내 철을 제거할 수도 있다. 빈혈 등이 있는 경우는 성분 헌혈인 혈장성분 헌혈을 통해 혈장 속 SASP를 제거할 수 있다. 헌혈에 대한 금기 사항만 없으면 가까운 헌혈의 집에서 편하게 무료로 시행할 수 있다.

헌혈의 종류는 전혈 헌혈과 성분 헌혈로 나뉜다. 전혈 헌혈은 혈액의 모든 성분(혈액세포와 혈장)을 한번에 채혈하는 방법으로 헌혈자의 연령 및 체중에 따라 320ml, 400ml 전혈 채혈 등이 있다. 성분 헌혈은 혈액성분채혈기를 이용하여 혈소판, 혈장, 적혈구, 백혈구 등 필요한 특정 성분만을 분리하여 채혈하고, 나머지는 헌혈자에게 되돌려주는 헌혈 방법이다. 성분 헌혈은 혈소판 성분 헌혈과 혈장 성분 헌혈 등이 있다.

2) 정맥절개술+수액(생리식염수 + 5% 알부민)

헌혈에 대한 금기 사항이 있다면 병원에서 정맥절개술(phlebotomy)을 통해 체내 혈액을 각 회당 500ml 정도 빼낼 수 있다. 혈청 페리틴 수치를 50-100mcg/L 정도 유지하면서 시행할 경우 정맥절개술은 혈장 속 SASP와 체내 철을 제거하는 가장 안전하고 효과적인 방법이다.

몇몇 논문에 따르면 말초동맥질환 환자의 경우 정맥절개술을 통한 체내 철 감소가 모든 원인 사망률뿐 아니라 심근경색과 뇌졸중 위험 감소, 암 발생률과 사망률 감소에도 관련이 있다. 말초동맥질환은 동맥경화로 인한 대표적인 혈관노화질환 중 하나이고 대부분 고령에서 발생하므로, 체내 철 감소와 함께 혈장 속 SASP의 감소도 역할을 하는 것으로 보인다.

3) 치료용 혈장교환술

혈장 속 SASP를 가장 효과적이고 대규모로 제거할 수 있는 방법은 치료용 혈장교환술(plasma exchange)이다. 하지만 치료용 혈장교환술은 주로 기존 치료법에 듣지 않고 위독한 자가면역질환이나 면역복합체병(혈전성 혈소판 감소성 자반증, 중증 근무력증, 길랭-바레 증후군, 수혈 후 자반증) 등에서만 시도되고 있다. 추후 노화와 혈장교환술에 대한 좋은 연구 결과가 많이 축적되어야 보험 인정을 받을 수 있을 것이다.

치료용 혈장교환술은 혈장반출(plasmapheresis) 요법이라고도 한다. 환자의 혈장에 존재하는 질병 유발 항체 또는 유해 물질들을 체외순환에 의해 기계적으로 제거하고, 4~5% 알부민 또는 신선동결혈장(Fresh frozen plasma, FFP) 등의 보충액(replacement fluid)을 주입해 질환과 병태의 개선을 시도하는 치료법이다. 단, 혈장교환술에 의한 효과는 단기간이고 일과성이기 때문에 효과를 유지하기 위해서는 반복 시행해야 한다.

- 자가혈액 혈소판 풍부 혈장

혈소판 풍부 혈장은 경정맥으로 투여해도 자가혈액이므로 부작용이 거의 없고 혈액 내로 풍부한 성장인자를 제공할 수 있어 기대하는 효과를 얻을 때까지 안전하게 반복적으로 투여할 수 있다.

- 자기조직 줄기세포 이식: 자가혈액 줄기세포 경정맥 투여

국내 모 벤처기업에서 골수와 말초혈액에서 추출한 조혈모세포의 기능을 활성화시켜서 체내 재주입하는 방법의 자기조직 줄기세포 이식술을 개발하고 여러 병원과 제휴해 임상적 응용과 연구를 시행하고 있다. 안정성과 유효성에 대해 어느 정도 인정을 받아 연골결손, 중증하지허혈, 급성심근경색 등에 대한 새로운 치료법으로 신의료기술 인증을 받았다. 혈소판 풍부 혈장에 비해 줄기세포와 성장인자가 더 높은 농도로 농축되어 있어 노화 관련 질환, 탈모/피부질환, 성기능 개선 등에 더 큰 효과가 기대되지만 아직 그 안정성과 유효성에 대한 임상 자료가 다소 부족하고 치료 비용도 좀 높은 편이다. 특히, 줄기세포 치료 시 종양 발생 가능성이 있다는 문제점도 해결되어야 한다. 따라서, 자가혈액 줄기세포 경정맥 투여는 종양에 이환된 과거력이 없고 종양 발생 위험이 높지 않은 환자에게 선택적으로 노화 관련 질환 치료에 적용해 볼 수 있을 것이다.

비움의 의학, 물로 포도주 만들기

배부름보다 굶주림에 익숙한 인간

현생 인류 역사의 대부분을 차지하는 구석기 시대에 우리 조상들은 먹이 사슬의 최하위 초식(종자)동물로서 빙하기와 간빙기가 주기적으로 나타나는 극한 기후 환경 속에서 전투 능력이 월등한 육식동물들을 피해 대부분 채집 활동과 일부분 수렵 활동으로 간신히 살 수밖에 없었을 것이다. 이처럼 우리 인간은 오랜 세월 동안 배부름보다 굶주림에 익숙해져 왔다. 먹을 것을 구하지 못해 굶는 경우가 빈번했고, 굶주림 기간을 극복하여 생존 가능성을 높이기 위해서 우리 몸은 다양한 생존 메커니즘을 발달시켰다.

생존 메커니즘은 크게 두 가지 방향이었다. 첫째, 어렵게 구한 영양소를 섭취할 때는 에너지 저장 능력을 최적화했고 둘째, 평소 일상적인 영양소 결핍 때는 생존 메커니즘을 활성화했다.

먼저, 최적화된 에너지 저장 능력의 예는 '체지방'에서 살필 수 있다. 동물의 입장에서 풍부한 열량과 단맛이 강한 과당을 많이 함유한 과일은 음식이 부족한 겨울을 극복하는 데 소중한 에너지원이다. 대부분의 과일은 가을에 과일 속 전분을 과당으로 숙성시키는데, 과당은 포도당보다 효율적으로 지방산과 중성지방으로 변환되어 저장될 수 있다. 겨울이 오기 전 과당을 많이 섭취하여 체내에 최대한 체지방을 저장해 놓는 것은 겨울철 생존에 큰 도움이 된다.

반면에 영양소가 결핍될 때는 체내 다양한 생존 메커니즘들이 활성화된다. 세포는 증식과 성장을 억제하고 유지와 보수에 에너지를 투자해 스트레스 저항성을 높여 생존 가능성을 향상시킨다. 굶주림이나 단기간 단식으로 영양소가 결핍되면 정상 세포에서 대사율을 하향 조절하고 활성산소종 제거를 증가시키며 DNA 복구 과정을 활성화시킨다.

세포 비움

- 소식과 운동 : 세포 내 곳간 비우기

그런데 1만 년 전 마지막 빙하기가 끝나고 농경과 목축이 시작된 후 곡물 즉 탄수화물의 섭취가 늘어났다. 산업혁명 이후 정제된 탄수화물의 섭취가 늘어났고, 최근에는 설탕과 이성화당(고과당, 콘시럽 등) 같은 흡수가 빠른 단순 당류의 섭취가 증가했다. 또한 가축에게 먹일 사료용 곡물 생산의 증가로 목축이 발달함에 따라 육류 섭취도 증가했다.

현대 문명의 발달과 함께 정제된 탄수화물과 육류 등의 고칼로리 섭취와 운동량의 감소가 급격히 일어나면서 우리 신체는 이에 적응하지 못한 채 비만, 인슐린 저항성, 당뇨, 고혈압, 고지혈증 등 만성 대사증후군에 고통받고 있다.

비만은 골격근, 지방조직, 간 등에서 포도당과 지방이 글리코겐, 중성지방 형태로 많이 저장되어 세포 내 저장 창고의 여유가 없는 상태이다. 그러므로 비만이 되면 인슐린이 분비되어도 더 이상 세포 내 저장 공간의 여유가 없으므로 세포로 흡수되는 포도당이 감소하여 혈중 포도당 수치는 상승하게 되고 인슐린 저항성이 증가한다. 인슐린 저항성과 만성 대사증후군을 개선하기 위해서는 소식(저칼로리 식이)과 운동으로 세포 내 곳간을 비워야 한다. 소식을 꾸준히 실천하기 어렵다면 적어도 간헐적으로 단기간 단식을 시행하여 우리 몸의 유익한 생존 메커니즘들을 단련시켜야 한다. 감염 질환 시 흔히 발생하는 식욕 부진도 생존 메커니즘을 항진시키기 위한 숙주 방어 전략이라 할 수 있다.

마음 비움: 행복 채움

– 행복 공식을 알아야 행복해질 수 있다

  조디 피코(Jodi Picoult)는 자신의 소설 〈19분〉에서 '행복 공식'을 소개한다. 그 공식은 현실을 기대로 나눈 것이다. 즉 '행복=현실/기대'이다. 행복해지기 위해서는 분자인 현실을 늘리면 된다. 반대로 분모인 기대를 줄여도 행복해질 수 있다.

  사람들은 대체로 분자인 현실을 개선하여 좀 더 행복해지려고 한다. 보통 현실은 돈과 물질로 대변될 수 있다. 요즘 같은 자본주의 무한 경쟁 시대에 모두가 자신이 기대한 만큼 돈과 물질을 소유하기란 결코 쉽지 않다. 또한 분자인 돈과 물질을 더 많이 소유할수록 분모인 기대가 그만큼 더 커져서 행복 분수 값은 비슷하거나 오히려 작아지게 된다.

현실적으로 보면 분자를 키우는 대신 분모인 기대를 작게 만드는 것이 오히려 훨씬 쉽고 더 효과적이다. 분자인 돈과 물질을 자신이 기대한 만큼 소유할 수 있는 사람은 극소수에 불과하다. 하지만 분모인 욕심과 기대감을 줄이는 것은, 이것이 진정 행복해지는 효과적인 방법임을 깨닫고 결심만 하면, 누구나 실천할 수 있다. 우리나라 행복지수가 OECD 국가 중 최하위 수준인 것은 비록 분자인 돈과 물질의 풍요가 선진국 반열에 올라설 정도로 개선되었지만 분모인 삶의 기대치가 그 이상으로 너무 커졌기 때문이다. 반면 국민소득이 우리나라의 수십 분의 일에 불과한 최빈국 중 하나인 히말라야의 부탄은 국민의 97%가 스스로 행복하다고 느낀다.

- **행복 공식과 도파민 보상체계**

행복 공식을 도파민 보상체계 관점으로 살펴보면, 분자인 현실은 현재 소유(돈, 물질 등)하거나 소비(술·음식, SNS·쇼핑 등)한 행위에서 느끼는 쾌감에 해당하고, 분모는 이전에 경험했던 최고 쾌감에 대한 기대에 해당한다. 현재의 소유나 소비 행위는 도파민 분비로 도파민 보상체계를 활성화시켜 쾌감을 주지만, 일정 기간이 지난 후에는 내성이 발생하고 도파민 보상체계가 약화되며 쾌감의 정도가 많이 감소하게 된다. 반면, 분모인 이전에 경험했던 최고 쾌감에 대한 기대감은 지속되고, 이 기대감을 충족하기 위해서는 이미 발생된 내성을 극복해야 하므로 더 많은 소유와 더 자극적인 소비가 필요하다. 그런데, 더 많은 소유와 더 자극적인 소비는 최고 쾌감의 정도를 일시적으로 상승시키지만 또 내성이 발생하여 느끼는 쾌감은 거의 평상시 수준으로 감소한다. 반면, 최고 쾌감에 대한 기대치는 오히려 더 상승하게 된다. 결국, 더 많은 소유와 더 자극적인 소비는 행복 분수 값을 점점 작아지게 하여 우리를 더욱 불행하게 만든다.

반면에 최고 쾌감에 대한 기대감을 줄이고 더 많은 소유와 자극적인 소비에 대한 노력을 줄이거나 중단하면, 분모인 최고 쾌감에 대한 기대치는 작아지게 되고, 도파민 보상체계는 오히려 강화되어 더 적은 소유와 덜 자극적인 소비(운동/산책, 독서, 풍경보기, 명상 등)에도 쾌감을 얻을 수 있고 분자인 쾌감 정도는 평상시 수준으로 유지할 수 있어, 행복 분수 값은 오히려 증가하고 더 행복해질 수 있다.

– 쾌감은 생명유지의 근원

쾌감을 주는 뇌 보상체계가 잘 작동되어야 생명이 유지될 수 있다. 음식에 의한 쾌감이 있어야 식이활동을 지속할 수 있고 개체 유지에 필요한 에너지를 보충할 수 있다. 성에 의한 쾌감 덕분에 종족 번식과 종족 유지가 가능하다.

쾌감을 주는 뇌 보상체계 중 대표적인 것이 중뇌피질 도파민 작동성 신경계다. 도파민은 아미노산 티로신에서 만들어지는 신경전달물질로, 도파민 보상체계를 활성화시켜 쾌감을 만들어 내고 의욕적인 활동을 일으킨다. 도파민 보상체계는 운동·산책, 음식 섭취, 성행위 등에 의한 정상적이고 건강한 쾌감 반응뿐만 아니라 마약, 술, 도박, SNS·쇼핑, 단순당·정제 곡물·초가공식품 등에 의한 비정상적이고 건강에 해로운 쾌감 반응도 일으킨다. 마약, 각성제, 술 등에 대한 약물 의존의 형성에도 관여한다.

- 예수는 물로 포도주를 만들고, 마약은 포도주를 물로 만든다

'더 강한 도파민 분비 자극 물질'의 반복 투여로 다량의 도파민 분비가 반복되면 체내에서는 항상성 유지를 위해 도파민을 받아들여 몸에 작용하는 도파민 수용체의 기능이 떨어지게 된다. 즉, 도파민 분비 자극 물질에 대해 내성이 발생하고 체내 도파민 보상체계가 약화된다.

약물 내성으로 '더 강한 도파민 분비 자극 물질'의 도파민 보상체계 활성화 능력이 감소한 정도만큼 '더 약한 도파민 분비 자극 물질'의 도파민 보상체계 활성화 능력도 감소한다. 예를 들어, 펜타닐 같은 합성 마약을 투여하면 일정 기간 동안 다량의 도파민 분비로 보상체계가 활성화되어 쾌감을 느끼지만, 그 후 약물내성이 발생하여 펜타닐의 쾌감 정도가 대폭 감소하게 되고, 동시에 그보다 약한 도파민 분비 자극 물질들의 쾌감 정도도 대폭 감소하게 된다. 즉, 마약은 예전에 쾌감을 주던 포도주를 아무런 쾌감을 주지 못하는 물로 만든다.

반면 마약, 술, 도박, SNS/쇼핑, 단순당 같은 '더 강한 도파민 분비 자극 물질' 투여를 중단하면 도파민 수용체의 기능이 회복되고 체내 도파민 보상체계가 강화되어 운동/산책, 독서, 풍경보기, 명상 같은 '더 약한 도파민 분비자극 물질'의 도파민 보상체계 활성화 능력이 증가한다. 다시 말해 마약처럼 강한 쾌감을 주면서 중독성이 강한 물질에 대한 욕심을 버리고 중단하면, 즉 예수님이나 부처님의 말씀처럼 '마음을 비우면' 물만으로도 포도주가 주는 쾌감을 경험할 수 있다.

- 지속 가능한 행복

'더 강한 도파민 분비자극 물질'이 일시적으로 강한 쾌감과 행복감을 줄 수는 있지만, 얼마 지나지 않아 이들 물질에 대해 내성이 발생하여 쾌감의 정도가 거의 평상시 수준으로 대폭 감소하게 된다. 마약, 술, 도박, SNS/쇼핑, 단순당/정제 곡물/초가공식품 같은 '더 강한 도파민 분비 자극 물질'은 신체 유해성의 정도가 크고 높은 신체 의존성으로 중단하기 어려워 우리의 건강과 생존을 위협한다. 또한, '더 강한 도파민 분비 자극 물질'의 반복 투여는 운동/산책, 독서, 비정제 곡물(전곡)/비가공 식품 섭취 등 건강과 생존에 꼭 필요한 행위들에 대한 쾌감과 욕구를 격감시켜 우리의 건강과 생존을 위협한다. 결국, '더 강한 도파민 분비 자극 물질'은 일시적으로 강한 쾌감과 행복감을 줄 수 있지만, 우리의 건강과 생존을 손상시켜 지속 가능한 행복을 달성할 수 없다.

반면, '더 강한 도파민 분비 자극 물질' 투여를 중단하면 도파민 수용체의 기능이 회복되고 체내 도파민 보상체계가 강화되어 운동/산책, 독서, 비정제 곡물(전곡)/비가공 식품 섭취, 풍경보기, 명상 같은 건강과 생존에 꼭 필요한 행위들에 대한 쾌감과 욕구를 증가시키고, 이는 우리의 건강과 생존을 증진시키고 지속 가능한 행복을 달성할 수 있다.

– 비우는 사람들의 이야기

미니멀리즘이란 소유와 소비를 통해 공허함을 채우고 있다는 사실을 깨닫고, 적게 소유하고 적게 소비하면서 자기 자신에게 좀 더 집중하자는 삶의 양식을 말한다. 미니멀리즘에서는 우리의 건강과 생존에 꼭 필요한 물건들과 내 삶에 가치가 있는 물건들 외에 불필요하고 가치가 없는 물건들을 버리고 비우는 삶을 실천하자고 주장한다.

적게 소유하고 적게 소비하면서 자기 자신에게 좀 더 집중하다 보면 도파민 수용체의 기능이 회복되고 체내 도파민 보상체계가 강화되어 단순하고 간결하지만 좀 더 건전하고 건강한 행동 양식들로도 쾌감(행복감)을 얻을 수 있다. 이는 또한 우리의 건강과 생존을 증진시키고 지속 가능한 행복을 달성할 수 있게 한다.

- **명상(호흡성 미주신경 자극), 무소유를 호흡하다**

인류 생존의 역사는 투쟁 도피(fight or flight)의 관점에서 이해할 수 있다. 인류는 생존을 위해 다른 동물과 투쟁을 통해서 음식을 구해야 했고, 자신보다 강한 육식동물을 만났을 때는 도망(도피)가거나 때론 맞서 싸워야(투쟁) 했다. 이러한 투쟁 도피 반응(스트레스) 때는 심박동수 증가, 혈관 수축, 동공 확장, 땀 분비 증가, 기관지 확장, 위장관 운동 저하 등이 동반되면서 많은 양의 에너지가 소비된다. 이 에너지는 교감신경계의 흥분을 통해 생산된다. 짧고 격렬한 투쟁 도피 반응 후 대부분의 시간 동안 우리 몸은 부교감신경을 활성화시켜 휴식을 취하면서 손상된 부위를 수리하고 소비된 에너지를 재충전하여 앞으로 있을 투쟁 도피 반응에 대해 준비한다. 이렇듯 우리 인류는 짧고 격렬한 투쟁 도피 반응이라는 교감신경 흥분 상태 후에는 대부분의 시간 휴식, 수리, 소화, 재충전, 재생이라는 부교감신경 활성 상태에 있도록 진화되어 왔다.

그러나 현대인들은 대부분 더 많은 돈과 물질을 소유하기 위해 끊임없이 투쟁 도피 행위를 지속하고 있다. 결국 현대생활의 압박감과 만성 스트레스로 인해 지속적인 교감신경 흥분 상태, 즉 생리적인 투쟁 도피 상태에 놓이게 되었고, 우리 몸의 휴식과 재충전을 돕는 부교감신경은 활성이 억제되어 있다. 스트레스는 모든 의료 질환의 주요한 위험 인자

이며 심장질환, 당뇨, 과민성 장질환, 우울증 등 많은 만성 질환의 근본 원인이다. 또한 만성 스트레스와 지속적인 교감신경 흥분은 면역력을 감소시키고 염증 반응을 증가시키는 것으로 알려져 있다.

건강과 행복을 위해 스트레스(투쟁 도피 반응, 교감신경 흥분상태) 노출시간을 줄이고 휴식과 회복(부교감신경 활성상태)의 시간을 늘려야 한다. 스트레스를 줄이기 위해 일하는 시간을 줄이고 휴식과 회복시간을 늘리는 방법이 있지만, 무한 경쟁 시대에는 실현 가능성이 높지 않다. 좀더 효과적인 방법을 찾기 위해 지금까지 수많은 노력들이 있었다. 그중 대표적인 것으로 명상과 요가 같은 다양한 명상 활동이 있다. 명상에 의한 호흡성 미주신경 자극은 휴식, 수리, 소화, 재충전, 재생이라는 부교감신경 활성을 도와줄 뿐만 아니라, 스트레스(투쟁 도피 반응, 교감신경 흥분상태) 반응을 적극적으로 길항하여 스트레스를 줄여주고 돈과 물질을 더 적게 소유하고 더 적게 소비하도록 도와준다.

혈관 비움 : 헌혈로 노화 관련 물질 제거

헌혈과 사혈 등을 통해 혈장 속 SASP를 제거하면 항노화 및 조직 재생을 기대할 수 있다.

(항노화 혈액 재생 의학 참조)

장관 비움 : 장 청소로 장내 유해균 제거

노화의 진행에 따라 장내 유해균이 증가하고 장 투과성이 증가한다. 장 환경을 건강하게 재구성하여 수명을 연장시킬 수 있다는 가능성을 보여준 연구들이 발표되고 있다.

장 환경을 건강하게 재구성하기 위해 젊고 건강한 사람의 대변을 내시경으로 장에 직접 주입하거나 혹은 경구 캡슐을 복용하여 이식하는 방법이 있다. 만약 대변 이식에 대해 강한 거부감이 있다면 장내 유익균(유산균) 제제와 프리바이오틱스(식이섬유)를 섭취하는 것도 고려할 수 있다. 대변 이식과 유산균/식이섬유 섭취의 효과를 높이기 위해서는 먼저 경구 항생제(리팍시민, 위장관을 통한 전신 흡수가 거의 안 되어 전신부작용이 적은 약제)를 투여하고 장 세척을 하여 장내 유해 세균을 없애는 것이 중요하다.

철·구리의 비움

철은 모든 살아있는 유기체의 대사에 꼭 필요한 미량 영양소로 체내 산소 운반과 저장, 전자 전달과 에너지 대사, 항산화제와 산화촉진제, DNA 합성 등 성장과 생식, 치유, 면역 기능과 같은 많은 생명 유지 작용에 필수적이다. 하지만 체내에 철이 과도하게 축적되면 강력한 산화제로서 몸속 조직과 장기에 산화스트레스를 증가시켜 염증 반응을 촉진시키고 인슐린 저항성을 증가시켜 지방간, 제2형 당뇨, 심혈관 질환, 암, 치매와 파킨슨병과 같은 뇌 퇴행성 질환 등을 일으킬 수 있다.

구리는 사람과 동물에 필요한 필수 미량원소로 에너지 생산, 결합조직 형성, 철분 대사, 중추신경계 기능, 멜라닌 합성 등 우리 몸이 정상적으로 기능하는 데 필요하다. 그런데 나이가 듦에 따라 철과 마찬가지로 구리도 체내에 축적되어 단백질의 비정상적인 침착을 악화시키고 신체에 산화적 손상을 일으켜 알츠하이머 질환과 파킨슨병 같은 퇴행성 뇌 신경질환을 일으키는 것으로 알려져 있다.

- 유전성 철색소침착증

유전성 철색소침착증(hemochromatosis)은 철이 체내에 지속적으로 과잉 흡수되고 축적되는 유전질환이다. 관절통과 관절염, 당뇨, 간 섬유화와 간경화, 간암의 위험 증가, 심장질환, 인지장애, 피부착색, 고환위축 등 철이 축적된 장기에 따라 합병증이 다양하게 나타난다. 유전성 철색소침착증의 가장 효과적인 치료는 정맥절개술을 통해 체내 철을 제거하는 것이다.

- 윌슨병

윌슨병은 구리 대사의 이상으로 주로 간과 뇌의 기저핵에 과다한 양의 구리가 축적되는 유전질환이다. 주요 증상은 주로 간질환과 신경정신 질환이다. 15세 이전에는 주로 간질환이 나타나고, 15세 이후에는 신경정신 질환의 증상이 나타난다. 증상은 다양한 형태로 발생하는데, 흔한 신경 증상으로 구음 장애, 보행 이상·운동실조, 근육긴장 이상, 떨림, 파킨슨병, 침 흘림이 있다. 이외에도 인지장애·치매, 경련, 자율신경계 기능장애 등이 있다.

윌슨병의 치료제로는 아연(아연 50mg을 하루 2회 혹은 3회 복용)이 사용된다. 아연은 구리의 장내 흡수를 억제하여 체내 구리를 감소시킨다.

- 철 비움

몸속 철을 제거하는 가장 안전하고 효과적인 방법은 정맥절개술을 통해 체내 혈액을 각 회당 500ml 정도 빼내는 것이다. 사혈요법과 헌혈이 이에 해당된다. 말초동맥 질환을 가지고 있는 중년(43세~61세) 환자의 경우 정맥절개술을 통해 체내 철을 감소시키면 모든 원인 사망률 위험비율과 심근경색·뇌졸중 위험 비율을 감소시킬 수 있다.(Am Heart J 2011;162:949-957) 또한 다수의 논문에서 정맥절개술을 통한 체내 철분 제거가 비알코올성 지방간 질환과 대사증후군에 효과가 있음을 보여주고 있다.

헴 철은 붉은 고기뿐만 아니라 가금류와 어류에도 들어 있다. 헴 철은 활성산소 생산을 촉진하여 산화스트레스를 높이고 저밀도 지단백질의 산화를 촉진하여 동맥경화증을 발생시킬 수 있다. 헴 철의 섭취를 줄이기 위해 채식 위주 식단을 유지하고 육류 섭취는 줄이는 것이 좋다.

- 구리 비움

체내 구리를 제거하는 가장 안전하고 효과적인 방법은 아연을 복용(하루 100~150mg)하는 것이다. 복용 시 가벼운 위장관 증상 이외에 장기간의 부작용은 없다. 또한 아연 치료는 체내 구리 균형 상태를 음성이 되게 하고 인지수행에 좋은 효과를 보인다. 따라서 구리 항상성 장애(혈청 구리 >1.6 umol/L)를 보이는 알츠하이머 환자의 질환 진행을 지연시키는 치료 중 하나로 고려할 수 있다.

구리 무기 이온의 섭취를 줄이기 위해서는 구리가 함유된 비타민이나 미네랄 보충제를 섭취하지 말아야 한다. 또한 수돗물의 구리 함유량이 어느 정도인지 확인해서 0.01ppm 이상이면 다른 대체 식수를 이용하던지 구리를 제거하는 필터를 고려해봐야 한다. 또한 육류에 함유된 구리가 비육류 식품에 함유된 구리보다 생물학적 이용률이 훨씬 더 높기 때문에 육류 섭취는 줄이는 것이 좋다.

노화세포 제거제 아지트로마이신

아지트로마이신(azithromycin)은 마크로라이드계 항생제로 지역사회획득성 호흡기 감염과 성병, 마이코박테리아 감염 등 세균에 의한 감염을 치료하는 항생제다. 이 약물은 오래된 마크로라이드계 항생제 에리트로마이신(erythromycin)의 유도체로 세균 리보솜의 50S 서브유닛에 결합하여 세균에서 mRNA로부터 단백질의 합성을 억제한다. 노화세포 제거 약물로 새롭게 규정된 아지트로마이신의 항노화 및 항염증 활성에 대해 살펴보자.

노화를 감염처럼 치료하기

아지트로마이신과 록시트로마이신은 노화된 인간 섬유아세포를 표적으로 하는 '노화세포 제거' 약물의 새로운 패밀리로 규정되었다. 실험실 연구에서 아지트로마이신은 노화세포를 선택적으로 죽이는 동시에 정상 세포를 계속 증식할 수 있다.

노화 과정을 통해서 세포는 시간 순서대로 노화되고 세포 주기의 정지에 들어간다. 노화세포는 많은 염증 매개체를 분비하고, 이 매개체들에 의해 세균 감염처럼 전염되어 이웃의 정상 세포들은 노화된다. 나이가 들수록, 특히 50세 전후가 되면 더 많은 노화세포들이 축적되기 시작하고, 이 노화세포가 노화의 근본 원인이라고 생각된다. 노화세포 축적은 심장병, 당뇨병, 치매, 암과 같은 노화와 관련된 다양한 질병으로 이어진다.

노화 치료의 목표는 노화세포를 제거하는 것이다. 쥐의 경우 노화세포를 제거하기 위해 유전적인 속임수(계략)를 사용할 수 있고 이것을 통해 노화와 관련된 질병을 예방함으로써 쥐들을 더 오래 살게 한다. 하지만 인간에게는 유전적 속임수를 사용할 수 없다. 이 때문에 노화세포만 선택적으로 죽이거나 제거하는 약물이 필요하다. 이 약물을 통해 회춘으로 이어질 수 있고, 환자의 수명을 건강하게 연장할 수 있다.

아지트로마이신은 세균을 제거하는 항생제처럼 선택적으로 노화세포를 제거하고 정상 세포의 노화 감염을 막아서 잠재적으로 노화와 관련된 질병을 예방하는 데 사용될 수 있다.

항노화 및 항염증 활성

염증성 노화세포를 제거하고 건강한 세포를 증진시키는 아지트로마이신의 항노화 효과를 증명하기 위해서 당연히 임상 시험을 진행해야 한다. 하지만 먼저 아지트로마이신이 항노화 및 항염증 활성과 관련되어 임상적으로 사용된 사례를 살펴볼 필요가 있다. 폐렴, 낭포성 섬유증, 미만성범세기관지염 환자에게서 치료제로 사용되는 아지트로마이신의 항염증 활성과 노화세포 제거 활성과의 연관성에 대해 추가 연구가 필요하다.

아지트로마이신의 면역 조절 효과와 지역사회획득 폐렴

지역사회획득 폐렴의 원인균 중 비정형균을 목표로 삼는 항생제로 아지트로마이신, 독시사이클린, 호흡기 플루오로퀴놀론(fluoroquinolone)이 있는데 그중 아지트로마이신이 선호된다. 더 심한 지역사회획득 폐렴의 경우 아지트로마이신이 다른 약물에 비해 사망률과 재입원율에서 더 향상된 결과를 보였고, 심지어 아지트로마이신에 저항성을 보이는 병원균을 가진 폐렴 환자군에서도 아지트로마이신 투여는 사망률의 감소와 관련이 있었다. 아마도 아지트로마이신의 면역 조절 효과 때문에 폐렴 치료에서 더 좋은 임상 결과를 보이는 것으로 추정되고 있다.

아지트로마이신과 낭성 섬유증

낭성 섬유증은 낭포성 섬유증 막횡단 전도 조절 유전자(Cystic fibrosis transmembrane conductance regulator gene: CFTR)의 돌연변이로 인해 발생하는 상염색체 열성 유전질환이고 주로 폐와 소화기관에 영향을 미친다. 기관지 내 점액 분비선에 영향을 주어 비정상적으로 진하고 끈적끈적한 점액이 만들어져서 객담 배출 곤란으로 기도 폐쇄와 기관지의 만성적 폐쇄가 야기되고, 세균 번식을 촉진시켜 염증을 유발한다. 또한 췌관 내에서 만들어진 두껍고 점성이 있는 점액이 췌장 소화효소의 분비를 방해하여 소화를 어렵게 하고 영양분의 흡수에 장애를 일으킨다.

낭포성 섬유증 환자들은 세균성 폐감염증에 걸리기 쉽다. 아지트로마이신은 낭포성 섬유증 환자의 폐섬유증을 예방함으로써 수명 연장에 관여하는 것으로 알려져 있다. 낭성 섬유증에 대한 만성 아지트로마이신 요법의 이점은 항균 작용보다는 주로 항염증 작용에 기인한다.

미만 성범세기관지염과 아지트로마이신

미만성 범세기관지염(diffuse panbronchiolitis)는 세기관지염과 만성 축농증을 특징으로 하는 임상병리학적 증후군으로 양쪽 폐의 세기관지에서 미만성으로 만성 염증을 일으켜 호흡기 증상을 나타낸다. 치료는 마크로라이드계 항생제을 장기간 소량 투여하는 것이다. 항균 작용보다는 항염증 작용과 면역억제 효과 때문에 사용한다.

암을 감염처럼 치료하기

최근 미토콘드리아의 리보솜을 타깃으로 하는 암 치료법이 주목을 받고 있다. 이와 관련된 주요 논문(Oncotarget 2015 Mar 10; 6(7): 4569-84.)에 따르면 미토콘드리아를 표적으로 하는 항생제는 여러 종양에서 암 줄기세포를 효과적으로 근절시킬 수 있다.

FDA의 승인을 받은 항생제 가운데 미토콘드리아 생합성을 억제하는 부작용을 보이는 항생제들이 있는데, 이 부작용을 역으로 이용하면 암을 효과적으로 치료할 수 있다. 그중 대표적인 항생제로 아지트로마이신, 독시사이클린 등이 있다. 중요한 것은 이들 대부분이 정상 세포에 대해서는 거의 무독성이고, 항암제 치료의 부작용을 완화할 수 있다는 점이다.

아지트로마이신과 독시사이클린은 세균을 사멸시키는 항생제로 본래의 타킷은 세균의 리보솜이다. 그런데 이들 항생제의 '표적 외 부작용'으로 미토콘드리아의 리보솜에 결합하여 미토콘드리아의 기능을 억제하는 작용을 하는 것이다.

노화세포 표적 치료제로서의 아지트로마이신

비록 실험실 연구에서지만 아지트로마이신은 노화세포 중 약 97%를 매우 효율적으로, 선택적으로 제거했고, 반면 정상 세포는 계속 증식할 수 있었다. 물론 아지트로마이신의 신뢰성을 증명하기 위해서는 당연히 추가적인 임상 시험을 진행해야 한다. 그러나 현 단계에서 아지트로마이신은 폐렴 같은 급성 세균 감염 시 항균 및 항염 효과를 기대하면서 적극적으로 사용해 볼 수 있고 만성 감염 혹은 만성 염증성 질환을 앓고 있는 환자에게 항염 및 항노화 효과를 기대하면서 정기적으로 사용해 볼 수 있다. 또한, 더 많은 노화세포들이 축적되기 시작하는 50세 이후에도 항염 및 항노화 효과를 기대하면서 정기적으로 사용해 볼 수 있다.

아지트로마이신은 비교적 안전한 약물이고, 노화 세포를 제거하기 위해 장기간 투여할 필요가 없기 때문에, 통상적인 항생제 사용 기간에 비해 더 짧은 기간 동안 간헐적으로 사용해 볼 수 있을 것이다.

염증노화와 노화, 심혈관 질환 그리고 허약함

나이 든 사람의 혈액과 조직에는 대부분 염증 지표가 높은 상태인 염증노화가 생긴다. 염증노화는 심혈관 질환, 만성 콩팥 질환, 당뇨, 암, 우울증, 치매, 그리고 노쇠 및 근육감소증의 위험 인자다. 임상시험에서 염증노화를 조절하는 것이 심혈관 질환에 이로운 영향을 주는 것은 입증이 되었으나, 그 외 노화와 연관된 만성 질환의 임상 경과에도 유익한 영향을 주는지는 아직 논란이 많다.

염증노화의 위험 요인과 원인

노화는 면역 조절 장애와 연관이 있다. 염증반응을 촉진하는 면역성 자극의 높은 혈중 수치가 면역 조절 장애의 가장 명백한 특징이다. 친염증성(pro-inflammatory) 상태는 염증 유발 표지자의 혈중 수치가 높다는 특징이 있다. 노화와 관련된 높은 수준의 염증 유발 표지자는 대부분의 나이 든 사람에게서 발견된다. 염증반응의 근본적인 생리학적 역할이 감염 혹은 외부 물질에 대한 방어 기전임에도 불구하고 염증이 지속되고 장기화되면 건강에 해롭다.

역학 연구 결과에 의하면 염증노화는 심혈관 질환, 암, 만성 콩팥병, 치매, 우울증의 위험 요인이고, 다발성 질병이환, 이동 장애, 일상생활의 장애, 근육감소증, 노쇠함, 조기 사망 같은 나쁜 건강 상태의 위험 요인이다. 염증노화와 심혈관 질환 및 다른 많은 건강 결과를 연결하는 기전과 마찬가지로 염증노화의 근본 원인 또한 잘 알려져 있지 않다.

염증노화의 잠재적 기전에는 유전적 감수성, 중심성 비만, 장 투과성 증가, 장내 미생물군 구성 변화, 세포 노화, 결절유사 수용체 단백질3 염증조절복합체(NLRP3 inflammasome)의 활성화, 미토콘드리아 기능 장애로 인한 산화 스트레스, 면역 세포 조절 장애 그리고 만성 감염 등이 있다.

내장 비만

비만, 특히 중심성(내장) 비만은 염증 유발 상태와 강하게 연관되어 있다. 복부, 근육 내, 간 및 심막 지방세포는 IL-6, IL-1β, TNF, C-C 모티브 케모카인 2(C-C motif chemokine 2, CCL2) 같은 염증 유발 및 화학주성(chemotactic) 화합물을 생산할 수 있고, 아디포넥틴 및 렙틴 같은 염증을 조절하는 호르몬을 생산할 수 있다.

식이 섭취를 줄이거나 비만 수술을 통해 체중을 줄이면 부분적으로 염증 관련 유전자의 발현이 정상화되고 NLRP3 염증조절복합체가 하향 조절됨으로써 주요한 염증 유발 표지자들의 감소로 이어질 수 있다. 또한 칼로리 제한은 혈중 염증 유발 표지자들의 상당한 감소로 이어질 수 있다. 특히 운동과 체중 감소를 함께하면 기능 상태를 개선하고, 비만

노인의 허약함이 일부 개선되고 심혈관 위험 프로필과 심혈관 질환의 위험을 감소시킨다. 그러나 이러한 유익한 효과가 염증 감소에 의한 것인지는 여전히 분명하지 않다.

장내 미생물군과 장 투과성

염증의 기원에 관한 새로운 가설은 노화에 따른 장내 미생물군과 장 투과성의 변화를 강조한다. 다양한 인구 집단, 지리적 지역과 환경에 따라 장내 미생물군의 변동성이 크지만, 노화는 코프로코쿠스(Coprococcus), 페칼리박테리움(Faecalibacterium), 젖산균(Lactobacillus) 같은 장내 유익 공생 미생물의 감소 그리고 후벽균(Firmicutes)/의간균류(Bacteroidetes) 비율 감소와 관련이 있다. 이러한 유익한 미생물들은 일반적으로 병원성 미생물 군집의 팽창을 억제하고, 녹말과 식이섬유를 발효시키고 점액과 짧은사슬지방산(주로 아세테이트, 프로피온산 및 뷰티레이트) 같은 지질 대사물을 생산해서 장 장벽 온전함을 유지한다. 노화에 따라 유익한 장내 미생물의 풍부함(종류, 수)이 감소하기 때문에, 다른 유해한 미생물(기회병원성 공생미생물, 병원성 미생물 등)이 상대적으로 증가한다.

장내 미생물의 불균형이 커지면 점막 장벽 투과성을 증가시키고 이에 따라 세균과 그 부산물이 순환계로 이동하게 된다. 이러한 세균 부산물이 만성 염증 유발 상태에 기여한다. 장내 미생물 불균형은 비만, 제2형 당뇨와 같이 노화에 따라 유병률이 증가하는 질환에서 더 심한 것 같다. 특히 장내 미생물군 구성의 변화는 노쇠함의 증가와 관련이 있는 것으로 나타났는데, 이는 장내 미생물 불균형에 의한 염증 때문일 수 있다. 건강한 고령화의 극단적인 예라고 할 수 있는 100세 이상 노인들은 장내 미생물군에 아케르만시아(Akkermansia), 비피더스균, 크리스텐세넬라과(Christensenellaceae)를 풍부하게 가지고 있다. 이는 긍정적인 면역 기능을 촉진하는 한편 항염 작용을 하면서 비만의 영향을 줄이고 신진대사의 항상성에 기여한다.

건강한 장내 미생물군은 프로바이오틱스(유산균), 프리바이오틱스(유산균의 먹이, 식이섬유) 혹은 그 둘의 결합물을 투여해서 이론적으로 개선될 수 있다. 일부 연구에 따르면 이러한 전략은 전신 염증과 중심성(내장) 비만 진행을 줄일 수 있다.

세포 노화

생물학적 노화의 많은 생물학적 기전들을 통해 염증 노화의 이유를 설명할 수 있다. 그중에서도 가장 중요한 것은 여러 조직에서의 노화세포 축적이다. 세포 노화는 일반적으로 사전 암호화된(pre-encoded) 암억제 기전으로 여겨진다. 노화세포를 인식하는 방법으로 사이클린의존성 인산화효소억제인자 2A, 리소좀 β-갈락토시드가수분해효소 활성 증가 등의 특정 마커들이 있지만 이러한 마커들은 완전히 민감하지도 않고 특이적이지도 않다. 집중적인 연구에도 불구하고 세포 노화의 최적 기준은 아직까지 설립되지 않았다.

염증 노화와 관련해서, 노화세포는 광범위한 가용성 분자들을 분비하는 노화 관련 분비 표현형(senescence-associated secretory phenotype, SASP)이라는 특징을 가지게 된다. 이러한 분비 물질은 주변분비 형식(paracrine fashion)으로 주로 작용하고, 이웃 세포의 세포 노화 발달을 촉진할 수 있다. 하지만 수용성 매개체 중 일부는 혈액으로 방출되고 염증노화를 일으키는 원인이 될 가능성이 있다.

연구에 따르면 노화세포는 노화 진행에 따라 다양한 장기와 조직에 기하급수적으로 증가한다. 인간의 노화세포 축적의 정도는 염증 노화 및 장기 손상과 관련이 있다.

퇴화된 세포 물질의 재활용 및 제거 기능 저하

인체 내에서는 분자, 세포 소기관, 세포, 세포 성분들의 광범위한 교체가 일생 동안 끊임없이 발생한다. 복잡하고 잘 조절된 분자 시스템이 끊임없이 세포 성분들을 조사하고 생물학적 조직파편을 수리 또는 제거한다. 세포 내에서 닳아서 못 쓰게 된 거대분자 및 세포기관은 프로테아좀(단백질 분해효소 복합체)에 의해 분해되거나 자가포식현상에 의해 생리적으로 재활용된다. 세포 외 조직파편은 패턴 인식 수용체를 포함하는 다양한 수용체를 통해 면역 체계에 의해 인식되고 식세포 탐식에 의해 분해된다.

허혈 재관류 손상 혹은 중증 감염 같은 병적인 상태에서 스트레스를 받은 괴사 상태의 세포는 DAMP(damage-associated molecular pattern)라고 불리는 여러 물질들을 분비한다. 이러한 물질들을 신속하게 제거하지 않으면 염증노화의 원인이 될 수 있다. 따라서 염증노화는 나이가 들면서 생기는 세포파편, 잘못 접힌 단백질, 잘못 배치된 자기 분자들의 생산과 처리의 불균형에서 유래한다고 제안되고 있다. 예를 들어 DAMP의 축적은 NLRP3 염증조절복합체에 감지되고 NLRP3 소중합체화(oligomerization)를 유발하여 결국 카스파아제1 의존성 염증성 사이토카인 IL-1β 및 IL-18의 분비를 초래한다. 인간에서 IL-18 혈중 수치는 노화에 따라 증가하고, 쥐 연구들의 강력한 증거에 의하면 NLRP3 염증조절복합체 차단은 건강수명을 연장하고, 염증노화와 관련이 있는 노화 관련 여러 퇴행성 변화들을 감소시킨다. 이 노화와 관련된 여러 퇴행성 변화들은 신체적·인지적 기능 저하뿐만 아니라 인슐린 저항, 흉선 퇴화, T세포 노화, 뼈의 손실을 포함한다. 특히, 기능 장애가 있는 미토콘드리아에 의해 생성된 활성산소종은 NF-κB 신호 전달 경로를 활성화함으로써 또한 염증 반응을 일으킬 수 있다.

면역세포의 내재적 결함 및 만성 감염

연구에 따르면 면역세포의 내재적 결함이 염증노화를 일으키는 원인이 되기도 한다. 유전자-발현 연구에 의하면 고령자의 CD4+ 림프구는 젊은 사람보다 NF-κB 경로의 내재적 활성화가 더 높다.

무증상 및 임상적으로 명백한 만성 감염은 면역 기능을 만성적으로 자극할 수 있고, 염증노화의 특징과 구별할 수 없는 염증 표지자 수치의 변화를 초래할 수 있다. 특히 염증노화와 관련이 있는 것은 인간 CMV 및 HIV 감염이다. 인간 CMV 감염은 성인 인구의 절반 이상에서 잠복 상태로 존재하는 헤르페스 바이러스다. 일부 연구에 의하면, 노인의 경우 인간 CMV 감염은 심혈관계 사망률을 비롯한 모든 원인에 의한 사망률 증가, 부정적인 면역 위험 프로필, 염증노화, 인플루엔자에 대한 더 낮은 항체 반응과 관련이 있다. 그러나 인간 CMV 감염이 면역 노화를 촉진하는지는 아직 논란이 많다.

HIV 감염 환자들은 강력한 항레트로바이러스 치료 덕분에 일반 인구

보다 평균 수명이 약간 더 낮다. 그러나 항레트로바이러스 치료는 지속적인 면역 활성화나 만성 염증, 심혈관 질환 및 노쇠의 과도한 위험으로부터 환자를 보호하지 않는다. HIV 감염 환자들은 항레트로바이러스 관련 지방영양증과 내장 비만에 영향을 받는다. 이는 염증을 일으키고 인슐린 저항성을 유발할 수 있다.

씨 없는 수박과 염증 없는 혈관

콜키신은 백합과 식물인 콜키쿰의 씨앗이나 구근에 포함되어 있는 알칼로이드 성분이다. 콜키쿰은 고대 그리스의 의사 디오스코리데스의 저서에도 통풍에 효과가 있다고 쓰여 있다. 1820년 콜키쿰에서 콜키신이 처음 분리되었고 1945년에는 그 화학구조가 밝혀졌다.

콜키신은 항염증 약물로 주로 통풍성 관절염, 심낭염, 가족성 지중해열(familial Mediterranean fever) 등에 사용되고 있다. 그 외에도 항염증 효과를 통해 죽상경화증과 심혈관질환에 유익한 혜택을 줄 수 있어 2020년 유럽심장학회 가이드라인에 심혈관질환 2차 예방 치료제로 포함되었다. 또한 미세소관 억제제인 콜키신은 메벤다졸(mebendazole)과 노스카핀(noscapine)처럼 그 항암 효과에 대해서 연구되고 있다.

작용 기전은 '씨 없는 수박'

콜키신의 작용 기전은 '씨 없는 수박'을 떠올리면 이해하기 쉽다. 씨 없는 수박으로 유명한 우장춘 박사가 수박씨를 콜키신에 전 처리한 후

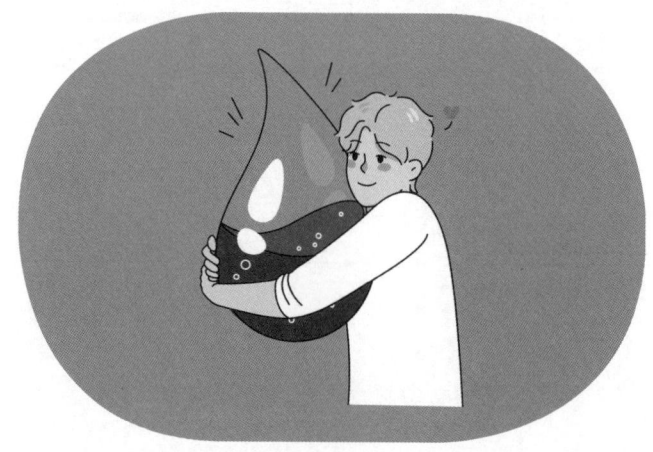

심었다고 알려져 있다. 미세소관(microtubule)은 세포골격을 형성하는 단백질로 세포의 운동성에 관여한다. 튜불린에서 미세소관이 형성되는 과정을 중합이라고 하고, 미세소관이 튜불린으로 돌아가는 과정을 탈중합이라고 한다.

콜키신은 미세소관의 소단위인 튜불린(tubulin)이라는 단백질에 가역적으로 결합해 미세소관으로 중합되는 것을 억제함으로써 미세소관 형성과 그 기능을 방해하여 유사분열 등 미세소관 관련 기능을 억제한다. 콜키신은 저농도에서 미세소관의 성장(중합)을 저해하고 고농도에서 미세소관 탈중합을 촉진한다.

콜키신은 백혈구에 우선적으로 열심히 축적되고 미세소관 탈중합을 통해 호중구(neutrophil)의 이동, 활성화 및 탈과립을 억제한다. 따라서 백혈구의 과산화물(superoxides) 생산을 억제하고 다양한 사이토카인과 발열인자 분비를 억제하는 등 백혈구 매개 염증 활동을 조절한다.

실험실 연구에서 염증조절복합체의 억제는 임상적 권장량 이상의 콜키신 수치에만 일어난다. 그러나 콜키신은 백혈구에 우선적으로 축적되어 호중구 세포 내 콜키신 농도가 최대 혈장 농도보다 16배 이상 높게 도달하기 때문에, 임상적으로 사용되는 저용량 콜키신으로 충분히 염증조절복합체를 억제할 수도 있다.

통풍성 관절염

통풍은 요산결정(urate crystal)이 관절이나 관절 주위에 쌓이면서 염증을 유발하는 질환이다. 콜키신은 통풍성 관절염의 1차 선택 치료 약물 또는 예방 약물로 사용된다. 투여 방법은 첫날 1.2mg, 1시간 후 0.6mg, 다음날부터 0.6mg씩 1일 2회 혹은 1일 1회 투여한다.

가성통풍 (pseudogout)

가성통풍이란 통풍성 관절염과 발병 기전이 비슷해서 붙여진 이름이다. 정확한 병명은 급성 칼슘인산염결정 관절염으로, 칼슘 결정이 관절의 연골이나 관절 주위 조직에 쌓이면서 염증을 유발한다. 정확한 원인은 알려지지 않았으나 많은 연관 질환(혈색소침착증, 부갑상선항진증, 저마그네슘혈증, 저인산혈증, 통풍 등) 중 하나가 동반될 수 있다.

통풍성 관절염 치료와 마찬가지로 콜키신은 급성 칼슘인산염결정 관절염(가성통풍)의 1차 선택 치료 약물로 사용된다. 1년에 3회 이상 재발할 경우에는 예방 목적으로도 사용된다. 가성통풍이 한두 군데 관절에 발생했을 때는 아픈 관절 안에 차 있는 물을 뽑고 그 관절 안에 스테로이드를 주사하여 염증과 통증을 효과적으로 줄여줄 수 있다.

퇴행성 관절염

통풍이 없는 퇴행성 관절염 환자의 윤활액 요산 수치는 인터루킨-1B와 인터루킨-18 수치와 관련이 크다. 퇴행성 관절염이 있는 관절에는 통풍의 급성 발작이 공존하기도 한다. 이는 곧 퇴행성 관절염이 요산 결정의 국소 핵형성(local nucleation)을 하게 만들고, 요산 결절의 침착은 연골세포의 생존력과 기능을 억제한다는 것을 암시한다. 퇴행성 관절염에서 연골 퇴화는 요산 결정의 축적을 용이하게 하고 이 과정은 퇴행성 관절염의 진행에 기여한다.

퇴행성 관절염 환자의 경우 콜키신의 효과와 안전은 크게 의미가 있는 것으로 보이지는 않는다.

가족성 지중해열과 아밀로이드증

가족성 지중해열(familial Mediterranean fever)은 발열과 함께 복막염이나 늑막염, 관절염 등이 반복적으로 재발하고 자연 치유되는 것을 특징으로 하는 유전성 염증성 질환이다. 콜키신은 가족성 지중해열의 1차 선택 치료 약물로 사용되고 있다.

아밀로이드 침착은 피부, 눈, 심장, 췌장, 위장관 혹은 비뇨생식관 같은 단일 장기에 국한되어 발생하여 특정 증후군을 초래할 수 있다. 장기 특이적 아밀로이드로는 알츠하이머병 관련 아밀로이드, 피부 아밀로이드, 방광 아밀로이드, 안구 아밀로이드, 후두 아밀로이드 등이 있다. AA(2차) 아밀로이드증은 말기 신장 질환, 감염, 심부전, 장 천공 또는 위장 출혈로 인해 상당한 사망 위험을 수반한다.

콜키신은 가족성 지중해열에서 AA 아밀로이드증의 예방 및 치료를 위한 요법으로 쓰인다. 0.6~1.2mg/일 용량의 콜키신은 복통의 발작 빈도를 현저히 줄였고, 임상적 신장 질환의 발생률을 감소시켰으며, 경도 단백뇨가 있는 환자의 사구체 여과율을 안정시켰다.

베체트병

베체트병은 다양한 크기의 혈관을 모두 침범하는 원인불명의 자가면역 질환이다. 반복되는 구강 궤양과 그 외 음부 궤양, 안구 질환, 피부 병변, 위장관 침범, 신경 질환, 혈관질환, 관절염 등 몇 가지 전신 징후를 특징으로 한다. 콜키신은 베체트병의 구강 궤양 및 음부 궤양, 관절염의 1차 선택 치료 약물로 사용되고 있다.

아프타성 구강염 및 구강 궤양, 호중구성 다양성 피부질환 콜키신은 간헐적인 전신 스테로이드 치료에도 불구하고 자주 재발하는 아프타성 구강염 및 구강 궤양의 1차 선택 치료 약물로 사용된다. 또한 호중구성 다양성 피부질환에도 널리 사용되고 있다.

치주질환과 만성변비

통풍 환자의 치주질환 위험도를 평가하기 위해 평균 6년 이상 추적 관찰을 시행한 결과, 콜키신을 사용한 통풍 환자들은 치주질환의 위험도가 감소했다. (Postgrad Med. 2020 Aug;132(6):521-525)

한편 서행성 만성 변비 환자의 콜키신의 변비 개선 효과를 조사하기 위해 시행한 이중맹검 위약대조군 임상 연구에서도 저용량(1mg/일) 콜키신이 효과가 있는 것으로 나타났다.(Int J Colorectal Dis. 2010;25(3):389)

코비드-19(코로나-19)

최근 후향적 코호트 연구 결과 콜키신은 코로나-19 환자의 사망률을 감소시키고 더 빠르게 회복시키는 것으로 보인다.(PloS One. 2021 Mar 24;16(3):e0248276) 또 중등증 혹은 중증 코로나-19 환자의 경우, 콜키신은 보조 산소 요법 기간과 입원 기간 모두 줄여주었고,(RMD Open. 2021 Feb;7(1):e001455) 입원하지 않은 환자의 경우에도 사망률과 입원률 모두 감소시켰다.(medRxiv2021. 2021 Jan 27)

심낭염

콜키신은 급성 심낭염(특발성, 바이러스성, 심근경색 후)에 진통소염제(혹은 아스피린)와 병합요법으로 사용되고 있다.

심혈관 질환의 이차 예방

현재 심혈관 질환의 관리는 다음의 3개 주요 영역에 초점을 맞추고 있다.

1. 지질 낮추는 전략: 스타틴
2. 지질 이외 위험 인자 조절: 당뇨, 고혈압, 비만 등 조절
3. 죽상판을 안정화시켜 파열과 혈전 예방: 항혈소판 제재(아스피린)

그러나 현재의 치료들은 허혈성 심혈관 질환의 재발을 방지하는 데 실패했다. 심근경색 발생 후 10년간 추적 관찰한 연구에서 권고 약물 치료를 받고 있음에도 42% 환자가 허혈성 심혈관 질환이 재발했고 특히 첫 1년 동안 발생 위험이 가장 높았다. 그러므로 현재 3개 주요 위험 영역 이외의 잔여 위험의 조절이 필요하다.

염증은 심혈관 질환의 중요한 병인 중 하나이고, 죽상경화증의 시작과 진행에 관련되어 있다. 항염증제가 심혈관질환 치료제로서 가능한지에 대한 연구들이 진행되었고, 이러한 연구 결과 통풍성 관절염에 사용되는 항염증제 콜키신이 심혈관질환 2차 예방 치료제로 2020년 유럽심장학회 가이드라인에 포함되었다.

콜키신과 염증 없는 혈관, 동맥경화

동맥경화는 혈관벽 내부에 변형 리포단백질(modified lipoprotein)이 축적되면서 시작한다. 변형 리포단백질 내 산화된 콜레스테롤이 염증 매개체의 활성화 및 생산을 촉발하고, 이것은 혈액으로부터 혈관벽 내막층 내로 백혈구, 단핵구 및 중성구들을 모여들게 한다. 대식세포와 중성구는 염증 반응 악화, 동맥경화반의 성장과 불안정화 등을 통해 동맥경화반의 발달 과정에서 중요한 역할을 한다.

콜키신은 혈관벽 내에서 대식세포가 포말세포(foam cell, 지질 가득한 대식세포)로 전환되는 것과 콜레스테롤 결정으로 인한 NLRP3 염증조절복합체의 활성화를 억제해 항동맥경화와 동맥경화반 안정화 효과를 나타낸다.(Heart, Lung and Circulation volume 29, supplement 2, S361-S362) 또한 콜키신은 대식세포와 중성구에 의한 단백질 분해효소 방출을 억제하여 동맥경화반의 안정화에 기여한다. 이로써 콜키신은 심혈관질환 환자의 염증 수치를 크게 낮춘다. 또한 콜키신은 죽상경화성 혈관질환의 플라크 불안정성과 재협착에도 긍정적 영향을 주었다. 안정형 관상동맥환자에 대한 전향적 무작위 연구에서 저용량 콜키신(0.5mg 1일 1회)을 복용한 군에서 급성 관상동맥증후군, 병원 밖 심정지, 비심인성 허혈성 뇌졸중 등의 발생위험이 67% 감소했다. 또한 경피적 관상동맥중재술 후 콜키신을 0.5mg 1일 2회 복용한 당뇨병 환자군도 시술 6개월 뒤 스텐트 내 재협착이 58~62% 감소했다.

항섬유화 효과

콜키신의 항염증 및 항섬유화 특성을 이용하여 특발성 폐섬유화증, 간섬유화증 및 간경화증, 신장 섬유증 등을 치료할 수 있을 것으로 보인다. 일부 논문에서는 유의미한 효과를 보이기도 했지만 아직은 대규모 무작위 대조군 연구가 부족한 상황이다. 저용량 콜키신 투여는 항염증 효과와 장기적 안정성이 입증되었으므로 대식세포와 중성구의 과도한 활성화로 인해 발생하는 많은 질환에 적극적으로 활용해 연구하는 것이 필요해 보인다.

특발성 폐섬유화증을 완치시킬 수 있는 약물은 아직 발견되지 않았지만 두 개의 항섬유화 약물(nintedanib, pirfenidone)이 폐섬유화증의 진행을 늦추고 급성 악화의 빈도를 감소시키며, 또한 사망률을 감소시키는 효과도 있는 것 같다. 콜키신 역시 항섬유화 약물처럼 근섬유아세포가 콜라겐을 생산하는 것을 억제한다. 저용량 콜키신 투여는 항염증 효과와 장기적 안정성이 검증되었고 항섬유화 약물(pirfenidone)과 유사한 항섬유화 작용이 있으므로 향후 대규모 무작위 대조군 연구가 진행될 필요가 있다. 만성 간질환 치료의 경우에도 콜키신을 사용한 많은 연구가 진행되었지만 그 결과가 일관되지 않고 다양했다.

콜키신의 항섬유화 작용은 수술 후 유착 방지에도 도움이 된다. 척추 수술 후 경막외 섬유증은 수술 후 통증 재발의 주요 원인이다. 저용량 콜키신 투여는 항염증 효과와 장기적 안정성이 검증되었고 항섬유화 작용이 있으므로 수술 후 유착 방지를 위해 사용을 고려해 볼 수 있다.

항암 효과

콜키신은 미세소관 형성 억제를 통해 G2/M 단계에서 세포 주기를 차단하고 세포자멸사를 유발하여 항증식성 항암 효과를 나타낸다. 그러나 콜키신은 그 독성과 매우 좁은 치료 범위 때문에 항암제로서의 임상 적용이 받아들여지지 않았다.

콜키신의 경구 복용은 저용량으로 적절하게 사용되고 있고 금기증이 배제되면 매우 안전하다. 콜키신이 항암제로서 임상적으로 적용이 되려면 임상적으로 허용되는 콜키신 농도에서 암세포에 항암 효과를 나타낼 수 있어야 한다.

콜키신 0.6~1mg 경구 투여 후 최고 혈장 농도는 약 2~6ng/ml이다. 이전에 시행된 체외 및 체내 실험 결과 임상적으로 허용되는 콜키신 농도(2~6ng/ml)에서 간세포암 세포, 암 관련 섬유아세포, 위암 세포, 담관암 세포, 대장암 세포, 하인두암 세포 등에 용량 의존적인 항암 효과를 보였다. 예를 들어, 간세포암 세포에 대한 혈장 농도 6ng/ml 콜키신의 항증식성 효과는 혈장 농도 1ug/ml 에피루비신(epirubicin)의 항승식성 효과와 같다. 에피루비신은 DNA와 RNA 합성을 억제하는 안트라사이클린 항종양제로 주로 유방암 수술 후 보조 항암요법이나 진행성 유방암의 보조 항암요법에 사용되고 있다. 이러한 연구 결과들은 저용량(0.6~1mg/일) 콜키신 경구 투여가 항암제로 사용될 가능성이 있음을 나타낸다.

임상 사례

통풍 환자는 대부분의 암에 걸릴 가능성이 더 높다. 콜키신은 통풍성 관절염의 치료와 예방에 사용되어 왔고, 체외 실험실 연구에서 항암 효과가 있음이 보고되었다. 최근 콜키신과 통풍 환자의 암 발병과의 관련성에 대한 연구가 대만에서 시행되었다. 2만 4,050명의 남성 통풍 환자와 7만 6,129명의 통풍이 없는 남성 대조군을 12년간 코호트 연구한 결과 통풍 남성 환자는 대조군에 비해 모든 암의 발병률이 높았다. 하지만 통풍 남성 환자 중 콜키신 사용 경험자는 전혀 사용해 본 적이 없는 사람에 비해 모든 암의 발병 위험률이 상당히 낮았다. 특히 전립선암과 대장암의 위험률이 많이 감소했다.(Medicine. 94(50):e1570)

구리와 치매 그리고 아연

구리는 산화 환원 반응이 활발한 전이 원소이고 아연은 산화 환원 반응이 비활성인 전이 원소다. 알츠하이머 질환에서 산화 환원 반응이 활발한 구리-아밀로이드 베타 소중합체가 활성산소를 생성해 신경독성을 일으키는 것으로 생각된다. 반면, 아연은 알츠하이머 질환의 위험인자인 구리의 장내 흡수를 억제하고 뇌에서 유리 구리 이온의 농도를 낮추어 독성이 강한 구리-아밀로이드 베타 소중합체의 생성을 억제할 수 있다. 또한 아연은 이미 생성된 독성이 강한 구리-아밀로이드 베타 소중합체들을 응집시켜 비교적 독성이 낮은 불용성 섬유 베타-아밀로이드와 베타-아밀로이드 플라크로 성숙시킬 수 있다. 이처럼 상반된 역할을 근거로 아연 치료는 알츠하이머 질환에 도움이 될 수 있다.

금속 구리의 재발견

구리는 사람과 동물에 필요한 필수 미량원소로 에너지 생산, 결합조직 형성, 철분 대사, 중추신경계 기능, 멜라닌 합성 등 우리 몸이 정상적으로 기능하는 데 꼭 필요하다. 임상적으로 밝혀진 구리 결핍의 확실한 증상은 없다. 혈중 구리와 세룰로플라스민(ceruloplasmin) 농도가 30% 감소했을 때 심한 구리 결핍이라고 본다. 구리 결핍 시 가장 흔히 일어나는 증상은 빈혈로, 구리를 보충하면 회복된다.

일반적으로 구리의 독성도 흔하지 않은 것으로 알려져 있다. 그런데 나이가 듦에 따라 철이 체내에 쌓이는 것처럼 구리도 체내에 축적되어 단백질의 비정상적인 침착을 악화시키고 신체에 산화적 손상을 일으켜 알츠하이머 질환과 파킨슨병 같은 퇴행성 뇌신경 질환을 일으킨다는 연구 보고가 있다.

선천성 금속대사이상증

선천성 금속대사이상증의 대표적 질환으로 윌슨병, 멘케스병(Menkes' disease), 유전성 철색소침착증(hemochromatosis) 등이 있다.

– 윌슨병

윌슨병(Wilson's diseas)은 구리 대사의 이상으로 주로 간과 뇌의 기저핵에 과다한 양의 구리가 축적되는 유전질환이다. 1912년 윌슨에 의해 간경화와 신경 증상의 가족력이 있는 환자가 처음 알려졌다. 전 세계적으로 3만 명당 1명의 빈도로 발생하고 보인자율은 90명 중 1명으로 비교적 흔한 유전질환이다. 부모 양쪽 모두가 보인자면 자녀가 윌슨병 환자일 확률은 25%다. 증상은 주로 간질환과 신경정신질환이다. 15세 이전에는 주로 간질환이 나타나고, 15세 이후에는 신경정신질환의 증상이 나타난다. 흔한 신경 증상으로 구음 장애, 보행이상/운동실조, 근육

긴장 이상, 떨림, 파킨슨병, 침 흘림이 있고 그 외 인지장애/치매, 경련, 자율신경계 기능장애 등이 있다.

윌슨병의 치료제로 아연(아연 50mg을 하루 2회 혹은 3회 복용)이 사용된다. 아연은 장세포에서 메탈로티오네인(metallothionein)이라는 금속 단백질 합성을 유도하고 이 금속 단백질은 흡수된 구리와 강력히 결합한 후 장세포가 떨어져 제거될 때 함께 대변으로 배출된다. 즉, 구리의 장내 흡수를 억제하여 체내 구리를 감소시킨다.

– 멘케스병

멘케스병(Menkes' disease)은 간 이외의 조직에서 구리수송단백질(ATP7A)이 결손되어 구리결핍이 발생하고, 이로 인해 중추신경장애나 결합조직장애 등을 유발하는 성염색체 관련 유전질환이다. 10만 명당 1명의 빈도로 발생한다.

구리 결핍으로 구리 관련 효소의 활성이 저하되면서 다양한 장애를 일으킨다. 신생아기부터 두발 이상(붉은 곱슬머리, 탈모), 저체온 등이 나타난다. 3개월경부터 중추신경증상(정신발달지체, 뇌전증), 뼈엉성증, 혈관벽장애 등이 나타난다.

치료를 위해 히스티딘 구리(copper-histidine complex)를 비경구로 투여하는데, 예후가 불량하여 소아기에 사망하는 경우가 많다.

– 유전성 철색소침착증

유전성 철색소침착증(hemochromatosis)은 철이 체내에 지속적으로 과잉 흡수되고 축적되는 유전질환이다. 관절통과 관절염, 당뇨, 간 섬유화와 간경화, 간암의 위험 증가, 심장질환, 인지장애, 피부착색, 고환 위축 등 철이 축적된 장기에 따라 합병증이 다양하게 나타난다. 유전성 철색소침착증은 체내 철 축적의 극단적인 예이지만 철이 체내에서 산화제로 작용, 몸속 조직과 장기에 산화적 손상을 가해 다양한 질환을 일으킬 수 있음을 보여준다.

야누스의 얼굴, 철과 구리의 양면성

철은 생체 내에서 2가 이온(ferrous : Fe2+)과 3가 이온 (ferric : Fe3+)의 두 형태를 오가면서 전자 이동을 쉽게 할 수 있어 수많은 효소 활성에 중요한 작용을 하고 있다. 또한 구리도 제1구리(cuprous: Cu+)와 제2구리(cupric: Cu2+)의 두 형태를 오가며 쉽게 전자를 주고받을 수 있어 수많은 효소 활성에 중요한 작용을 하고 있다. 그래서 철과 구리는 모든 생물의 생존에 필수적인 원소다.

세포의 산소호흡에 의해 체내에서 수퍼옥시드와 과산화수소는 끊임없이 발생한다. 철이온이나 구리이온 농도가 충분히 높으면 수퍼옥시드와 과산화수소와 반응하여 히드록실라디칼(hydroxyl radical)을 발생시키는 '펜톤 반응'을 일으킨다. 히드록실라디칼은 과산화수소에 비해 약 10^{*9}배나 불안정하고 강력한 산화작용을 가지고 있다. 철이온과 구리이온이 과잉으로 존재하면 히드록실라디칼의 생성을 촉진하여 DNA 손상, 지방산화, 아포토시스 등 세포 손상을 초래해 각종 질환(암, 염증성 질환, 동맥경화성 질환, 신경퇴행성 질환 등)의 발생 원인이 된다. 철과 구리는 세포에게 일종의 '야누스의 얼굴'이어서 부족해도, 과잉 축적되어도 생체에 악영향을 줄 수 있다.

나이가 듦에 따라 철과 구리가 체내에 쌓이게 되는데, 이는 단백질의 비정상적인 침착을 악화시키고 신체에 산화적 손상을 일으켜 알츠하이머 질환과 파킨슨병 같은 퇴행성 뇌신경질환을 일으킨다고 알려졌다.

금속과 단백질 복합체 가설

금속들이 단백질의 침전 현상을 가속화시키고 침전된 단백질은 세포에 유해한 활성산소종을 만들어 염증을 일으킨다. 베타-아밀로이드 단백질과 타우 단백질이 뭉쳐 뇌신경세포를 손상시켜 치매 관련 질환을 일으킨다고 보고 있다. 베타-아밀로이드 단백질이 구리이온과 강하게 결합하면서 응집되고 활성산소를 강하게 생성해 신경독성을 일으킨다.

루이 소체(Lewy bodies)는 파킨슨병의 병리학적 특징으로 여겨지고 있다. 루이 소체는 둥근 호산구성 세포질 내 신경세포 포함물로 주로 알파-시누클린(alpha-synuclein)과 유비퀴틴(ubiquitin)으로 이루어져 있다. 일반적으로 알파-시누클린 단량체가 결합해 섬유 핵을 형성하고 여기에 다른 단량체가 이어지면서 긴 섬유 형태를 이룬다.

반면 구리 이온이 알파-시누클린 단량체와 합쳐지면 거대고리 구조 형태가 만들어지고 이 과정에서 구조적인 뒤틀림에 의해 길게 자라지 못하고 짧은 섬유 형태가 만들어진다. 구리 이온에 의해 생긴 짧은 섬유 응집체가 긴 섬유 형태보다 신경세포 안으로 더 쉽게 유입되고 그 결과 정상 신경세포 기능을 방해하며 신경독성을 유발한다.

알츠하이머 질환의 위험인자와 구리

알츠하이머의 주요 원인으로 여겨지는 아밀로이드 플라크(amyliod

plaque) 형성과 신경섬유매듭(neurofibrillary tangles)과 관련된 모든 분자가 구리와 결합한다. 구리는 아밀로이드 플라크의 주요 구성성분인 베타-아밀로이드 단백질과 신경섬유매듭의 주요 성분인 타우 단백질과 강하게 결합하여 응집시킨다.

알츠하이머 질환의 위험인자로 고령, 아포지질단백질E(ApoE)의 대립유전자 e4(allele e4), 호모시스테인 수치 상승, 고지방 식이 등이 알려져 있다. 나이가 들수록 알츠하이머 질환의 유병률이 증가한다.

무기 구리 섭취도 부분적으로 알츠하이머 질환의 원인이 될 수 있다. 실제로 알츠하이머 환자의 구리 함량이 더 높았고 구리 함량이 가장 높은 그룹이 적은 그룹에 비해 인지 기능의 저하가 더 심했다.

20세기 후반 선진국에서 구리 배관의 사용이 폭발적으로 늘어나면서 알츠하이머 질환의 폭발적 유행이 있었다. 일본에서는 구리 독성의 두려움 때문에 구리 배관 사용을 피한 덕분에 알츠하이머 질환이 유행하지 않았다. 반면에 구리 배관을 사용하는 하와이로 이민을 간 일본인의 경우에는 알츠하이머 발생률이 증가했다.

모리스(Morris) 등의 자료에 의하면 영양제에 포함된 무기 구리 섭취도 인지 기능을 손상시킬 수 있다.

아연 결핍과 알츠하이머 질환

혈청 아연 수치는 나이가 듦에 따라 감소한다. 알츠하이머 환자의 경우 평균적으로 더욱 빨리 감소한다. 알츠하이머 질환의 경우 아밀로이드 플라크 형성 시 많은 양의 아연을 끌어모으므로 뇌 속 아연은 더욱 결핍되게 된다.

글루탐산염 홍분독성(glutamate excitotoxicity)은 신경을 손상시키고, 이는 많은 신경퇴행성 질환과 관련이 되어 있다. 아연은 글루탐산염 NMDA 수용체와 결합하여 글루탐산염 홍분독성을 제한한다. 신경세포 칼시뉴린(calcineurin) 활성 증가는 알츠하이머 질환의 원인 요인으로 가정되는데, 칼시뉴린 활성은 베타-아밀로이드 소중합체에 노출되면 증가되고 아연에 의해 억제된다.

아연은 메탈로티오네인 합성을 유도하여 알츠하이머 질환의 위험인자인 구리의 장내 흡수를 억제하고 뇌에서 유리 구리 이온의 농도를 낮추어 독성이 강한 구리-아밀로이드 베타 소중합체의 생성을 억제할 수 있다. 또한 아연은 이미 생성된 독성이 강한 구리-아밀로이드 베타 소중합체들을 응집시켜 비교적 독성이 낮은 불용성 섬유 베타-아밀로이드와 베타-아밀로이드 플라크로 성숙시킬 수 있다.

알츠하이머 질환과 아연 치료

알츠하이머 질환에서 산화 환원 반응이 활발한 구리-아밀로이드 베타 소중합체가 활성산소를 생성해 신경독성을 일으키고 반면 산화 환원 반응이 비활성인 아연은 독성이 강한 구리-아밀로이드 베타 소중합체들을 응집시켜 비교적 독성이 낮은 불용성 섬유 베타-아밀로이드와 베타-아밀로이드 플라크로 성숙시키며 이 과정에서 아연 결핍은 악화된다. 아연 치료는 알츠하이머 환자에서 혈청 유리 구리를 감소시킬 수 있고 이 과정은 뇌에서도 발생하여 구리의 뇌신경 독성을 제재할 수 있다. 이와 별도로 아연 치료는 뇌에서의 아연 결핍을 호전시켜 뇌신경 건강을 안정화시킬 수 있다.

위에서 언급한 알츠하이머 질환에서 구리와 아연의 역할을 근거로 아연 치료는 알츠하이머 질환에 도움이 될 수 있다. 1992년 비록 연구 디자인이 대조군이 없는 추적 조사였지만 알츠하이머 질환자에게 아연을 투여하여 상당한 인지 기능의 향상을 보고했다. 2012년 브루어(Brewer)는 경증과 중등증의 알츠하이머 질환자에게 아연을 하루에 150mg씩 12주간 투여한 2단계 이중맹검 무작위 위약대조군 임상실험을 시행했다. 이 연구에서 위약군은 인지기능이 악화된 반면 아연 치료군은 인지기능이 안정화되었고 고령일수록 인지 악화 속도가 빨랐다는 사실을 발견했다. 그래서 70세 이상 환자만을 대상으로 사후비교분석(post hoc analysis)을 시행했고 아연 치료군이 인지기능검사에서 통계적으로 유의하게 더 좋은 점수를 보였다. 또한 연구가 종료되고 6개월까지 아연 치료군은 인지기능이 악화되지 않고 안정화되었다.

아연 치료는 여러 임상연구에서 체내 구리 균형 상태를 음성이 되게 하고 인지수행에 좋은 효과를 보인다. 그러므로 아연 복용은 구리 항상성 장애(혈청 구리 >1.6 umol/L, 정상 혈청구리 0.1-1.6umol/L)를 보이는 알츠하이머 환자의 질환 진행을 지연시키는 치료 중 하나로 고려할 수 있다.

아연 제재는 하루에 50-150mg 복용 시 가벼운 위장관 증상 이외에 장기간의 부작용은 없다. 위장관 증상은 아연을 공복에 복용하지 말고 식후 30분에 복용하거나 감량하면 호전된다. 아연을 과다하게 장기간 섭취할 때 발생하는 만성 독성 중 주요한 문제는 구리 결핍이다. 구리 결핍은 빈혈을 일으킬 수 있고 아연 용량을 감량하면 빠르게 회복된다.

그 외에 무기 이온의 섭취를 줄이기 위해 구리가 함유된 비타민/미네랄 보충제를 섭취하지 말아야 한다. 수도물의 구리 함유량이 어느 정도인지 확인이 필요하고 0.01 ppm 이상이면 다른 대체 식수를 이용하던지 수도물의 구리를 제거하는 필터를 고려할 수 있다. 또한 육류에 함유된 구리가 비육류 식품에 함유된 구리보다 생물학적 이용률이 훨씬 더 높기 때문에 육류 섭취는 줄이는 것이 좋다.

치매에 걸리는 반려동물, 인간화된 동물

야생 동물은 아마 치매에 걸리지 않을 것이다. 치매에 걸려도 그리 오래는 아니다. 치매에 걸리면 더 이상 살아남을 수 없을 것이기 때문이다. 그런데 심지어 동물원, 연구시설, 보호구역에서 보살핌을 받기 때문에 더 오래 사는 경향이 있는 야생 동물들도 치매에 걸렸다는 증거는 거의 없다. 그러나 그것이 동물들은 절대 치매를 일으키지 않는다는 것을 의미하지는 않는다.

인간만이 치매에 걸릴 수 있는 유일한 종은 아니다. 치매(인지기능장애 증후군)는 개나 고양이 같은 가축들 사이에서 흔히 볼 수 있다. 개의 치매 유병률은 28%(11~12세), 68%(15~16)로 특히 높다. 고양이의 치매 유병률은 36%(11~21세)다. 흥미롭게도, 치매에 걸린 개의 뇌는 알츠하이머병에 걸린 인간의 뇌와 유사한 물리적 변화를 보인다.

인간의 생활양식과 더 유사한 삶을 살아가는 동물일수록 치매에 걸릴 확률이 높아진다. 까칠한 고양이보다 온순한 개가 인간의 생활양식에 더 순종하여 치매에 걸린 확률이 특히 높을 수도 있다.

그렇다면 사랑스러운 반려동물까지 치매에 걸리게 만드는 인간의 나쁜 생활양식은 무엇일까? 대표적인 것으로 고탄수화물 식단, 과식, 가공 식품, 운동 부족 등이 있다. 고탄수화물 가공 식품의 과잉 섭취가 치매 같은 신경병성 질환을 유발하는 인간의 문제 생활양식으로 보인다.

사람을 제외한 대부분의 동물들은 지방산과 케톤체가 주 에너지원으로 사용된다. 또한 인류 역사의 대부분을 차지하는 구석기 시대의 인간도 대부분의 동물들처럼 항시 체내 포도당이 부족한 상태여서 지방산과 케톤체가 주 에너지원으로 사용되었을 것이다.

저탄수화물 식단(혹은 케톤식이요법)은 대중적으로 비만과 대사증후군 치료에 널리 이용되고 있다. 그런데 관찰 연구에서 건강에 좋지 않은 저탄수화물 식단(예: 동물성 단백질과 포화 지방 함량이 더 높음)이 사망 위험 증가와 관련이 있다고 발견되었다. 반면, 건강한 저탄수화물 식단(식물성 단백질 및 불포화 지방 함량이 높음)이 더 낮은 사망 위험과 관련되어 있다.

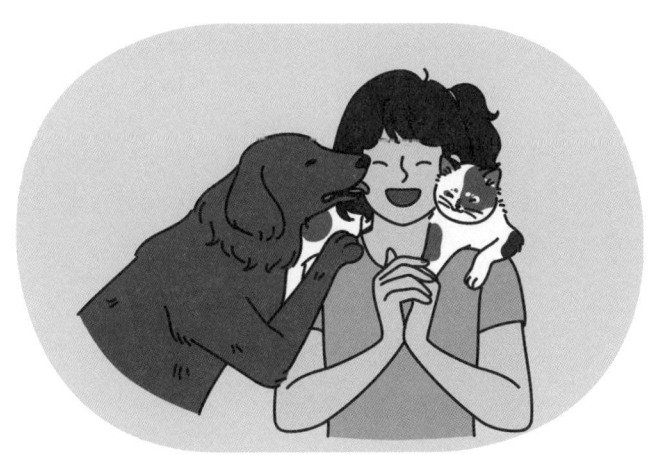

케톤식이요법은 비만과 대사증후군, 난치성 뇌전증 치료뿐만 아니라, 치매와 파킨슨병 같은 신경퇴행성 질환에 치료 효과가 보고되고 있다. 예비적 임상 전 (동물)실험 및 생화학 데이터는 케톤식이요법이 치매와 파킨슨병의 예방 및 진행지연에 도움이 될 수 있음을 시사한다. 그러나 아직까지는 몇몇 작은 임상 연구들에서만 케톤식이요법이 치매와 파킨슨병의 예방 및 진행지연에 도움이 됨을 보여주고 있어 향후 이를 확인하기 위해 통제된 대규모 임상 연구가 필요하다. 케톤식이요법은 인간과 그 반려동물을 제외한 대부분의 동물들이 따르고 있는 자연적인 식이 방식이다. 자연적인 케톤식이요법은 인간의 품속에서 인위적이고 비자연적인 생활방식을 강요받고 있는 사랑스런 반려동물들을 치매의 고통으로부터 벗어날 수 있게 할 수 있을 것이다.

아연, 몸에 좋은 항암제

아연은 모든 세포의 생존, 성장, 증식, 대사, 기능 활동에 꼭 필요한 미량원소이다. 건강을 위해 적당한 아연 영양 상태가 중요함이 알려져 있음에도 불구하고 대략 세계 인구 20억 명이 아연 부족의 위험에 노출돼 있다. 특히 아연 흡수를 방해하는 파이틱산이 많이 함유된 곡물 위주의 식사를 하는 아시아권 개발도상국에서 아연 결핍은 개인 영양뿐만 아니라 공중 보건에서 매우 중요한 문제다.

아연의 기능은 촉매, 구조, 조절 등 세 가지로 나눌 수 있다.

– 촉매 역할

아연은 300개 이상 금속효소의 필수적인 구성 요소다. 예를 들어 과산화물제거효소(superoxide dismutase), DNA & RNA 중합효소 등이 있고 생명 유지에 필수적인 화학반응을 촉매한다.

- **구조적인 역할**

아연은 단백질과 세포막의 구조와 기능에서 중요한 역할을 한다. 아연 손가락 구조(zinc finger motif)는 수많은 단백질의 구조를 안정시킨다. 세포막에서 아연이 소실되면 산화 손상에 취약하게 되고 세포막의 기능도 손상을 받는다.

- **조절 역할**

아연 손가락 단백질(zinc finger protein)은 1,000개 이상의 전사 요소(transcription factor)로 작용해서 유전자 발현을 조절한다. 또한 세포 신호 전달과 호르몬 분비, 신경 자극 전달에 영향을 준다.

아연의 건강상 이점

아연은 수많은 세포 대사 과정에 관여하고 있어 성장과 발달, 면역 반응, 항산화 작용, 신경학적 기능 그리고 생식 등에서 중요한 역할을 담당하고 있다.

아연은 세포성 면역과 체액성 면역 기능 유지에 필수적인 역할을 한다. 아연 결핍은 세포 매개성 면역의 심각한 손상과 관련되고 자연살해 세포와 세포독성 T세포 등의 식세포 활동을 감소시킨다.

다양한 바이러스에 대한 아연의 항바이러스 활성은 잘 알려져 있다. 아연 섭취는 감기 예방과 치료에 효과를 보이며, 개발도상국에서 설사와 폐렴에 의한 사망률을 감소시켰다. 또한 노인의 감염 질환 발생을 감소시킨다.

아연은 항산화 작용을 가지고 있고 몇 가지 기전에 의해 활성산소종을 감소시키고, 프리라디칼을 발생시키는 염증성 사이토카인 TNF-a, IL-1B, IL-8을 억제한다. 한편 아연의 상처 치료 효과는 여러 논문에서 확인되었다. 단, 구강 섭취보다는 상처 부위 국소 투여가 더 효과적인 것으로 알려져 있다.

나이를 먹어감에 따라 아연 수치가 감소하고 그로 인해 면역 기능도 노화되며 만성 염증 반응도 증가하게 된다. 노화 황반변성 환자에게 아연을 섭취하도록 하면 사망률을 감소시킬 수 있다는 논문 보고가 있다.

이처럼 노인이 아연을 섭취하면 산화스트레스와 염증을 감소시키고 면역을 향상시키며 감염 질환 발생률을 감소시킨다. 반면에 아연이 부족하면 미각 장애, 혓바늘, 신경성 식욕부진, 성장 지연, 성적 성숙 지연, 우울증, 불임 등 수많은 질환이 발생할 수 있다.

아연과 암, 아연 이온운반체 디설피람

정상 세포의 경우 적당한 아연 수치는 면역 기능 항진, 항산화 작용 등 많은 긍정적인 결과를 유도한다. 그런데 정상 세포에게 적당한 아연 수치가 허혈 상태에 있는 세포나 암세포의 경우에는 오히려 산화스트레스를 증가시켜 세포 손상과 암세포 독성을 나타낸다.

배양 세포에 산소와 포도당을 결핍시켜 화학적으로 저산소성 허혈성 스트레스를 주면 세포 내 아연이 증가하고 미토콘드리아에 축적되면서 활성산소종, 즉 산화스트레스가 증가되는 것이 관찰되었다.

암세포는 산소와 포도당이 충분해도 저산소성 허혈성 스트레스를 받은, 산소와 포도당이 부족한 세포와 비슷한 에너지 대사 과정을 보인다.

즉 허혈 상태에 있는 세포처럼 암세포 역시 정상 세포의 생존에 적합한 아연 농도에 노출되면 산화스트레스가 증가되면서 아포토시스(세포자멸사)가 유도된다. 그래서 암세포는 생존하기 위해 정상 세포에서 암세포로 변화되는 과정에서 자신에게 세포독성을 일으킬 수 있는 세포 내 아연 축적을 막기 위해 아연 섭취 운반체(zinc uptake transporter)를 하향 조절한다.

실제 전립선암, 간세포암, 췌장암 등에서 암세포 내 아연과 아연 운반체 감소가 확인되었고 또한 전암 상태의 세포에서도 아연과 아연 운반체의 감소가 관찰되었다. 유방암, 흑색종, 간세포암, 췌장암, 전립선암, 대장암, 식도암 등에 대한 실험 증거에 의하면 암세포에서 아연 축적은 암세포 독성과 종양 억제를 가져온다. 따라서 아연 운반체가 하향 조절되어서 세포 내 아연 수치가 낮게 유지되는 암세포를 치료하기 위해서는 적극적인 아연 섭취와 더불어 암세포 내로 아연을 효율적으로 이동시켜 축적시키는 약물이 필요하다. 다행히 비교적 부작용이 적어 안전하고 값싼 디설피람(disulfiram)이라는 아연 이온운반체(ionopore)가 있다. 전이성 흑색종(metastatic melanoma) 환자에게 아연과 디설피람을 병용 투여해서 12개월 이상 성공적으로 치료한 증례가 여럿 보고되었다.

몸에 좋은 항암제

적당한 아연 섭취는 우리에게 많은 건강상 이점을 가져다준다. 반면 정상세포에게 최적의 아연 수치에도 암세포에게는 치명적인 독으로 작용한다. 적절한 아연 섭취를 통해 우리의 건강을 유지, 증진시키고 암을 예방할 수 있다. 더 나아가 아연은 아연 이온운반체인 디설피람과 함께 투여 시 암 환자에게 효과적으로 암을 치료하고 재발을 막을 수 있는, 그러면서 부작용이 없고 건강을 증진시킬 수 있는 '몸에 좋은 항암제'일 수 있다.

철 이야기, 녹슨 아이언맨 증후군

철은 모든 살아있는 유기체의 대사에 꼭 필요한 미량 영양소로 사람에게서는 100여 가지의 단백과 효소를 구성하는 필수 구성 성분이다. 체내에서 철은 2가 이온과 3가 이온의 두 형태를 오가면서 전자 이동을 쉽게 할 수 있어 수많은 효소 활성에 중요한 작용을 하고 있고 산소 운반과 저장, 전자 전달과 에너지 대사, 항산화제와 산화촉진제, DNA 합성 등 성장과 생식, 치유, 면역 기능과 같은 많은 생명 유지 작용에 필수적이다.

반면 체내 철이 과도하게 축적되면 강력한 산화제로 작용해 몸속 조직과 장기에 산화스트레스를 증가시켜 염증 반응을 촉진시키고 인슐린 저항성을 증가시켜 지방간, 제2형 당뇨, 심혈관질환, 암, 치매·파킨슨병과 같은 뇌 퇴행성 질환 등을 일으킬 수 있다.

녹슨 아이언맨 증후군

철은 일단 체내에 흡수되면 잘 배설되지 않는다. 물론 일부는 땀이나 죽은 세포와 함께 체외로 배출되지만 철이 과다하게 축적되었을 때 철 항상성을 유지하기 위해 배설하는 기관이 따로 없다. 그래서 남자의 경우 사춘기 성장 이후부터 죽을 때까지 철이 체내에 계속 축적되며 여자의 경우는 생리가 멈추는 폐경기 이후부터 계속 체내에 쌓이게 된다. 그렇게 우리 몸은 점점 녹슨 아이언맨이 되어간다.

체내에 축적된 철의 양을 측정하는 방법은 혈액검사(페리틴), 조직검사(간조직 검사), 영상검사(초음파, MRI) 등이 있는데, 주로 혈청 페리틴 수치가 사용된다. 페리틴이란 체내에 철을 저장하는 중요한 형태 중의 하나인 철-아포페리틴 복합물을 말한다.

철은 생명 유지 작용에 필수적인 영양소이기도 하지만 과도하게 축적되면 산화 스트레스를 증가시키므로 건강 증진에 도움이 되는 적당한 체내 철 수치를 아는 게 중요하다. 혈청 페리틴 수치가 15mcg/L 이하면 철 결핍성 빈혈로 진단한다. 보통 혈청 페리틴 수치가 낮으면 소화기관에서 철 흡수가 증가되는데 60~80mcg/L 정도면 철 흡수율이 감소하게 된다. 이는 일종의 방어 기전이다. 페리틴 수치가 70mcg/L 전후를 넘으면 산화 스트레스를 증가시키는 부정적인 영향을 주므로 우리 몸에서 철 흡수를 거부하는 것으로 여겨진다.

철과 지방간염

역학 조사에 따르면 비알코올성 지방간질환은 60세까지는 남자가 여자보다 더 흔하게 발생하지만 60세 이후에는 유병률의 남녀 차이는 사라진다. 이 현상을 에스트로젠의 보호효과로 설명하기도 하지만 나이와 성별에 따른 철 대사로 설명할 수도 있다. 철은 강력한 산화제로 작용해 우리 몸속 조직에 산화적 손상을 발생시키고 결국 체내 여러 조직에 섬유화와 경화증을 초래할 수 있다.

예를 들자면 앞서 소개한 유전성 철색소침착증과 함께 이상대사성 철 과잉축적 증후군(dysmetabolic iron overload syndrome)이 있다. 지방간이나 대사증후군이 있는 성인 남자 3명 중 1명이 이 질환으로 진단된다. 대사증후군 환자에서 이상대사성 철 과잉축적 증후군이 많이 발견되는 병리기전은 지방증, 인슐린 저항, 미세한 염증 등과 연관된 철 운송 조절의 이상이 관계되는 것으로 보인다. 이상대사성 철 과잉축적 증후군은 제2형 당뇨 및 심혈관질환의 진행, 간질환의 자연 경과(간염-> 간경변-> 간암), 세포 증식 촉진과 유전자 손상으로 인한 세포의 악성 변화 등을 촉진할 수 있다.

유전성 철색소침착증의 가장 효과적인 치료는 정맥절개술을 통해 체내 철을 제거하는 것이다. 또한 다수의 논문에서 정맥절개술을 통한 체내 철분 제거가 비알코올성 지방간질환과 대사증후군에 효과가 있음을 보여주고 있다.

철을 이용한 암 치료법

빠르게 증식하는 암세포는 정상세포보다 많은 양의 철이 필요하다. 특히 세포분열 시 DNA 복제를 위해 많은 철이 필요하다. 그래서 암세포는 철을 주변 세포로부터 몰수하여 정상세포보다 1,000배만큼 축적한다. 이처럼 암세포가 정상세포보다 철을 더 많이 필요로 하는 특성을 이용하면 암 치료에 도움을 줄 수 있다.

- 정맥절개술

　체내 철을 감소시킴으로서 산화스트레스와 염증 반응을 줄여 발암 위험을 낮출 수 있다. 또한 암세포의 빠른 증식에 많은 양의 철이 꼭 필요한데 이를 줄임으로써 암 성장과 전이를 줄여 암 사망률을 줄일 수 있다.

　체내 철 감소와 암 위험 관련 논문을 살펴보면 말초동맥질환 환자의 경우 정맥절개술을 통한 체내 철 감소는 발암 위험과 암 사망률, 모든 원인 사망률 위험 비율을 낮추는 것으로 나타났다.(J Natl Cancer Inst 2008;100:996-1002) 정맥절개술을 통한 체내 철 감소는 신규 암 발생을 35% 정도 낮추었고 암 사망률도 60% 정도 낮추었다. 이런 위험 비율 감소 효과는 정맥절개술을 시행한 지 6개월 이내, 정맥절개술에 대한 순응도가 높을수록 좋았고 모든 연령대에서 나타났다. 또한 암 위험은 평균 페리틴 수치가 57ng/mL 미만일 때 가장 낮게 관찰되었다.

- 개똥쑥, 철 폭탄 제조기

　암세포 내 과도한 철은 산화스트레스를 발생시킬 수 있고 암세포는 정상세포보다 산화스트레스에 취약하다. 개똥쑥에 있는 아르테미시닌의 화학구조에는 내향 과산화물 브릿지(endoperoxide bridge)가 있고 이것이 철이 있는 조건에서 파괴되어 매우 반응성이 큰 자유 라디칼을 생성한다. 즉, 개똥쑥은 일종의 철 폭탄을 제조해 암세포를 죽인다.('개똥쑥의 놀라운 항암효과' 참조)

항산화제의 양면성

세포 내 전자 쟁탈전

 물질을 구성하는 최소 단위를 원자라고 한다. 원자핵 주위를 전자가 돌고 있다. 일반적으로 하나의 궤도에 전자가 2개씩 쌍을 이루고 도는데, 전자가 쌍으로 되어 있을 때 에너지적으로 가장 안정된 상태이다. 홀전자(unpaired electron)를 가진 불안정한 상태의 원자 또는 분자를 프리라디칼(유리기)로 정의한다. 프리라디칼은 다른 물질로부터 전자를 빼앗아 안정화(환원)하지만 전자를 빼앗긴(산화된) 물질은 프리라디칼이 되고 또 다른 물질로부터 전자를 빼앗으려고 한다. 이처럼 체내에서는 끊임없이 반복해서 전자 쟁탈전이 일어나고 있다.

 '산화'란 어떤 물질이 활성산소와 프리라디칼에게 전자(수소)를 빼앗기는 것을 의미하고 '환원'이란 어떤 물질이 다른 물질로부터 전자(수소)를 받는 것을 뜻한다.

 세포의 생존에 필요한 에너지(ATP)는 세포 내 미토콘드리아에서 산소를 환원하여 물이 되는 반응(전자전달계)을 사용한다. 이 과정에서 1분

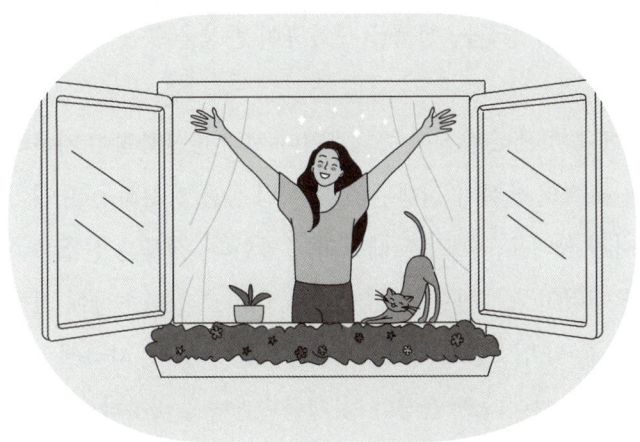

자의 산소(O2)에 4개의 전자를 전달하여 환원되고 또한 수소이온과 결합하여 물(H2O)이 된다. 이 반응 도중에 산소분자에 전자가 불완전하게 전달되어 부분적으로 환원된 것이 발생하는데, 이것이 활성산소가 된다. 세포 내에는 이러한 활성산소를 제거하는 수퍼옥시드 디스무타아제(superoxide dismutase), 카탈라아제(catalase), 글루타치온 과산화효소(glutathione peroxidase) 등의 효소나 비타민C · 비타민E, 글루타치온 등의 항산화물질이 있다. 이들을 총칭하여 항산화력이라고 한다.

활성산소와 노화, 질병

프리라디칼은 다른 물질의 전자를 빼앗는(산화하는) 성질이 있다. DNA가 전자를 빼앗기면 잘못된 유전정보가 만들어지고 암세포 발생으로 이어진다. DNA 이외에도 단백질이나 지방도 전자를 빼앗겨 산화되면 세포의 기능장애를 일으키고 더 나아가 조직과 장기의 기능 저하를 초래하여 노화와 다양한 질환을 일으킨다. 이처럼 프리라디칼이 세포나 조직을 구성하는 성분을 산화하여 손상을 주는 것을 산화손상이라고 한다.

체내에 활성산소 발생이 증가하거나 체내 항산화력이 저하하면 체내 세포와 조직의 산화가 진행된다. 이처럼 몸을 산화하는 요인이 항산화력을 이긴 상태를 '산화스트레스'라고 말한다. 생물은 산소를 이용하여 막대한 에너지를 생산할 수 있지만 그 대가로 산화손상에 의한 세포의 노화(aging)와 암화(canceration)가 촉진될 수 있다. 따라서 산화스트레스를 줄이면 암이나 동맥경화 등 생활습관병을 비롯한 다양한 노화 관련 질환의 예방과 증상 개선에 도움이 된다.

항산화제의 양면성: 항산화제를 보충제로 섭취해도 수명연장과 암 예방효과를 얻을 수 없다

활성산소가 노화와 암의 원인이라는 가설을 노화와 암의 '프리라디칼 가설' 혹은 '산화스트레스 가설'이라고 부른다. 그리고 항산화제 섭취로 체내 산화스트레스를 줄이는 것은 암과 동맥경화 등 생활습관병을 비롯한 다양한 노화 관련 질환의 예방과 증상 개선에 도움이 된다고 생각하고 있다. 그러나 인간의 임상시험에서는 항산화물질 보충제(비타민 A, C, E 등)를 많이 섭취해도 수명을 연장하거나 암 발생을 저하시키는 결과를 얻을 수 없었다. 또한 1970년대 이후 많은 임상시험과 역학연구에서도 가설을 부정하는 결과가 나왔다. 오히려 베타카로틴이나 비타민E 등의 항산화제를 과잉 섭취하면 수명을 단축한다는 대규모 역학연구 결과가 여럿 보고되었다. 이처럼 항산화제 보충이 효과가 없거나 일부에서 오히려 역효과를 내는 것을 어떻게 설명할 수 있을까?

최근에는 '호메시스'(hormesis) 개념으로 이와 같은 항산화제의 양면성을 설명하고 있다. 즉 과도한 항산화제는 적당한 산화스트레스의 긍정적인 효과인 세포의 스트레스 저항성 향상을 약화시키기 때문에 역효과를 일으킬 수 있다는 개념이다. 무균 상태에서 생활하면 오히려 면역력이 퇴화하여 세균 감염에 대한 저항력이 떨어지는 이치와 같다.

적당한 스트레스는 스트레스 저항성 강화

우리 몸에는 가벼운 스트레스를 받으면 이를 제거하기 위해 세포 내 항스트레스 시스템을 활성화하는 구조가 있다. 즉, 평소에 작은 스트레스로 세포를 단련시켜 큰 스트레스에 대처하는 능력을 키우는 것이다. 이 개념을 '호메시스(hormesis) 효과'라고 한다. 이에 따르면 생물체는 독성 물질의 용량에 따라 다른 반응을 보인다. 다량의 독성 물질은 억제제로서 몸에 유해한 작용을 하지만 소량의 독성물질은 자극제로서 오히려 몸에 유익한 작용을 한다.

적당한 스트레스 자극은 세포의 스트레스 저항성과 손상에 대한 복구 능력을 활성화시켜 수명을 연장한다. 많은 스트레스들이 미토콘드리아에서 활성산소를 증가시켜서 호메시스 반응을 일으킨다고 해서 특별히 미토호메시스(Mitohormesis)라고도 부른다. 미토콘드리아에서 활성산소 생산이 증가하면 이에 대항해 세포 내 항산화력이 높아지므로 스트레스에 대한 저항력이 높아지고 수명이 연장된다는 개념이다.

칼로리 과잉 섭취와 과도한 운동은 활성산소의 생산을 지나치게 늘려 세포막과 DNA의 산화손상을 증가시키고 노화관련 질환을 촉진하며 수명을 단축한다. 반면 칼로리 제한(소식)과 적당한 운동은 적당량의 활성산소 발생을 유도하고, 그 결과 세포는 항산화 효소와 해독 효소의 발현을 높여 스트레스 저항성을 높이고 노화관련 질환을 억제하며 수명을 연장한다.

항산화제의 양면성

항산화제 섭취는 몸에 유익할 수도 해로울 수도 있다. 예를 들어 과도한 운동 후 과잉 발생한 활성산소의 피해를 줄이기 위해 항산화제를 섭취할 수 있다. 그러나 칼로리 제한(소식)과 적당한 운동 등 건강한 생활습관을 유지하고 있는 사람, 즉 적당한 산화스트레스로 건강한 생활을 유지하고 있는 사람의 경우 항산화제 섭취는 산화스트레스를 지나치게 억제하여 오히려 세포의 항산화력과 해독능력 등 스트레스 저항성을 약화시키고 결국 산화손상에 취약한 상태가 될 수 있다. 이런 이유로 과도한 항산화제 섭취는 암 발생을 촉진하고 수명을 단축시킬 수 있다.

미국 국립암연구소(NCI)의 공식 사이트에 '항산화제는 암의 증식과 전이를 촉진한다'라고 기재되어 있다. 그러므로 진행성 암 환자에서 항산화제 사용은 주의가 필요할 수 있다. 주로 문제가 되는 항산화제는 비타민A, 비타민E, 카로티노이드, 글루타치온, N-아세틸 시스테인 등이다. 그러나 항산화 작용 이외에 항종양 효과가 있는 플라보노이드, 레스베라트롤, 카테킨 등의 폴리페놀류와 멜라토닌 등은 오히려 암 치료에 유용성이 있을 수 있다. 플라보노이드 등의 폴리페놀은 항산화 작용 외에도 다양한 약리작용을 가지고 있기 때문에 유용성과 유해성을 종합적으로 판단할 필요가 있다. 예를 들어 레드와인에 많이 들어있는 레스베라트롤은 항산화 작용이 있지만 미토콘드리아 호흡 효소를 억제하여 활성산소의 생산을 증가시켜 미토호르메시스 효과를 발휘한다.

오래 살려면 햇빛과 친해져라

현대인들은 대부분 햇빛에 노출되는 것을 무척 꺼린다. 피부 미용에도 좋지 않고 피부암에 걸릴 확률도 높아진다는 그럴듯한 이유를 댄다. 그 결과 비타민D 결핍이 만연해 있다. 비타민D 결핍은 비만과 더불어 현대인의 대표적인 생활습관병이다.

비타민D는 다양한 형태로 존재하는 지용성 비타민이다. 사람을 포함한 동물은 체내 콜레스테롤을 비타민D3의 전구체인 7-디히드로콜레스테롤(7-dehydrocholesterol)로 전환할 수 있다. 피부에 햇빛 자외선을 쬐면 7-디히드로콜레스테롤은 비타민D3(cholecalciferol)로 전환된다. 일부는 음식이나 보충제로 섭취된다. 적당한 햇빛 자외선을 쬐면 식이 비타민D의 필요량을 줄일 수 있다. 엄밀히 말하면 비타민D는 체내에서 합성되므로 비타민이 아니라 호르몬이다.

비타민D는 주로 골다공증 예방과 치료를 위해 병원에서 처방되고, 건강보조제로도 널리 사용되고 있다. 미국 노인병학협회에서는 낙상 예방을 위해 비타민D 사용을 권하고 있다. 최근에는 비타민D3 섭취가 모든 원인 사망률을 감소시킨다는 대규모 메타 분석 결과가 발표되었다. 비타민D3 섭취의 암 예방에 대한 증거는 아직 제한적이지만 암 사망률 특히 대장암과 유방암에서 사망률 감소와 연관성이 있다. 또 혈압과 공복혈당을 감소시킬 수 있다.

비타민D의 기능과 효과

비타민D의 주요한 생물학적 기능은 소장에서 칼슘과 인의 흡수를 증가시켜 혈중 칼슘과 인의 농도를 정상 범위 내로 유지하고 뼈의 무기질 침착을 촉진하는 것이다. 정상 범위에서 혈중 칼슘 수치가 유지되는 것은 골 성장과 골밀도 유지뿐 아니라 신경계의 정상적 기능을 위해서도 매우 중요하다. 또한 비타민D의 표적 유전자에는 세포주기를 정지시키는 단백질과 분화와 세포 사멸을 유도하는 유전자가 포함되어 있어 암세포의 분화를 유도하고 증식을 억제한다. 즉 항암 효과도 있다.

비타민D의 독성은 비타민D 과잉증 즉 비타민D 혈중 농도가 150ng/mL을 넘을 때 나타난다. 비타민D 과잉증은 햇빛에 아무리 많은 시간을 노출해도 나타나지 않는다. 하지만 비타민D를 보충제로 하루 10,000~50,000IU를 수년간 복용할 경우 과잉증이 나타날 수 있다.

비타민D3 섭취는 사망률을 감소시킨다

유럽과 미국에서 비타민D와 사망률에 관한 대규모 공동 연구를 진행했고 8개의 코호트 연구 결과를 메타 분석해서 발표했다.(BMJ 2014 Jun 17; 348 : g3656)

25(OH) 비타민D3의 농도가 높은 상위 5분의 1 그룹에 비해 25(OH)

비타민D3의 농도가 낮은 하위 5분의 1 그룹은 모든 원인 사망률 위험 비율이 1.57(95% 신뢰 구간 : 1.36-1.81)이었다. 이 수치는 말하자면 남은 수명이 20년인 50세의 비타민D 농도가 낮은 사람이 비타민D 농도가 높아지면 수명이 30년으로 증가할 수 있다는 의미다.

한편 이전에 암을 진단받았던 사람만을 대상으로 할 경우 25(OH) 비타민D3의 농도가 높은 상위 5분의 1 그룹에 비해 25(OH) 비타민D3의 농도가 낮은 하위 5분의 1 그룹의 사망 위험은 1.70(95% 신뢰 구간 : 1.00-2.88)이었다. 이는 곧 비타민D 농도가 높다고 해서 암 발생을 감소시키지는 못하지만 암에 걸린 뒤의 수명 연장에는 효과가 있다는 뜻이다. 즉, 비타민D 농도가 높을수록 암 발병 후 생존 기간이 증가한다는 의미다.

햇빛을 충분히 쬐면 장수한다

피부에 햇빛 자외선을 쬐면 체내 콜레스테롤이 비타민D3로 전환된다. 비타민D3가 높으면 모든 질병 사망률, 심혈관계 질환 사망률, 암 생존자의 암 사망률을 감소시킨다. 즉, 충분히 햇빛을 쬐면 체내에서 비타민D3가 사망률을 감소시킬 만큼 충분히 생산되므로 장수할 수 있다.

어린이와 젊은 성인들은 일주일에 두세 번만 햇빛을 쪼여도 일반적으로 필요한 양의 비타민D를 합성할 수 있다. 밝은색 피부는 해가 지평선과 적어도 40도 이상 각도에 위치해 있을 때 얼굴, 손, 팔에 10~15분 정도, 일주일에 2~3회 정도 햇빛을 쏘이면 충분한 비타민D가 생성된다. 어두운색 피부는 밝은색 피부보다 3~5배 더 오랫동안 햇빛을 쏘여야 한다.

노인의 경우 비타민D를 생성하는 능력이 감소한다. 북위 또는 남위 35도 이상 지역에서는 11월에서 3월 사이에 비타민D 생성을 위해 필요한 자외선이 부족하다. 이런 경우에는 비타민D3 섭취가 도움이 될 수 있다. 비타민D 결핍 성인의 경우 하루에 1,500~2,000IU 섭취를 권하고 있다. 암 환자는 하루 2,000~4,000IU 정도의 비타민D3 섭취가 도움이 될 수 있다. 또한 안정성이 높기 때문에 진행성 암의 경우 정기적으로 (3개월에 1회) 혈중 농도를 측정하면서 하루 10,000~40,000IU 정도 대량 투여를 시도해 볼 수도 있다.

몸에 좋은 천 원짜리 항암제

값비싼 항암제들, 생명 연장 효과 별로

 영국 원로 의학자 피터 와이즈 박사의 분석에 의하면 항암제의 생존 연장기간이 약 3개월에 지나지 않고 10년간 승인된 항암 신약의 생존 연장기간이 불과 1-2개월이다. 와이즈 박사는 항암 신약의 효과와 개발 필요성을 부정하는 것이 아니라, 많은 항암제의 경우 생명연장 혜택이 아주 적은데 비해 환자들이 부담해야 하는 비용이 너무 많고, 항암 신약의 임상시험과 판매승인이 너무 쉽고 무분별하게 이루어지고 있다고 비판했다.

 항암제로 얻는 생명 연장 혜택이 매우 제한적이고, 그에 반해 부작용이 심각하고 비용 대비 효과가 매우 낮다는 점 등을 암환자에게 충분히 설명한 후 고식적 항암 치료에 대한 환자의 동의와 결정이 진행되어야 할 것이다.

몸에 좋은 천 원짜리 항암제

앞에서 언급한 것처럼 고식적 항암 치료의 생명 연장 혜택이 매우 제한적인데 반해 부작용이 심각하고 비용 대비 효과가 매우 낮다고 할 수 있다. 그렇다면 생명 연장 효과가 어느 정도 인정되고 몸에 좋으며 가격도 저렴한 항암요법은 과연 없을까라는 질문이 생긴다. 이에 대한 답을 항암 대사억제 요법과 메트로놈 항암요법에서 찾을 수 있었다.

- 항암 대사억제 요법

항암 대사 치료란 암세포의 대사적 특징들을 목표로 삼아 에너지 및 물질합성 대사 억제, 유사분열 억제, 항염증 작용, 산화스트레스 촉진, 미토콘드리아 억제, 분화 유도 등의 작용을 하는 약물들을 조합하여 항암 효과를 기대하는 요법이다. 항암 대사 치료에는 항암 대사억제 요법, 항암 항혈관형성 요법, 항암 산화 요법 등이 있다.

항암 대사억제 요법이란 암세포의 에너지 생산과 물질합성을 억제하고 유사분열을 억제하는 약물을 조합한 치료다. 이 요법에 포함된 약물들은 어느 정도 항암 효과가 있음이 밝혀졌고 여러 질병 치료 및 건강 증진을 위해 이미 널리 처방되고 있으며, 부작용은 적고 가격 또한 저렴하다. 한마디로 정상세포에 좋고 암세포에 나쁜 치료법이다.

실제로 영국의 케어온콜로지 클리닉(Care Oncology Clinic)에서 암환자에게 항암 대사억제 요법을 기존 표준 항암 치료와 병용하여 그 효과를 보완/증진시키거나 혹은 단독 요법으로 사용하고 있다. 일례로 교모세포종 환자에게 아토바스타틴, 메트포르민, 독시사이클린, 메벤다졸로 구성된 약물조합을 몇 년간 투여한 결과 생존기간을 14개월에서 27

개월로 두 배나 증가시켰다.

이 대사억제 약물조합은 대부분의 암세포에서 공통적으로 작동하는 다양한 세포대사 경로를 다루고 있어 교모세포종 이외의 대부분의 다른 암종에도 적용될 수 있다. 심지어 이 대사억제 약물들을 조합하면 기존 고식적 항암 치료보다 생존기간의 연장 효과가 더 좋다고 사료된다.

- 메트로놈 항암요법과 그 효과를 높이는 병용요법

메트로노믹 항암요법은 항암제의 1회 투여량을 적게 하여 여러 차례 투여하는 항암제 치료법이다. 경구 항암제를 평소보다 적은 양으로 매일 복용하는 치료법이다. 부작용은 적고 종양혈관의 이상증식 억제 및 항종양 면역의 활성화 등에 의해 암 조직의 증대를 억제하고 장기적인 암 축소 또는 암과의 공존을 목표로 하는 치료법이다. 이 메트로놈 항암요법에 대사억제, 유사분열 억제, 아포토시스 유도, 항염증, 분화유도 작용 등을 하는 약물들을 조합하면 더욱 항종양 효과를 높일 수 있다.

이와 관련한 실제 사례는 다음과 같다.(qd - 1일 1회 복용., bid - 1일 2회 복용)

- 메트로놈 항암 약물
- 혈관형성 억제 : 시클로포스파미드(Cyclophosphamide) 50mg qd, 169원/T, 100/100

- 항암 대사억제 약물 종류와 가격
- 유사분열 억제 : 콜키신 0.5mg(0.6mg, 75원/T) bid

　　　　　　　　　메벤다졸 200mg qd or bid

　　　　　　　　　펜벤다졸 3일 연속 매일 220mg 복용, 그 후 4일간 복용 중단

- 항염증제 :　　　콜키신 0.5(0.6mg, 75원/T) bid

　　　　　　　　　셀레콕시브 200~400mg qd, 1T 200mg, 520원/T

- 대사 억제 :　　　메트포르민 1000mg qd, 70원/T(500mg)

　　　　　　　　　112원/T(1000mg)

　　　　　　　　　트리메타지딘(암 지방대사 억제제) 35mg bid, 70원/T

　　　　　　　　　아토바스타틴 (40mg/T, 995원/T)

- 미토콘드리아 억제제 : 독시사이클린 100mg qd or bid, 91원/T

　　　　　　　　　메트포르민 1000mg qd

- 분화 유도 :　　　비타민D
- 항암 산화요법 : 개똥쑥 (무료)

　　　　　　　　　디설피람(1~2T qd, disulfiram, 250mg/T, 51원/T, 현재 국내 판매 중단) + 아연(1T bid, polaprezinc : 75mg/T(아연 17mg, 카르노신 59mg) 116원/T)

항암 치료에 도움이 되는 보충제 :

　　　　　　　　　오메가3(297원/T), 실리마린(241원/T), 비타민D, 멜라토닌

　대사 억제 약물의 종류별 가격표를 살펴보면 보험급여를 받지 않더라도 70원부터 995원까지 천 원짜리 이하로 저렴하다. 왜냐하면 이 약물들은 이미 오래전 개발되어 특허가 만료되었기 때문이다. 이 요법에

포함된 약물들은 어느 정도 항암효과가 있음이 밝혀졌고, 여러 질병 치료 및 건강 증진을 위해 이미 널리 처방되고 있으며, 부작용은 적고 가격 또한 저렴하다.

항암 효과와 건강 증진 효과라는 두 마리 토끼를 다 잡을 수 있는 항암 대사억제 요법에 항암 산화요법(개똥쑥, 디설피람 + 아연 등)을 병용하면 항암효과를 더욱 높일 수 있을 것으로 기대된다. (자세한 내용은 암과의 전쟁 vs 암과의 공존의 '항암 대사억제 요법', '메트로놈 항암요법', '항암 산화요법' 참조)

대사억제 약물의 항암 효과 및 건강 증진 효과

- 유사분열 억제제 콜키신

콜키신은 미세소관 형성 억제를 통해 G2/M 단계에서 세포 주기를 차단하고 세포자멸사를 유발하여 항증식성 항암 효과를 나타낸다. 그런데 콜키신은 그 독성과 매우 좁은 치료 범위 때문에 항암제로서의 임상 적용이 받아들여지지 않았다. 그러나 콜키신의 경우 복용은 저용량으로 적절하게 사용되고 있고 금기증이 배제되면 매우 안전하다.

저용량 콜키신 0.6~1mg 경구 투여 후 최고 혈장 농도는 약 2~6 ng/ml이고, 임상적으로 허용되는 콜키신 농도(2~6 ng/ml)에서 간세포암 세포, 암 관련 섬유아세포, 위암 세포, 담관암 세포, 대장암 세포, 하인두암 세포 등에 용량 의존적인 항암 효과를 보였다.

임상 사례에서 통풍 남성 환자 중 콜키신 사용 경험자는 전혀 사용해 본 적이 없는 자에 비해 모든 원인암(특히, 대장암, 전립선암)의 발병 위험률이 상당히 낮았다. 또한 콜키신 사용은 간경화 환자에서 간세포암의 위험을 감소시킬 수 있고, 진행된 간세포암의 완화요법으로 사용될 수 있다.

염증조절복합체의 활성화를 억제하는 콜키신은 항염증 약물로, 주로 통풍성 관절염, 심낭염 등에 사용되고 있다. 또한 콜키신은 항염증 작용을 통해 혈관노화(죽상경화증과 심혈관질환)에 유익한 효과가 있음이 입증되어 심혈관질환 2차 예방 치료제로 2020년 유럽심장학회 가이드라인에 포함되었다.

– 대사 및 미토콘드리아 억제제 메트포르민

간에서 포도당 신합성을 억제하고 인슐린 저항성을 호전시켜 혈중 포도당 수치와 인슐린/인슐린 유사 성장인자-1의 분비를 감소시켜 암세포의 증식을 억제한다. 메트포르민은 미토콘드리아 호흡효소복합체 1을 억제하여 산화적 인산화와 물질합성을 억제하고 산화 스트레스를 증가시킨다. 또한 미토콘드리아에서 포도당과 글루타민의 이용을 억제하여 암세포 증식에 필요한 물질(지방산)합성을 억제한다. 즉, 메트포르민은 일종의 미토콘드리아 독이며, 이 독을 적당량 사용하면 혈당을 저하시킬 수 있을 뿐 아니라 암을 치료하고 예방할 수 있다.

당뇨가 암 발생을 증가시키고 암 예후를 악화시키는 것은 많은 연구에서 밝혀졌다. 그런데 많은 연구 논문에서 경구 혈당 강하제인 메트포르민이 당뇨 환자에서 암 발생률을 낮추고 생존율을 향상시키는 것을 보고하고 있다. 또한 당뇨가 없는 암 환자에서도 항암 표준치료의 효과를 높이는 것으로 보고하고 있다.

제2형 당뇨병의 제1순위 치료제인 메트포르민의 치료 효과는 인슐린 저항성, 비만, 간 질환, 심혈관 질환, 암, 신장 질환 및 신경 퇴행성 질환을 포함한, 노화와 관련된 장애로 확대되었다. 게다가, 메트포르민이 세포 노화 및 노화 관련 분비 표현형(senescent-associated secretory phenotyp, SASP)을 억제하고 나이와 관련된 여러 가지 기능 장애를 약화시키는데 효과적이라는 것을 증명했다.

– 콜레스테롤 대사 억제제 아토바스타틴

암세포가 활발한 세포 분열로 세포 수를 늘리기 위해서는 세포막 합성 속도 또한 매우 증가해야 하기 때문에 세포막을 구성하는 지방산과 콜레스테롤의 생합성 속도를 증가시켜야 한다. 스타틴 계열의 약물은 HMG CoA의 구조적 유사체로 HMG CoA 환원효소를 경쟁적으로 억제해 메발론산염 경로를 억제하고 결국 콜레스테롤 생합성을 억제한다. 지용성 스타틴은 유방암, 췌장암, 폐암, 대장암, 전립선암, 난소암, 간세포암 등 많은 암에서 사망률을 감소시키는 효과를 보이고 있다.

스타틴은 고지혈증 치료, 심혈관 질환의 2차 예방에 가장 널리 사용되고 있다. 최근 연구들에 의하면 동맥경화성 심뇌혈관 등의 혈관 노화를 예방하기 위해 콜레스테롤 수치를 가능한 한 낮게 유지하는 것을 권고하고 있다.

– 미토콘드리아 억제제 독시사이클린

독시사이클린은 세포 내 미토콘드리아의 리보솜 28S에 아미노아실 tRNA(aminoacyl-tRNA)가 결합하는 것을 막아 단백질 합성을 억제함으로써 미토콘드리아 생합성(mitochondrial biogenesis)을 저해한다. 독시사이클린은 미토콘드리아의 막 전위와 호흡을 감소시켜 ATP 생산을 감소시키고 활성산소의 생성을 높여 산화 손상을 일으키는 등 미토콘드리아의 기능을 억제한다. 실험실 연구에서 암 줄기세포의 생존과 증식을 억제하였고 최근 임상 연구에서 유방암, 교모세포종 환자에서 유의한 효과를 나타냈다.

독시사이클린은 정균성 항생제로 호기성균과 혐기성균, 그람 음성균과 그람 양성균 등 거의 모든 세균에 효과적이다. 항생제 효과를 나타내지 않는 저용량(20mg 하루 2회) 독시사이클린은 치주염 치료 및 여드름, 장미증 등 피부질환 치료 등에 널리 사용되고 있다.

– 지방대사 억제제 트리메타지딘

암세포 에너지대사는 지방산 산화에 절대적으로 의존하기 때문에 유리 지방산 β-산화 억제제인 트리메타지딘은 암세포 에너지대사를 억제함으로써 항암효과를 나타낸다. 실험실 연구에서 트리메타지딘은 췌장암세포, 백혈병 세포에 세포자멸사를 유도하고 산화성 폐암의 종양 성장을 억제하였다.

트리메타지딘은 2차적인 항협심증 약물로 사용되고 있고, 재관류 손상과 조영제 유발 신장병의 위험을 감소시키는데 효과적이다. 또한 심부전과 말초동맥질환에서도 효과를 보이고 있다.

단식과 항암 치료

 구석기 시대 우리 조상은 극한 기후 환경 속에서 먹을 것을 구하지 못해 굶는 경우가 빈번했다. 이 굶주림 기간에 생존 가능성을 높이기 위해 우리 몸은 다양한 생존 메커니즘을 발달시켰다. 영양소가 결핍되면 이러한 생존 메커니즘들이 활성화되어 세포는 증식과 성장을 억제하고 유지와 보수에 에너지를 투자해 스트레스에 저항성을 높임으로써 생존 가능성을 향상시킨다. 구석기 시대와는 정반대로 영양 과잉 상태인 현대 사회에서 간헐적으로 시행하는 단기간 단식은 우리 몸의 이러한 생존 메커니즘들을 단련시켜 건강을 증진시킬 수 있다. 감염 질환 시 흔히 발생하는 식욕 부진도 중요한 숙주 방어 전략일 수 있다.
 우선 영양소 부족 시 활성화되는 생존 메커니즘에 대해 살펴보도록 하자.

인슐린/인슐린 유사 성장 인자-1

 인슐린/인슐린 성장 인자-1(insulin growth factor-1, IGF-1)은 성장과 증식을 자극하고 칼로리와 단백질 이용가능성에 반응하여 세포자멸사를 억제한다. 단기간 단식을 하면 인슐린 수치가 낮아지고 이는 간의 성장 호르몬 저항성을 야기시켜 간의 IGF-1 생산을 억제한다. IGF-1는 세포 생존과 증식을 촉진한다. 정상세포에서 증식의 억제와 유지/보수에의 투자는 스트레스 저항성을 증가시킨다. 예를 들어 간 내 IGF-1 유전자 결핍된 쥐는 단기간 단식의 경우처럼 IGF-1 수치가 감소해 있고 고용량의 다양한 화학 치료제에 높은 저항성을 보인다. 그리고 IGF-1을 주입하면 이 효과는 사라진다. 그러므로 IGF-1 수용체 경로는 건강한 세포에서 단기간 단식 시 보이는 스트레스 저항성의 핵심 중개자로 여겨진다. 반면 일부 암세포에서는 유전적 변이로 인해 IGF-1이 없어도 증식한다. 이런 암세포에서는 단기간 단식 시 정상세포에서 보이는 증식의 억제와 유지/보수에의 투자가 발생하지 않아 스트레스 저항성이 감소된다.

당 대사와 바르부르크 효과

단기간 단식으로 영양소가 결핍되면 정상세포는 체내 부족해진 포도당을 대신하여 지방산과 케톤체를 주 에너지원으로 사용한다. 반면 암세포는 급속한 세포증식을 유지하기 위하여 포도당에 의존한다. 그래서 암세포에서 포도당은 산소가 충분히 존재해도 미토콘드리아에서 산소를 사용하는 산화적 인산화에 의한 에너지 생산은 억제되고 세포질에서 산소를 사용하지 않는 해당과정에 의한 에너지 생산이 훨씬 항진되어 있다. 산소가 충분한 조건에서도 해당과정이 항진되어 있는 것을 '호기성 해당작용'이라고 하고, 이 현상을 발견한 오토 바르부르크의 이름을 따서 '바르부르크 효과'라고도 한다. 이는 바로 암세포의 대사적 특징이다.

 단기간 단식을 하면 암세포에서는 세포질의 혐기성 해당과정이 하향 조절되고 상대적으로 미토콘드리아의 산화적 인산화가 상향 조절된다. 그리고 단기간 단식은 '바르부르크 효과'와 반대되는 효과를 자극하여 암세포에서 산화스트레스와 세포자멸사를 가져온다. 게다가 단기간 단식 중 발생하는 20~40%의 포도당 감소는 산소가 결핍된 암세포를 죽이는 데 충분할 수 있다. 그래서 단기간 단식은 항암제와 방사선 치료에 암세포를 더 취약하게 만들어 치료 효과를 높인다. 하지만 단기간 단식 후 포도당을 과잉 섭취하면 해당과정을 항진시켜 암 성장을 가속시킬 수도 있다.

활성산소종과 DNA 손상

 항암제는 정상세포에도 산화스트레스와 DNA 손상을 가한다. 이것이 항암제 부작용의 주요 기전이다. 단기간 단식은 정상세포의 대사율을 하향 조절하고 활성산소종 제거를 증가시킨다. 단기간 단식 중 포도당 수치가 감소하면 정상세포에서는 지방산이 주에너지원으로 사용되고 간에서 지방산의 β 산화가 항진되어 생성된 케톤체가 대체 에너지원으로 사용된다. 또한 이 케톤체는 활성산소종으로부터 보호하는 경로를 활성화시킬 수 있다. 게다가 단기간 단식은 정상세포에서 DNA 복구 과정을 활성화시킨다.

 반면 암세포는 케톤체를 이용하지 못하고 케톤체에 의해 증식을 억제하게 된다. 포도당은 오탄당 인산회로에서 대사되어 리보스와 NADPH를 생산한다. 리보스는 DNA의 구성요소가 되며 NADPH는 지방산 합성, 콜레스테롤 합성, 글루타치온 환원 등에 사용된다. 포도당이 부족해지면 암세포는 NADPH 감소로 활성산소종이 더욱 증가하게 되고 리보스의 감소로 DNA 생산에 지장을 받게 된다. 암세포의 체외 실험에서 단기간 단식과 항암제 투여를 병행했을 때 활성산소종 생산이 더 증가되었다.

위에서 언급한 여러 기전들에 의해 정상세포는 영양소 결핍 시 성장을 촉진하는 경로를 차단하고 유지와 보수 경로에 에너지를 투자한다. 일시적인 영양소 결핍은 항암제와 방사선 치료로 발생하는 산화 스트레스에 저항성을 높여 정상세포의 세포손상을 줄여 생존 가능성을 향상시킨다. 그래서 단기간 단식으로 영양소가 결핍되면 항암제와 방사선 치료의 부작용 감소를 기대할 수 있다. 반면, 유전자 변이로 증식신호가 항상 활성화되어 있는 암세포는 영양소 결핍 시에도 증식신호가 억제되지 않고 세포분열이 계속되어 마치 폭주하는 기관차처럼 성장과 증식의 속도를 조절할 수 없다. 이로 인해 암세포는 영양소 결핍 같은 극한 환경에 적응하는 능력을 잃게 된다. 항암제와 방사선 치료 시 단기간 단식을 시행하면 암세포는 이들 치료에 좀 더 취약하게 되어 더욱 효과적으로 사멸될 수 있고 항종양 효과를 증가시킬 수 있다.

당뇨 치료제 메트포르민과 암

메트포르민(metformin)은 전 세계 1억 명 이상의 제2형 당뇨병 환자에게 흔히 사용되는 비구아나이드계 경구 혈당 강하제다. 당뇨가 암 발생을 증가시키고 암 예후를 악화시키는 것은 많은 연구에서 밝혀졌다. 따라서 경구 혈당 강하제인 메트포르민이 당뇨뿐만 아니라 암 예방 및 치료 분야에서도 주목받고 있으며, 암 예방 효과와 암세포의 항암제 감수성을 높이는 효과가 보고되었다.

메트포르민은 미토콘드리아 독

메트포르민이 암 치료와 예방에 효과를 보이는 기전은 간접작용과 직접작용으로 나눠서 생각해 볼 수 있다.

1) 간접작용 기전: 간에서 포도당 신합성을 억제하고 인슐린 저항성을 호전시키고 혈중 포도당 수치와 IGF-1의 분비를 감소시켜 암세포의 증식을 억제한다.

2) 직접작용 기전: 미토콘드리아 호흡효소복합체1을 억제하여 산화

적 인산화와 물질합성을 억제하고 산화스트레스를 증가시킨다. 산화적 인산화를 억제함으로써 ATP 생산을 줄이고 AMP 활성화 단백질 키나아제(AMPK)를 활성화시킨다. 활성화된 AMPK는 저산소유도인자-1(HIF-1) 억제로 이어져 직접적인 항종양 효과를 보인다.

3) 미토콘드리아에서 포도당과 글루타민의 이용을 억제하여 암세포 증식에 필요한 물질(지방산) 합성을 억제한다.

4) 암세포는 미토콘드리아의 다양한 이상으로 활성산소를 많이 발생시키는데, 메트포르민은 호흡사슬을 억제하여 활성산소 발생을 더욱 촉진하고 산화스트레스를 증가시킨다. 어중간한 산화스트레스는 오히려 암세포 증식을 촉진할 수 있으나 활성산소종 발생을 증가시키는 약물(예, 메트포르민, 개똥쑥)과 항산화 능력을 감소시키는 약물(예, 오라노핀, 디설피람)을 병용 투여하면 암세포 내 활성산소종 수치를 내성 역치 이상으로 증가시켜 암세포를 사멸시킬 수 있다.

즉, 메트포르민은 일종의 미토콘드리아 독이다. 이 독을 적당량 사용하면 혈당을 저하시킬 수 있을 뿐 아니라 암을 치료하고 예방할 수 있다.

메트포르민, 당뇨, 암

메트포르민은 많은 연구에서 당뇨가 없는 암 환자의 경우에도 항암 표준치료의 효과를 높이는 것으로 보고하고 있다. 연구 논문에 의하면 암 발생 예방을 위해서는 메트포르민 1일 500mg에서도 효과를 보였지만 진행성 암의 치료를 위해서는 항암제 치료와 병용으로 1,000~2,000mg 정도가 필요하다고 한다.

암 예방효과가 처음으로 지적된 것은 2005년 논문으로 제2형 당뇨 환자 중에서 메트포르민을 복용하는 그룹에서 모든 암의 발생률이 저하하는 것이 후향적 사례조절연구에서 보고되었다.(British Medical Journal 330 : 1304-1305, 2005)

메트포르민은 당뇨 환자의 췌장암 위험을 감소시켰다. 메트포르민을 복용한 당뇨 환자는 메트포르민을 복용하지 않은 환자에 비해 췌장암 위험이 62% 감소하는 것으로 나타났다. 한편 인슐린 또는 인슐린 분비 촉진제를 사용한 당뇨 환자는 이를 사용하지 않은 환자에 비해 각각 췌장암 위험이 4.99배와 2.52배 증가했다.(Gastroenterology 137 : 482-488, 2009)

대만에서 80만 명을 대상으로 한 전향적 코호트 연구에서 제2형 당뇨가 있고 혈당강하제를 복용하지 않은 그룹에서 대장암, 간암, 위암, 췌장암의 발생률이 약 2배 높았고, 메트포르민을 복용한 경우 암 발생률이 비당뇨 그룹의 수준으로 떨어진 것으로 보고되었다. 이 논문에서는 1일 500mg의 메트포르민이 암(특히, 위암, 대장암, 간암, 췌장암)의 발생률을 현저히 저하시킨다는 결론이 기술되었다.(BMC Cancer 2011 Jan 18 : 11(1) : 20)

당뇨 환자를 대상으로 메트포르민과 암 발생률과 암 사망률에 대한 메타 분석 연구에서 메트포르민은 모든 종류의 암 발생률을 31%, 암 사망률을 34% 감소시킨다는 결과를 보였다.(Cancer Prev Res. 7:867-885, 2014)

최근에는 당뇨가 없는 암 환자에 대한 메트포르민의 항암작용이 검토되었다. 폐암, 유방암, 식도암, 대장암, 췌장암 등 많은 암에서 항암제나 방사선 치료 중에 메트포르민을 병용 투여해서 항암 효과가 높아지는 것이 확인되었다. 메트포르민이 암세포와 암 줄기세포의 항암제 감수성을 높이는 작용과 전이를 억제하는 작용이 많이 보고되었다.

메트포르민은 인슐린 감수성을 높여 적은 인슐린 분비로 혈당 조절을 가능하게 하는 약이므로 인슐린 분비를 자극하는 당뇨 치료제와 달리 당뇨가 없는 사람이 복용해도 저혈당이 잘 발생하지 않는다. 메트포르민은 이미 많은 연구에서 다양한 종류의 암에 대해 당뇨 환자뿐만 아니라 당뇨가 없는 환자의 경우에도 항종양 작용으로 암 환자의 생존율을 높이는 것이 확인되었다. 반면 인슐린이 암세포의 증식을 촉진하는 많은 증거가 있으므로 암 환자에게 인슐린 주사나 인슐린 분비를 증가시키는 당뇨약은 오히려 예후를 악화시킬 수 있다. 당뇨 유무와 상관없이 암 환자의 경우 탄수화물을 제한하고 메트포르민을 항암 치료에 적극 활용해야 한다. 암 발생 예방을 위해서는 메트포르민을 1일 500~1,000mg 정도 복용하고 진행성 암의 치료를 위해서는 항암제 치료와 함께 1,000~2,000mg 정도 병용 투여하는 게 필요하다.

미토콘드리아 억제제

　종양 개시 세포(tumor initiating cell)라고도 하는 '암 줄기세포'는 암세포(성숙 암세포)를 만들어내는 근원이 되는 세포로, 암 조직에 소수로 존재한다. 성숙 암세포는 비교적 항암제나 방사선으로 사멸시키기 쉽지만 암 줄기세포는 사멸시키기 어렵다. 살아남은 암 줄기세포의 증식이 재발의 근본 원인으로 여겨진다. 종양 재발로 항암 치료를 반복하면 치료 저항성을 가진 암 줄기세포가 증가하고, 종양의 치료 저항성도 증가한다. 이렇듯 진행성 암환자의 종양 줄기세포는 종양 재발, 원격 전이, 치료 저항의 근본 원인이라 할 수 있다. 따라서 암 줄기세포가 아포토시스 저항성으로 되는 기전을 억제하면 항암제와 방사선 치료의 효과를 높일 수 있다.

미토콘드리아

　미토콘드리아는 적혈구를 제외한 모든 세포에 존재하는 세포 소기관이다. 1개의 세포에 평균 300~400개의 미토콘드리아가 존재한다. 간,

신장, 근육, 뇌 등 대사가 활발한 세포에는 수천 개의 미토콘드리아가 존재하고 세포질의 40% 정도를 차지한다.

약 20억 년 전 호기성 세균인 알파-프로테오박테리아를 혐기성 원시 진핵세포가 식균 작용으로 흡수하여 공생하게 되었다는 '세포 내 공생설'이 정설로 받아들여지고 있다. 알파-프로테오박테리아에 있던 대부분의 유전자가 진핵세포 핵 안으로 이동하여 미토콘드리아가 필요로 하는 대부분의 단백질이 핵 유전 정보에 의해 만들어지게 되었다. 미토콘드리아도 일부 단백질은 미토콘드리아 내 DNA에 의해 자체적으로 합성한다.

미토콘드리아는 산소를 이용하여 포도당, 지방산, 아미노산을 연소하여 ATP를 생산하고 그 외 물질대사와 세포자멸사의 제어, 세포 내 칼슘의 항상성 유지 등 다양한 기능을 수행하고 있다.

암세포의 대사적 유연성

포도당이 충분한 상황에서 암세포는 미토콘드리아의 산화적 인산화에 의한 에너지 생산이 감소되고, 세포질에서 '호기성 해당작용'을 통해 에너지 생산이 증가한다. 반면 포도당의 이용이 제한되면 암세포는 다른 영양성분(주로 글루타민)을 사용하여 에너지 생산과 물질합성을 할 수 있도록 대사 적응을 하려고 한다.

성숙 암세포는 생존과 증식에 필요한 에너지 생산과 물질합성의 재료 확보를 위해 세포질 내에서 호기성 해당과정에 주로 의존한다. 반면 암 줄기세포는 미토콘드리아 내에서 에너지 생산과 물질합성 기능에 상대적으로 많이 의존한다.

암 줄기세포 치료

항암제와 방사선 치료의 주된 기전은 암세포 내의 산화스트레스를 증가시켜 암세포를 사멸시키는 것이다. 산화스트레스 증가에 의한 암세포 사멸의 기전은 크게 두 가지다. 직접적으로는 DNA, 단백질, 지질 등이 손상을 받아 아포토시스를 초래하고 간접적으로는 글리세르알데하이드 3-인산 탈수소효소(glyceraldehyde 3-phosphate dehydrogenase, GAPDH) 등을 억제하여 해당과정을 억제함으로써 에너지 결핍을 유도하여 아포토시스를 야기하는 것이다.

이때 증식이 활발한 성숙 암세포는 포도당 섭취로 세포질 내 호기성 해당과정에 주로 의존하기 때문에 비교적 사멸하기가 쉽다. 그러나 암 줄기세포는 미토콘드리아 내에서 글루타민을 사용하여 에너지 생산과 물질합성 기능에 상대적으로 많이 의존하기 때문에 사멸하기 어려워 항암 치료 후에도 살아남는다. 살아남은 암 줄기세포는 치료 저항과 종양 재발의 근본 원인이므로 항암 치료 시 암 줄기세포 치료를 함께 진행해야 한다. 암 줄기세포는 생존과 증식을 위해 미토콘드리아의 에너지 생산과 물질합성 기능에 주로 의존하기 때문에 이 약점을 이용한다면 효과적으로 사멸시킬 수 있다. 이것이 항암 치료에 독시사이클린이나 메트포르민 같은 미토콘드리아의 기능을 억제하는 약물을 병행해야 하는 이유다.

메트포르민은 미토콘드리아 독

'당뇨 치료제 메트포르민과 암' 참조

독시사이클린의 항암 효과

독시사이클린은 세균의 발육, 증식을 억제하는 효과가 있는 정균성 항생제로 호기성균과 혐기성균, 그람 음성균과 그람 양성균 등 거의 모든 세균에 효과적이다. 독시사이클린은 세균 미토콘드리아의 리보솜 30S에 아미노아실 tRNA(aminoacyl-tRNA)가 결합하는 것을 막아 세균의 단백질 합성을 억제한다. 이 약물은 1960년 후반에 FDA에서 승인된 후 거의 50년간 사용되고 있다.

독시사이클린은 세균 미토콘드리아의 리보솜 30S에 대한 선택성이 높기 때문에 부작용이 적고 쉽게 처리할 수 있지만, 인체 세포 내 미토콘드리아의 리보솜 28S에도 작용하여 미토콘드리아의 단백질 합성을 억제한다. 또한 독시사이클린은 미토콘드리아의 막 전위와 호흡을 감소시켜 ATP 생산을 감소시키고 활성산소의 생성을 높여 산화 손상을 일으키는 등 미토콘드리아의 기능을 억제한다.

쥐를 이용한 이식 종양 실험에서 독시사이클린이 미토콘드리아의 기능 이상과 산화 손상을 일으켜 교모세포종에 대한 항암제 반응을 항진시킨다는 보고가 있었다.(MeDSci Monit. 2017 Aug 26;23:4117-4125) 또 독시사이클린이 유방암 세포와 유방암 줄기세포의 생존과 증식을 억제하고 유방암 세포의 종양 형성 효율/이동/침윤과 상피 간엽 이행을 저하시킨다는 보고도 있다.(Cell Cycle 2017 Apr 18;16(8):737-745) 상피 간엽 이행은 상피세포가 주위 조직으로의 이동성과 침윤성을 획득하여 다능성 간엽줄기세포가 되는 과정을 말하는데, 상처 치유 과정과 암 진행에서 전이의 시작 과정에서도 발생한다.

한 실험실 연구에서 암 줄기세포에 9주에 걸쳐 미토콘드리아 억제제인 독시사이클린을 투여하여 미토콘드리아 생합성을 저해하면 대부분의 암 줄기세포는 사멸했다. 독시사이클린에 저항하여 살아남은 일부 암 줄기세포는 독시사이클린에 의해 미토콘드리아의 기능이 상실되었으나 대사적으로 적응하여 에너지 생산과 물질합성의 재료 확보를 세포질 내 호기성 해당과정에 전적으로 의존하게 되었다. 다만 증식, 세포 이동 등 암 줄기세포의 기능적 활성은 많이 감소되었다. 독시사이클린-저항 암 줄기세포에 해당과정을 억제하는 약물(2-DG, 비타민C)을 투여했더니 빠르게 사멸되었다.(Oncotarget, 2017, Vol.8, pp: 67269-67286)

실험실 연구가 아닌 임상 연구에서도 초기(병기 1~3) 유방암 환자들에게 수술 전 2주간 경구 독시사이클린(200mg/일)을 투여한 그룹이 투여하지 않은 그룹에 비해 암 줄기세포 표지자인 CD44가 40% 정도 감소했다.(Front Oncol. 2018 Oct 12;8:452.)

독시사이클린으로 여드름 치료

여드름은 얼굴, 목, 몸통 또는 근위부 상지에 구진, 농포, 결절 등이 만성적 혹은 재발성으로 발생하는 흔한 피부질환이다. 발생기전은 남성호르몬에 의한 피지샘 자극, 모낭(follicle) 내 미세세균 불균형, 선천/세포 매개성 면역 반응 등의 복잡한 상호작용과 관련된다. 또한 유전적 체질과 식이 등에 영향을 받는다. 모낭(follicle) 내 각화 항진, 피지샘에서의 피지 생산 증가, 혐기성 디프테리아균인 프로피오니박테륨 아크네(propionibacterium acnes) 증식, 염증 반응이 여드름 발생의 4대 주요 발병 원인이다. 여드름 치료도 이 4대 발병 원인을 해소하는 데 목적을 두고 있다.

저용량(20mg씩 하루 2회)으로 독시사이클린을 투여하면 항생제 효과를 나타내지 않으면서 과도한 숙주 염증 반응을 조절할 수 있다. 중간 정도의 여드름 환자를 대상으로 한 무작위 임상실험에서 저용량 독시사이클린 투여군은 고용량(100mg씩 하루 2회) 독시사이클린 투여군과 비슷하게 염증성 병변을 감소시켰다.

장미증은 딸기코, 주사 등으로 불리기도 하고, 코와 이마와 뺨 등 주로 얼굴 중심부 피부에 생기는 흔한 만성적 재발성 피부질환이다. 얼굴 홍반, 모세혈관확장, 염증성 구진과 농포 등이 흔한 임상 증상이고 완치되지 않아 치료도 주로 증상 억제에 집중하고 있다. 발병 기전이 명확하지 않으나 선천 면역 이상, 피부 미세세균에 대한 염증 반응, 자외선 손상, 혈관 기능 장애 등이 기여 요인으로 제시되고 있다.

여드름 치료에서처럼 저용량 독시사이클린은 항생제 효과 없이 과도한 숙주 염증 반응을 조절할 수 있다. 장미증은 아직까지 완치 방법이 없고 장기간 증상 억제 치료가 필요하므로 항생제 저항성을 일으키지 않고 부작용이 적은 저용량 독시사이클린은 장기간 경구 치료제로 선호되고 있다.

아지트로마이신

아지트로마이신(azithromycin)은 에리트로마이신(erythromycin)처럼 마크로라이드계(macrolide) 항생제로 에리트로마이신보다 더 강력하지만 부작용이 적고 반감기가 길다. 클래리스로마이신(clarithromycin)과 함께 비정형 폐렴과 성병, 헬리코박터 파일로리균(helicobacter pylori) 제균 치료 등에 사용된다.

아지트로마이신은 세균 리보솜의 50S에 직접 붙어서 mRNA가 단백질로 번역(translation)되는 것을 억제한다. 세균 내 미토콘드리아의 리보솜 50S는 인체 세포 내 미토콘드리아의 리보솜 39S와 상동성이 있기 때문에 아지트로마이신도 독시사이클린처럼 단백질 합성을 억제하여 미토콘드리아 생합성을 저해한다. 미토콘드리아의 산화적 인산화에 필요한 단백질 합성이 억제되어 결국 ATP 생산이 감소된다.

실험실 연구에서 유방암 줄기세포에 미토콘드리아 억제재인 독시사이클린과 아지트로마이신을 세균을 억제하지 않을 정도의 적은 용량으로 비타민C와 함께 투여해본 결과 암 줄기세포의 증식을 90% 이상 억제하였다.(Aging 2019, Vol.11, No. 8)

아지트로마이신은 또한 주목할 만한 노화 억제 활성을 보이는 약물로 노화되는 근섬유모세포 같은 섬유모세포를 제거한다. 한 실험실 연구에서 노화된 근섬유모세포를 97%의 높은 효율로 제거했다. 염증 유발성 노화 세포(pro-inflammatory senescent cell)의 축적은 많은 노화 관련 질환들(심장질환, 당뇨, 치매, 암 등)의 주요한 원인으로 여겨지고 있다.(Aging 2018, vol. 10:3294-307) 암 관련 섬유모세포는 종양 촉진 활성을 가지는 노화된 근섬유모세포이기 때문에 아지트로마이신은 또한 공격적이고 전이성 암의 간질(stroma)을 표적으로 하는 효과적인 치료제일 수 있다.

암 줄기세포 대사억제 치료

암 재발과 암 줄기세포

암 조직 속 암 줄기세포는, 보통 성숙 암세포를 공급하면서 암 조직을 구성하고 있다. 암 줄기세포는 자기 복제를 하고, 또한 일부 세포는 비대칭분열(asymmetric cell division)에 의해 자기 복제 주기에서 벗어나 분화하여 성숙 암세포로 된다. 성숙 암세포는 항암제 치료나 방사선 치료에 잘 반응하여 비교적 사멸시키기 쉽다. 그러나 암 줄기세포는 사멸하기 어려워 일부는 방사선이나 항암제 치료에 살아남는다. 이 살아남은 암 줄기세포는 종양형성능을 가지고 있기 때문에 추후 증식하여 재발을 일으킨다.

항암 치료 저항성과 암 줄기세포

암 줄기세포가 분화된 암세포보다 항암제와 방사선 치료에 대한 저항성이 더 높은 이유는 여러 가지다.

첫째, 항암제나 방사능 치료로 빠르게 증식하는 분화된 암세포를 사멸시킨다 할지라도 암 줄기세포는 휴지기 상태로 오랫동안 살아남을 수 있어 암을 재발시킬 수 있다.

둘째, 암 줄기세포는 성숙 암세포보다 좀 더 대사적으로 유연성이 있다. 성숙 암세포는 생존과 증식에 필요한 에너지 생산과 물질합성의 재료 확보를 위해 세포질 내에서 호기성 해당과정에 주로 의존한다. 반면 암 줄기세포는 처한 대사 상태에 따라 대사적 적응 및 재프로그래밍을 시행한다.

셋째, 암 줄기세포는 항암제의 배출 능력이나 해독 능력이 높다. 예를 들어 세포 내 약제를 배출하는 ABC(ATP-binding cassette) 트랜스포트(transporter)가 높게 발현되고 있어, 항암제가 잘 듣지 않는다. 또한 암 줄기세포는 손상된 DNA를 복구하는 능력이 높기 때문에 항암제나 방사선 치료에 잘 사멸되지 않는다.

넷째, 암 줄기세포는 성숙 암세포보다 세포 내 항산화물질의 양이 많아서 세포 내 활성산소의 양이 적다. 이 때문에 방사선 치료와 항암제 치료에 의해 증가되는 산화스트레스에 대해 저항성을 좀 더 가질 수 있다.

암세포와 암 줄기세포의 대사적 특징

에너지 생산에는 산소를 이용하지 않는 해당과정과 미토콘드리아에서 산소를 이용하는 산화적 인산화가 있다. 에너지 생산에 이용되는 재료에는 포도당뿐만 아니라 아미노산, 지방산, 케톤체, 젖산 등이 있다.

정상 세포는 미토콘드리아의 에너지 생산과 물질대사가 질서정연하게 조절되어서 활성산소의 발생이 최소한으로 억제되어 있다. 반면, 암세포는 미토콘드리아에 다양한 이상이 발생한 상태로 미토콘드리아의 에너지 생산 과정(산화적 인산화)에서 다량의 활성산소가 쉽게 발생할 수 있다. 암세포는 산화적 인산화의 활성화로 활성산소의 생산이 증가하면 과도한 산화 스트레스에 의해 사멸할 위험성이 높아진다. 일반적으로 암세포는 이러한 산화 스트레스의 증가를 막기 위해, 산소가 충분히 있는 조건에서도 산소를 이용한 미토콘드리아의 에너지 생산을 억제하고, 산소를 이용하지 않는 해당과정을 통해 에너지 생산을 증가시키고 있다.

암세포의 대사적 특징은 생존의 효율성을 극대화하기 위한 것이다. 대사적 환경이 변화되면 암세포는 생존을 위해 변화에 맞춰 대사적 특징을 과감히 바꿀 수 있다. 특히, 암 줄기세포는 에너지 생산과 물질대사에 상당한 유연성을 가지고 있다.

성숙 암세포는 생존과 증식에 필요한 에너지 생산과 물질합성의 재료 확보를 위해 세포질 내에서 호기성 해당과정과 오탄당인산경로에 주로 의존한다. 반면 암 줄기세포는 미토콘드리아 내에서 에너지 생산과 물질합성 기능에 상대적으로 더 많이 의존하고 있다.

암세포는 증식에 필요한 에너지 생산과 물질합성을 주로 포도당 대사를 통해 얻는다. 그러나 탄수화물 제한과 케톤체 유발식이로 포도당 이용이 제한되면 암세포는 다른 영양성분(아미노산, 지방산)을 사용하여 에너지 생산과 물질합성을 보충하려고 한다.

포도당을 대사하는 해당과정과 구연산회로는 지방산과 아미노산의 대사경로와 밀접하게 관련되어 있고 이러한 경로들은 서로 역행할 수 있다. 따라서 포도당을 섭취하지 않아도 지방산이나 아미노산으로부터 체내에서 포도당을 합성할 수 있고, 에너지(ATP)와 세포구성성분(세포막과 핵산 등)을 만들 수 있다. 탄수화물 제한과 케톤체 유발식이에 의한 인슐린 분비 저하나 케톤체 증가는 암세포 증식 억제에 크게 기여하지만, 암세포의 에너지 생산과 물질합성을 완전히 막을 수 없으므로(다소 억제되지만) 암세포 증식을 완전히 억누르는 것에는 한계가 있다고 말할 수 있다.

암 줄기세포 대사억제 요법: 대사적 유연성 억제

암 줄기세포는 생존하기 위해 주위 대사 조건에 맞추어 세포질 내의 호기성 해당과정과 오탄당인산 경로, 미토콘드리아의 물질대사(TCA회로)와 산화적 인산화 과정을 적절히 조절할 수 있다. 예를 들어, 포도당의 이용이 제한되면 해당 과정이 감소하고 미토콘드리아에서 다른 영양성분(주로 글루타민)을 사용하여, 에너지 생산과 물질합성을 할 수 있도록 대사 적응을 한다.

증식 상태에서는 포도당은 주로 오탄당인산 경로를 통해 대사되고, 해당과정은 감소하며, ATP 생산은 미토콘드리아에서 아세틸 CoA(피루브산, 지방산 및 아미노산 산화에서 유래)를 이용하여 TCA 및 산화적 인산화를 통해 이루어진다. 저산소 상태에서는 오탄당인산 경로는 억제되고 포도당은 혐기성 해당경로를 통해 대사된다. 산화스트레스가 증가하면 암세포는 처음에는 해당과정을 증가시키고, 이후 산화스트레스가 더욱 증가되면 대사 균형이 해당과정에서 오탄당인산 경로로 이동한다.

대사적 유연성으로 인해 암 줄기세포는 미토콘드리아의 기능을 억제해도 해당과정을 항진시켜 생존하고 증식할 있다. 또한 해당과정을 억제해도 미토콘드리아의 기능을 항진시켜 생존할 수 있다. 따라서 세포질 내의 해당과정과 오탄당인산 경로, 미토콘드리아의 기능을 동시에 억제하여 암 줄기세포의 대사적 유연성을 억제해야만 암 줄기세포를 사멸시킬 수 있다.

항암 줄기세포 대사억제 요법

암 줄기세포의 에너지 생산과 물질합성을 억제하고 유사분열을 억제하는 약물을 조합한 치료이다.

- 항암 줄기세포 대사억제 요법의 약물조합
  : 미토콘드리아 억제제
  + 알데히드 탈수소효소 억제제
  + 지방산과 콜레스테롤 합성 억제제
  + 해당과정과 오탄당인산 경로 억제제
  + 유사분열 억제제

미토콘드리아 억제제와 암 줄기세포 치료

암 줄기세포는 생존과 증식을 위해 미토콘드리아의 에너지 생산과 물질합성 기능에 상대적으로 많이 의존하기 때문에 이 약점을 이용한다면 효과적으로 사멸시킬 수 있다. 이것이 항암 치료에 독시사이클린이나 메트포르민 같은 미토콘드리아의 기능을 억제하는 약물을 병행해야 하는 이유다.

알데히드 탈수소효소와 암 줄기세포 치료

　알데하이드 탈수소효소는 암 줄기세포의 마커 중 하나다. 암 줄기세포에서 알데히드 탈수소효소가 과잉으로 발현하고 있고, 이는 암 줄기세포의 생존과 증식, 자기복제에 중요한 작용을 하고 있는 것으로 여겨지고 있다. 많은 암에서 알데히드 탈수소효소의 활성이 높은 암세포는 증식과 전이를 촉진하는 것으로 보고되었고 이 효소의 활성이 높은 종양은 생존기간도 짧고 예후도 나쁜 것으로 보고되었다.

　알데히드 탈수소효소는 암세포 내 산화스트레스를 줄인다. 알데히드 탈수소효소는 내인성 및 외인성 알데하이드성 물질을 해독하는 역할을 한다. 내인성 알데하이드는 알코올, 아미노산, 지방산, 비타민의 대사 과정에서 발생하고 외인성 알데하이드는 외부환경 물질(담배 연기, 자동차 배기가스 등)과 약물 등에서 기인한다. 알데하이드성 물질은 다양한 독 작용이 있다. 예를 들어 술(알코올)을 마시면, 에틸알코올은 알코올 탈수소효소에 의해 아세트알데하이드로 대사되는데, 이 아세트알데하이드는 강한 독성으로 세포와 조직에 손상을 주어 숙취와 발암의 원인이 된다. 알데히드 탈수소효소는 세포 내의 알데하이드를 산화 해독시켜 산화스트레스를 감소시킨다. 디설피람으로 알데히드 탈수소효소를 억제하면 독성이 강한 아세트알데하이드가 증가하여 세포 내 산화스트레스가 증가하게 된다.

　알데히드 탈수소효소는 피루브산-아세트알데히드-아세트산 경로의 주 효소다. 암세포는 미토콘드리아의 기능에 결함이 있어, 구연산회로를 거치지 않는 피루브산-아세트알데히드-아세트산 경로를 통해서 많은 부분의 아세틸-CoA를 공급받고 있다. 알데히드 탈수소효소는 '피루브산-아세트알데히드-아세트산 경로에서 발생하는 유해한 중간대사산물인 아세트알데히드를 신속히 무해한 아세트산으로 대사시킨다. 암세포에서 피루브산-아세트알데히드-아세트산 경로는 아세트산과 아세틸-CoA를 공급하는 역할 이외에도 활성산소를 제거하는 역할을 한다.

디설피람으로 알데히드 탈수소효소를 많이 발현하는 암 줄기세포를 억제하면, 암의 재발과 암의 전이를 억제할 수 있고 항암제와 병용 시 항암 효과를 높일 수 있다. 금주 치료제인 디설피람은 알데히드 탈수소효소 억제제로 술을 마시면 술의 독성을 강하게 하는 일종의 '술 폭탄'이다. 디설피람은 암세포의 피루브산-아세트알데히드-아세트산 경로에서 발생하는 유해한 아세트알데히드가 분해되지 않고 축적되게 하여 암세포에 강한 독성을 나타낸다. 즉 디설피람은 암세포에 일종의 '술 폭탄'으로 작용하여 암세포의 증식과 전이를 억제할 수 있다.

또한 디설피람은 피루브산-아세트산 경로에서 아세트산과 아세틸-CoA 생성을 억제하여 세포막의 주요 구성요소인 지방산 합성과 콜레스테롤 합성을 감소시켜 암세포의 증식과 전이를 억제할 수 있다.

지방산과 콜레스테롤 합성 억제, 암 줄기세포 치료

아세틸-CoA는 지방산 합성과 콜레스테롤 합성의 기초 구성요소가 된다. 암 줄기세포가 독특한 아세틸-CoA 합성 경로를 사용하여 아세틸-CoA 합성을 공고히 하는 것은 몇 가지 이유가 있다. 첫째, 아세틸-CoA가 부족하여 지방산과 콜레스테롤의 합성이 충분히 이루어지지 않으면 증식과 생존에 큰 위험이 될 수 있다. 둘째, 구연산회로를 거치는 피루브산-구연산 경로는 활성산소를 증가시키지만, 피루브산-아세트산 경로와 a-케토글루타르산-구연산 환원적 대사 경로는 활성산소를 감소시킨다. 활성산소를 감소시키는 암 줄기세포의 독특한 아세틸-CoA 합성경로는 암세포 내 산화스트레스를 증가시켜 암세포를 사멸시키는 항암제와 방사선 치료에 저항성을 가지게 하는 요인 중 하나일 수 있다.

2-디옥시글루코스(2-Deoxy-D-glucose, 2-DG) '가짜 포도당'

2-DG는 글루코스(포도당)의 2위 수산기(OH)가 수소원자(H)로 치환된 포도당 유도체로 암세포가 탐욕스럽게 섭취한다. 2-DG는 해당과정의 첫 번째 단계 효소인 헥소키나아제(hexokinase)를 억제하여 결국 해당과정과 오탄당인산 경로를 억제한다.

디클로로아세트산(Dichloroacetate, DCA)

피루브산 탈수소효소(Pyruvate dehydrogenase, PDH)는 세포질에 있는 피루브산을 미토콘드리아에서 활성 아세트산(acetyl CoA)으로 바꾸어 주는 효소이다. 대부분 암에서는 피루브산염 탈수소효소 키나아제(Pyruvate dehydrogenase kinase, PDK)라 불리는 효소가 활성화되어 있어 PDH를 선택적으로 억제한다. 그 결과 미토콘드리아의 산화적 인산화는 억제되고 피루브산은 미토콘드리아로 들어가는 대신 세포질에서 해당과정을 통해 결국 젖산으로 변한다.

DCA는 암세포에서 활성화된 PDK를 억제하여 PDH의 기능을 회복시킨다. PDH가 작동하면 피루브산은 미토콘드리아에서 활성 아세트산(acetyl CoA)으로 바뀐 후 TCA 경로, 산화적인산화를 거쳐 ATP를 생산한다. 즉, DCA는 미토콘드리아의 산화적 인산화를 촉진하고 그 결과 해당과정과 오탄당인산경로를 억제한다. 또한 미토콘드리아의 산화적 인산화가 촉진되면, 활성산소종의 생산이 증가하고 산화스트레스를 높인다.

2-DG와 DCA로 해당과정과 오탄당인산경로를 억제하고 미토콘드리아의 산화적 인산화를 촉진하면, 에너지 생산과 물질합성과 항산화시스템을 억제하여 암세포의 증식을 억제하고 세포자멸사를 유도할 수 있다.

암과 케톤체 유발식이

케톤체 유발식이는 체내 에너지 생산을 위한 영양소 중 탄수화물 섭취를 극단적으로 줄이고 지방 섭취를 늘리는 식이법으로, 간에서 지방이 대사되어 케톤체가 생성된다.

포도당은 주 에너지원이 아니다

지금까지 포도당의 주된 역할이 미토콘드리아의 구연산 회로(TCA 회로)에서 에너지(ATP)를 생산하는 것으로 믿어왔다. 하지만 포도당은 에너지 생산 이외에 핵산과 단백질, 지질, NADPH 합성 등 다양한 생합성 목적에도 사용된다. 그렇다면 포도당의 주된 목적은 에너지 생산일까, 생합성일까? 어떤 것의 진정한 가치는 그것이 없거나 부족할 때 비로소 알 수 있다. 포도당의 주된 역할을 알기 위해서는 포도당이 부족하거나 고갈되었을 때 우리 몸에 일어나는 현상을 보면 된다.

굶주림이나 단식으로 체내에 이용할 수 있는 포도당이 감소하면 우리 몸은 인슐린 저항성을 증가시킨다. 그러면 포도당은 세포 내에서 에너지 생산에 사용되는 것은 감소하고 NADPH, 핵산과 단백질, 지질의 합성 등 다양한 생합성에 사용되는 것은 증가한다. 굶주림이나 단식 이외에도 구석기 시대 식단처럼 저탄수화물 식사로 체내 포도당 섭취가 감소해도 동일한 현상이 발생한다. 체내 포도당이 부족해지면 우리 몸은 대체 에너지원으로 주로 지방산과 케톤체를 사용한다. 이로써 포도당의 주된 역할은 에너지 생산보다는 생합성인 것을 알 수 있다.

즉, 사람을 포함한 모든 동물의 주 에너지원은 포도당이 아니라 지방산과 케톤체이다.

케톤체, 물에 녹는 지방

포도당이 부족한 상태에서 대체 에너지원으로 지방산과 케톤체가 주로 사용된다. 그런데 지방산은 지용성으로 혈액뇌관문을 통과할 수 없기 때문에 뇌는 지방산을 에너지원으로 사용할 수 없다. 몸은 포도당이 부족해질 경우, 뇌를 위해 혈액뇌관문을 통과할 수 있는 에너지원을 만들어야 한다. 그래서 간에서는 지방산을 분해하는 과정에서 일종의 '물에 녹는 지방'인 케톤체를 생산한다. 케톤체에는 아세트초산, B-하이드록시부티르산, 아세톤이 있고 그중 아세톤은 에너지원으로 사용되지 않고 폐로 배출된다.

케톤체는 지방산과 달리 물에 잘 녹는 수용성이기 때문에 지질단백질이나 알부민 같은 특별한 운반단백질이 필요하지 않다. 간에서 합성된 케톤체는 혈액을 통해 골격근과 심장, 신장이나 뇌 같은 여러 조직이나 장기로 이동하고 그 농도에 비례해서 사용된다. 특히 뇌에서는 금식 첫 며칠 동안은 오직 포도당만을 에너지원으로 사용하지만 몇 주 후 케톤체 수치가 상당히 상승한 뒤에는 포도당 대신 케톤체를 주 에너지원으로 사용한다. 흥미롭게도 간은 케톤체를 생성하여 다른 조직이나 장기의 에너지원으로 공급하지만 케톤체 대사에 필요한 효소가 결핍되어 있어 본인 자신은 케톤체를 에너지원으로 사용할 수 없다.

케톤증과 케톤요증

케톤체는 간에서 생성되는 속도가 세포에서 사용되는 속도보다 빠르면 케톤체 혈중 수치가 상승하기 시작하고 결국 소변으로도 배출된다. 이 케톤증과 케톤요증은 주로 제1형 당뇨병(인슐린 분비 결핍으로 생기는 당뇨병)에서 관찰할 수 있다. 케톤체인 아세트초산과 B-하이드록시부티르산은 산성이 강하기 때문에 케톤체가 혈중에 많아지면 혈액이나 체액의 pH가 산성으로 된다. 이런 상태를 케토산증(ketoacidosis)이라고 하며 케톤체가 급격히 생성되어 우리 몸이 미처 포도당에서 케톤체로 주 에너지원을 대체해 사용할 시간적 여유가 충분히 없을 때 발생한다.

당뇨병성 케토산증은 인슐린이 상당히 부족한 상태에서 지방대사가 항진하고 혈중 케톤체가 축적하여 산성혈증을 초래하며, 심해지면 의식장애가 오거나 적절한 치료가 이루어지지 않으면 사망할 수 있다. 반면 금식이나 저탄수화물 식사 시 케톤체 생산이 항진되는 것은 생리적이고, 인슐린 작용이 정상이면 아무런 문제가 없어서 케톤체는 매우 안전한 에너지원이다. 간세포와 미토콘드리아가 없는 적혈구를 제외한 모든 세포에서 케톤체를 사용할 수 있고 평소에도 계속 생산되고 있다. 탄수화물을 평균 정도 섭취하는 경우 혈중 케톤체 수치는 26~122umol/

L이다. 금식하면 며칠 내에 혈중 케톤체 수치는 평소보다 30~40배 상승하지만 인슐린 작용이 어느 정도 유지되면 안전하다. 간세포와 적혈구 이외의 모든 세포에서 케톤체를 주 에너지원으로 사용할 뿐만 아니라 금식이나 저탄수화물 식사를 시작한 초반기에 일시적으로 발생할 수 있는 산성혈증은 혈액의 완충 작용에 의해 정상 상태로 회복된다.

인슐린 작용이 상대적으로 부족한 제1, 제2형 당뇨병의 경우에도 케톤체는 주 에너지원으로 사용될 수 있다. 단, 당뇨병 환자는 인슐린 작용 부족으로 정상인에 비해 케톤체가 생성되는 속도가 상대적으로 빠르므로 저탄수화물 식사 시 탄수화물을 서서히 줄여나가야 케토산증 위험성을 낮출 수 있다.

암세포의 에너지대사

지금까지는 암세포가 포도당을 젖산으로 분해하는 해당과정을 통해 에너지를 얻는다고 알려져 있었다. 이 사실을 발견한 바르부르크 박사는 1931년 노벨상을 받기도 했다. 그러나 국립암센터 암생물학연구부 김수열 박사 연구팀은 최근 연구를 통해 암세포의 주 에너지원이 포도당이라는 '바르부르크 효과'를 뒤집고 암세포의 주 에너지원이 포도당이 아니라 지방산임을 확인했다. 바르부르크 박사 연구에서는 포도당만 들어있는 배양액으로 실험을 했기 때문에 이와 같은 잘못된 정보를 얻은 것이다.

기존 주류 학설인 '바르부르크 효과'는 포도당 대사가 에너지대사(ATP 생산)와 동화대사(아미노산, 지방산/콜레스테롤, 핵산 합성)에서 모두 주요한 역할을 담당한다고 설명했다. 그러나 김수열 박사 연구팀은 세포실험과 동물실험을 통해 해당과정은 암의 주요한 에너지대사가 아니고 지방산/콜레스테롤, 핵산 합성 등 동화대사에서 주요한 역할을 하고 있으며, 지방산 산화가 암에서 ATP 생성을 위한 주요 에너지대사 경로로서 암세포 에너지대사는 지방산 산화에 절대적으로 의존한다는 사실을 확인했다.

암과 케톤체 유발식이

암세포는 케톤체를 에너지원으로 이용할 수 없다. 암세포는 케톤체를 아세틸 CoA로 변환하는 효소(thiophorase) 활성이 저하되어 있어 케톤체를 에너지원으로 사용하기 어렵다. 또한 케톤체는 암세포의 성장을 직접 억제하는 작용도 있다.

1. 케톤체는 해당과정을 억제하여 암세포에 필요한 에너지 생산을 감소시킨다.

2. 암세포는 활성산소 생산이 많은 환경에서 잘 자라는데, 케톤체는 암세포 주변에 있는 건강한 세포에서 활성산소 생산을 감소시켜 암세포 생존에 불리한 주변환경을 만든다.

3. 케톤체는 모노카복실레이트 수송체(monocarboxylate transporters, MCTs)를 통해 세포 내로 이동하는데 젖산도 MCT를 통해 세포 밖으로 배출된다. 케톤체가 MCT를 통한 젖산의 배출을 경쟁적으로 억제하여 세포 밖으로 젖산 배출이 감소됨으로써 암세포 성장과 생존을 감소시킨다.

4. 증가된 B-하이드록시부티르산은 클래스1 히스톤 탈아세틸화 효소

를 억제함으로써 암유전자와 종양억제유전자 발현에 영향을 주어 항암효과를 일으킬 수 있다.

5. 암 유전자 c-Myc은 해당과정과 글루타민 이용을 항진시킨다. Β-하이드록시부티르산은 c-Myc의 발현을 억제하는 작용이 있다. 즉, Β-하이드록시부티르산이 암세포의 포도당과 글루타민 이용을 억제해 암세포 증식과 암 악액질을 억제할 수 있다.

탄수화물 제한과 케톤체 유발식이에 의한 인슐린 분비 저하나 케톤체 증가는 암세포 증식 억제에 크게 기여한다. 그러나 탄수화물 제한과 케톤체 유발식이로 포도당 이용이 제한되면 암세포는 다른 영양성분(글루타민, 지방산)을 사용하여 에너지 생산과 물질합성을 보충하려고 한다. 미토콘드리아 억제제인 메트포르민과 Β-하이드록시부티르산(케톤체)은 미토콘드리아에서 포도당과 글루타민의 이용을 추가로 억제할 수 있고, 지방산 Β-산화 억제제인 트리메타지딘은 지방산의 이용을 추가로 억제할 수 있다.

암과의 전쟁 vs 암과의 공존

암과의 전쟁, 빈대 잡으려다 초가삼간 태운다

우리는 흔히 항암 치료라 하면 타협과 양보가 없는 무자비한 전쟁을 떠올린다. 그도 그럴 것이 암 조직이 점점 자라서 생명력의 한계를 뛰어넘어 숙주인 인간에게 승리하면 결국 죽음에 이르게 되기 때문이다. 다행히 조기 검진으로 암이 작을 때 발견되면 수술로 절제하여 근치시킬 수 있다. 반면 암이 어느 정도 진행된 상태로 발견되면 수술과 항암제 치료를 병행하거나 항암제 단독치료를 하게 되는데 '완전관해'가 되면 치유도 기대할 수 있지만 대부분의 경우 암이 항암제에 약물내성을 획득하고 결국 암의 재발이나 진행에 의해 사망한다. 게다가 항암 치료 자체가 주요한 발암의 원인이기도 하다. 비록 항암 치료로 종양을 일시적으로 축소(부분관해)시킬 수는 있으나 생존기간의 연장으로 이어지지 않는 경우가 많다. 또한 항암제의 수많은 부작용으로 삶의 질을 저하시켜 짧은 여생을 고통 속에서 보내는 비참한 결과를 초래하는 경우도 적지 않다.

기존 고식적 항암제는 암 환자의 생명을 거의 연장시키지 못했다

지난 수십 년 동안 암 환자 생존율은 증가했다. 예를 들어, 미국의 경우 고형암에 걸린 성인의 5년간 상대적 생존률은 40년 동안 49%에서 68%로 증가했다. 고환암, 호지킨병(악성 림프종) 등 몇몇 암(전체 암환자의 10%)의 경우 5년 생존률 증가에 항암제가 미친 영향이 8.8~40%였다. 그러나 가장 흔한 폐암·유방암·전립선암 등을 포함한 대부분의 암의 경우 5년 생존률에 항암제가 미친 영향은 2.5% 미만이었고 생명 연장 혜택도 약 3개월에 지나지 않았다. 오히려 조기 진단과 치료, 예방적 건강 활동과 백신 등 다른 여러 요인들의 기여도가 훨씬 더 크고, 항암제 자체의 기여도는 크지 않았다.(항암제, 생존과 윤리 (BMJ 2016 ; 355 : i5792))

암은 또 다른 나

인체의 기본단위는 세포다. 우리 몸은 60조 개의 세포로 구성되어 있고 매일 800억 개의 세포가 복사되고 사라진다. 세포 복사 과정 중 손상이 발생하는 경우도 있지만 대부분 수정된다. 그러나 체내 산화스트레스 등으로 상당한 손상을 받으면 완전히 치료되지 못한 상태로 세포 복사가 이루어질 수 있다. 이런 과정에서 매일 평균 3,000~4,000개의 세포에 큰 이상이 생기는데, 이것이 암세포다. 다행히 1만 개 이하까지는 인체 내 면역세포가 암세포의 수가 늘어나지 못하도록 억제하여 더 이상의 증식을 막는다. 즉, 면역력이 높으면 암은 발생하지 않는다.

지구상의 모든 생물은 생로병사의 과정을 피할 수 없다. 이 과정에서 체내 세포는 끊임없이 손상을 받고 변이가 일어난다. 암세포는 인체의 생명활동을 성실히 수행하다가 유전적, 환경적 요인들에 의해 돌연변이가 되어버린 병든 세포다. 암세포의 수가 너무 많아 면역세포의 억제력을 초과하면 암으로 진행하게 된다. 반대로 면역세포의 억제력이 감소해도 암으로 진행할 수 있다.

우리는 생로병사의 과정을 피할 수 없듯이 살아있는 동안 암세포와 정상세포의 공존도 피할 수 없다. 평소에 정상세포의 손상을 더 많이 초래하는 잘못된 생활습관을 건강하게 고치고 면역력을 증진시키는 방법을 실천한다면 암으로의 진행을 억제할 수 있다. 일단 암으로 진행한 경우에도 건강한 생활습관 유지와 면역력 증진 방법을 실천하면서 몸에 좋은 항암치료법, 즉 정상세포는 더욱 건강하게 하고 암세포의 증식은 억제하고 축소시키는 치료법을 병행한다면 건강하게 암과 공존하거나 심지어 암의 자연 퇴축도 기대할 수 있다.

암세포의 포도당 사랑: 바르부르크 효과

(단식과 항암치료의 '당 대사와 바르부르크 효과', 암과 케톤체 유발식이의 '암세포의 에너지 대사' 참조)

철 대사

빠르게 증식하는 암세포는 정상 세포보다 많은 양의 철이 필요하다. 특히 세포분열 시 DNA 복제를 위해 많은 철이 필요하다. 그래서 암세포는 철을 주변 세포로부터 몰수하여 정상세포보다 1,000배만큼 많이 축적한다. 따라서 암세포가 정상 세포보다 철을 더 많이 필요로 하는 대사적 특성을 이용하면 암 치료에 도움을 줄 수 있다.

아연 대사

 정상 세포의 생존에 적합한 아연 수치가 허혈 상태에 있는 세포나 암세포에서는 오히려 산화스트레스를 증가시켜 세포 손상과 암세포 독성을 나타낸다. 그래서 암세포는 생존하기 위해 정상 세포에서 암세포로 변화되는 과정에서 자신에게 세포독성을 일으킬 수 있는 세포 내 아연 축적을 막기 위해 아연 섭취 운반체(ZIP zinc uptake transporter)를 하향 조절한다. 따라서 아연 운반체가 하향 조절되어서 세포 내 아연 수치가 낮게 유지되는 암세포를 치료하기 위해서는 적극적인 아연 섭취와 더불어 암세포 내로 아연을 효율적으로 이동시켜 축적시키는 약물을 이용할 수 있다.

산화스트레스, '칼'로 흥한 자, '칼'로 망한다

 생리적 조건에서 발생하는 적당한 산화스트레스(활성산소종)는 생명 활동에 필수적이다. 활성산소종은 포식세포(phagocytes)의 살균 활동에 관련되고, 신호 전달 경로를 통해 세포 성장과 산화환원 상태를 조절한다. 적당한 산화스트레스는 세포의 스트레스 저항성과 손상에 대한 복구능력을 활성화시켜 수명을 연장한다. 반면 과도한 산화스트레스는 유전자, 단백질, 지질 등에 산화 손상을 주어 아포토시스(세포자멸사)를 유도한다.

 암세포는 활성산소종 사용의 달인이다. 여러 방법으로 정상세포보다 활성산소종 수치를 더 높게 유지하되 아포토시스를 초래할 정도의 치명적인 수치보다는 낮게 조절한다. 이처럼 높은 수치의 활성산소종은 DNA 손상으로 유전자 불안정성을 초래하고 세포의 생존, 증식, 아포토시스에 저항, 혈관형성, 전이 등에 관계된 신호 전달 과정에 변화를 주어 암의 개시, 촉진, 진행에 기여한다. 적절히 높은 활성산소종 수치는 암세포에게 아포토시스에 대한 저항성을 부여하여 죽지 않는 불멸성을 선사하고 혈관신생과 종양 침습을 돕는다.

하지만 암세포에게 높은 활성산소종 수치는 '양날의 검'이다. 암세포는 정상세포보다 활성산소종 수치를 더 높게 유지하여 정상세포(인간 숙주)를 정복할 수 있는 능력을 얻었다. 그러나 세포 내 활성산소종 수치가 매우 높기 때문에 추가적인 산화스트레스 공격에 취약하여 아포토시스를 초래할 정도로 산화스트레스가 과도하게 상승한다. 따라서 활성산소종 발생을 증가시키거나 항산화 능력을 감소시키는 약물을 투여해서 암세포 내 내성 역치(tolerance threshold)를 넘게 되면 암세포는 죽게 될 것이다. 반면 정상세포는 평소 활성산소종 수치를 낮게 유지하고 있어서 이들 약물을 투여해도 활성산소종 수치가 내성 역치를 초과하여 증가할 수 없다. 즉, 암세포에 대한 산화 치료는 선택적으로 암세포에게만 손상을 주게 된다.

산염기 대사

많은 사람이 암의 pH가 낮다고 생각한다. 반만 진실이다. 실제 암 주변의 pH는 낮지만 암세포 안쪽은 pH가 낮지 않다. 오히려 암세포 내 pH는 보통 정상세포와 비교하여 더 높다.

암세포가 생존에 필요한 에너지와 다른 요소를 생산하기 위해 많은 포도당을 사용하는 것은 잘 알려져 있다. 그런데 암세포는 산소가 충분히 존재해도 미토콘드리아에서 산소를 사용하는 산화적 인산화(세포호흡)에 의한 에너지 생산은 억제되고 세포질에서 산소를 사용하지 않는 해당과정에 의한 에너지 생산이 훨씬 항진되어 있다. 발효(해당작용)는 세포 호흡에 비해서 덜 효율적인 기전이고 결과적으로 동일한 양의 에너지를 생산하기 위해 더 많은 포도당이 필요하다. 때문에 암세포는 포도당을 정상세포보다 수십 배에서 수백 배 더 많이 소비한다.

해당과정의 마지막 부산물로 젖산이 생산되는데, 앞에서 언급했듯이 암세포는 정상세포에 비해 이 해당과정이 매우 항진되어 있어 많은 양의 양성자(산도)를 발생시킨다. 그러나 암세포는 세포질 내 pH를 높게 유지하고 싶어하기 때문에 세포 밖으로 산을 밀어내는 방법을 개발했다. 산을 밀어내기 위해 암세포는 정상세포에 비해 더욱 많은 산 수송체를 개발했다. 이런 수용체들을 사용해 세포 안에서 밖으로 산을 내보내서 세포 내부 pH를 균형적으로 유지함으로써 암세포는 정상적인 기능을 유지할 수 있다. 반면 종양 조직은 정상 조직보다 세포 밖 pH가 더 낮게 된다. 세포 밖 pH가 정상 조직보다 낮게 유지되는 것은 여러 면에서 암세포에 유익하다. 예를 들어 산성은 전이 과정을 촉진하고 T세포의 MCT1을 억제하여 면역 시스템을 억제할 수 있다.

항암 대사 치료, '뭉치면 살고 흩어지면 죽는다'

항암 대사 치료란 암세포의 대사적 특징들을 목표로 삼아 에너지 및 물질합성 대사 억제, 유사분열 억제, 항염증 작용, 산화스트레스 촉진, 미토콘드리아 억제, 분화 유도 등의 작용을 하는 약물들을 조합하여 항암 효과를 기대하는 요법이다.

항암 대사 치료에는 항암 대사억제 요법, 항암 항혈관형성 요법, 메트로놈 항암요법, 항암 산화 요법 등이 있다. 기존의 고식적 항암 화학요법이나 방사선 요법, 메트로놈 항암요법과 병용 투여하면 항종양 효과를 더욱 높일 수 있다.

항암 대사억제 요법

암세포의 에너지 생산과 물질합성을 억제하고 유사분열을 억제하는 약물을 조합한 치료이다. 다음의 약물조합은 영국의 케어온콜로지 클리닉(Care Oncology Clinic)에서 암환자에게 제공하는 대사 조합 치료로 기존 표준 항암 치료와 병용하여 그 효과를 보완/증진시키거나 혹은 단독 요법으로 사용되기도 한다. 몇 년간 이 약물조합을 암환자에게 투여한 결과 교모세포종 환자의 생존기간을 14개월에서 27개월로 두 배나 증가시켰다. 부작용은 그다지 심하지 않아 85%의 환자가 이 약물조합을 계속 복용할 수 있었다. 흔한 부작용으로 메트포르민과 관련하여 설사, 복부 팽창, 오심 등 위장관 증상을 보고하였고 아토바스타틴과 관련하여 근육통, 관절통을 보고했지만 대부분 쉽게 처리할 수 있었고 약물을 중단할 필요는 없었다.

아토바스타틴(하루 최대 80mg까지) 1일 1회
메트포르민(하루 최대 1,000mg까지) 1일 1회. 2주 후 약물 순응도가 좋으면 1일 2회로 증량
독시사이클린 100mg 1일 1회
메벤다졸 100mg 1일 1회

이 약물들은 매우 저렴하고 대부분의 나라에서 구할 수 있다.

아토바스타틴은 고지혈증 치료제로 항암 기전은 콜레스테롤 생산 억제와 관련되어 있다고 여겨진다. 메트포르민은 대표적인 경구 당뇨약으로 주된 항암 기전은 포도당을 낮추는 효과와 미토콘드리아의 독으로 작용한다. 미토콘드리아 호흡효소복합체1을 억제하여 산화적 인산화와 물질합성을 억제하고 산화스트레스를 증가시킨다. 독시사이클린은 미토콘드리아를 표적으로 하는 항생제다. 항암 기전은 미토콘드리아의 28S 리보솜에 작용해서 단백질 합성을 억제하여 효과적으로 다양한 종류의 암 줄기세포를 없앨 수 있다. 메벤다졸은 구충제로 튜불린(tubulin) 단백질에 결합하여 미세소관의 중합을 억제하는 작용을 통해 구충 효과를 나타낸다. 흥미롭게도 미세소관 중합 억제제는 항암제로 사용되고 있고 메벤다졸도 암세포의 세포분열을 억제하는 작용으로 동물실험과 임상실험에서 항종양 효과가 확인되었다.

항암 항혈관형성 요법(antiangiogenesis therapy)

암 전이는 대부분의 암 환자 사망의 주요한 원인이다. 항혈관형성 요법의 주된 목적은 암 전이를 억제하는 것이다.

수술이 불가능한 췌장암 환자에게 젬시타빈과 항혈관형성 약물 조합인 TL-118(시클로포스파미드, 시메티딘, 디클로페낙, 설파살라진)으로 치료했을 때 16개월 동안 암의 진행 없이 생존해 있고 계속 투약 중이다. TL-118 치료를 중단할 시 암표지자 CA 19-9 수치가 증가하였고 치료를 재개했을 때 암표지자 수치가 감소하였다.

TL-118은 FDA로부터 항암 임상 시험을 인정받은 새로운 항혈관형성 약물 조합이다. 7일 중 6일간 투여하며, 시클로포스파미드 + 디클로페낙 + 설파살라진 + 시메티딘의 조합으로 이루어져 있다.

- 저용량 시클로포스파미드를 지속적으로 투여하면 골수에서 혈중 혈관내피 전구세포의 이동을 저지함으로써 새로운 혈관의 형성에 의한 종양의 증대를 억제한다.
- 소염진통제인 디클로페낙은 암조직 내 염증세포와 단핵구를 표적으로 종양혈관 형성을 억제한다.
- 설파살라진은 NF-kB와 TNF-a 매개 신호전달체계를 억제하여 혈관형성인자의 생산을 감소시킴으로써 항혈관형성 작용을 나타낸다.
- H2 수용체 길항제인 시메티딘은 혈관 내피성장인자 분비를 억제할 수 있다. 또한 시메티딘의 혈관생성 억제 작용은 혈소판 유래 내피성장인자의 발현 감소와도 연관이 있다는 보고도 있다.

메트로노믹 항암요법과 병용요법

최대 내약용량을 투여하는 기존의 표준 항암제 치료를 대신하여, 독성이 나타나지 않는 저용량의 항암제를 긴 휴약기간 없이 지속적으로 여러 차례 투여하는 항암제 치료법인 메트로노믹 항암요법(Metronomic Chemotherapy)이 주목받고 있다. '메트로노믹'은 리듬을 새기는 '메트로놈 같은'이라는 뜻이다. 즉, 메트로노믹 항암요법은 경구 항암제 1회 투여량을 표준 항암제 치료보다 적은 양으로 매일 복용하는 치료법이다. 부작용은 적고 종양혈관의 이상증식 억제 및 항종양 면역의 활성화 등에 의해 암 조직의 증대를 억제하고, 장기적인 암 축소 또는 암과의 공존을 목표로 한다. 이런 치료법에 혈관신생 억제작용, 아포토시스 유도작용, 분화유도작용, 면역증강작용 등을 가진 치료법을 조합하면 항종양 효과를 더욱 높일 수 있다.

항암 산화요법(Oxidative therapy for cancer)

항암제 치료나 방사선 치료의 주요 기전은 활성산소와 프리라디칼을 발생시켜 암세포를 죽이는 것이다. 그런데 암세포는 산화스트레스로부터 자신을 보호하기 위해 NADPH, 글루타치온, 티오레독신 페고시다아제 같은 항산화물질을 높게 유지하기도 한다. 어중간한 산화스트레스 증가는 오히려 암세포 증식을 촉진할 수 있으므로, 암세포 내 활성산소종 수치를 내성 역치 이상으로 증가시켜 암세포를 사멸시키기 위해서는 활성산소종을 증가시키는 방법과 항산화 능력을 감소시키는 방법을 병용하는 것이 효과적이다.

항암 산화요법에 사용되는 방법들은 암의 대사적 특징을 목표로 해서 기존 고식적 항암제와 방사선치료에 비해 좀 더 선택적으로 암세포의 산화스트레스를 증가시키므로 정상 세포에 미치는 부작용은 크지 않다. 또한 정상 세포는 평소 활성산소종 수치를 낮게 유지하고 있어서 이들 약물을 투여해도 활성산소종 수치가 내성 역치를 초과하여 증가할 수 없다. 즉, 암세포에 대한 산화 치료는 선택적으로 암세포에게만 손상을 주게 된다.

– 활성산소종을 증가시키는 방법

철 폭탄: 개똥쑥 + 철

고용량 비타민C
메트포르민

아연 폭탄 : 디설피람 + 아연
술 폭탄 : 디설피람
케톤체유발식이, 2-디옥시글루코스, 실리마린
지질과산화 : 들깨, 오메가3

- 항산화 능력을 감소시키는 요법

암세포의 항산화 능력을 구성하는 물질 중 NADPH, 글루타치온 항산화 시스템, 티오레독신 항산화 시스템에 대해 살펴보자.

NADPH 생산 감소: 케톤체유발식이, 2-디옥시글루코스, 실리마린
티오레독신 항산화 시스템 억제 : 오라노핀
글루타치온 항산화 시스템 억제 : 설파살라진, 디설피람

암과 싸우는 항콜레스테롤 전략

발암 과정에서 콜레스테롤의 생합성과 대사의 역할에 대해서는 상대적으로 적게 연구되어 왔다. 정상 세포와 조직에서 콜레스테롤은 세포막의 필수적인 구성성분으로 수용체, 효소, 이온 통로 같은 세포막 단백질의 성질과 기능에 영향을 주고 있고 세포막의 안정성과 유동성에 꼭 필요하다. 또한 포유동물에서 콜레스테롤은 담즙산과 스테로이드 호르몬, 비타민 D의 전구물질로 필수적인 역할을 하고 있다.

증가된 콜레스테롤 생합성

암 세포가 활발한 세포 분열로 세포 수를 늘리기 위해서는 세포막 합성 속도 또한 매우 증가해야 하기 때문에 세포막을 구성하는 지방산과 콜레스테롤의 생합성 속도를 증가시켜야 한다. 여러 연구에 의하면 종양 세포는 정상 세포에 비해 콜레스테롤 생합성이 증가되어 있다고 한다.

콜레스테롤 생합성이 증가된 기전으로 다음과 같은 것이 제시되고 있다. 첫째, 종양 세포는 왕성한 해당 과정을 통해 콜레스테롤 전구물질인 아세틸 CoA가 풍부하다. 둘째, HMG CoA 환원효소의 활동성이 증가되어 있다. 셋째, HMG CoA 환원효소의 되먹임 조절이 변경되어 있다.

메발론 산염 경로 억제

체내 콜레스테롤 양 중 외부 음식으로부터 얻는 것이 30% 정도, 나머지 70%는 체내에서 탄수화물과 지방을 재료로 하여 생합성한다. HMG CoA 환원효소에 의해 HMG CoA에서 메발론 산염으로 환원 반응이 일어나는 데 이 단계가 체내 콜레스테롤 합성에서 속도 제한 단계이자 조절 단계이다. 고지혈증 시 흔하게 처방되는 스타틴 계열의 약물은 HMG CoA의 구조적 유사체로 HMG CoA 환원효소를 경쟁적으로 억제해 메발론 산염 경로를 억제하고 결국 콜레스테롤 생합성을 억제한다. 여러 실험 연구들은 스타틴 약물을 사용해 메발론 산염 경로를 억제하면 세포분열, 종양 성장, 전이 등에 영향을 준다는 걸 보여주고 있다.

메발론 산염 경로의 중간 대사산물과 암세포 증식

메발론 산염 경로에서 생성되는 중간 대사산물이 암세포의 증식 촉진에 중요한 역할을 한다. 메발론 산염 경로를 억제하면 다음 단계 중간 대사산물인 이소프레노이드(파네실 그룹이나 제라닐제라닐 그룹 등) 합성을 차단한다. 스타틴 제제를 투여하여 암세포의 메발론 산염 경로를 억제하면 그 중간 대사산물인 이소프레노이드 생산이 감소되어 저분자량 G단백질의 이소프레닐화를 억제하게 된다. 이소프레닐화되지 않은 저분자량 G단백질은 세포막으로 이동하지 못하여 신호전달체계를 활성화시키는 데 참여할 수 없으므로 암환자에게 스타틴 제제를 투여해서 암세포의 증식을 억제할 수 있게 된다.

지질 뗏목(lipid raft)에 콜레스테롤 축적

콜레스테롤은 세포막의 유동성, 안정성, 투과성 조절 이외에 그 기능이 복잡하다. 스타틴 약물은 종양 세포막의 콜레스테롤 함량을 변경시켜 중요한 신호전달 경로를 방해한다. 세포 내 콜레스테롤의 양이 지질 뗏목의 구조에도 영향을 주고, 그 결과 세포 신호전달계에 영향을 줄 수 있다. 지질 뗏목이란 세포막에 존재하는 콜레스테롤이 풍부한 작은 장소로 특정 지질(콜레스테롤과 스핑고미엘린 등)과 단백질(수용체 등)이 집합된 구조이고 세포질 내로 특정 물질들이 들어가도록 돕는 작용을 한다. 일종의 신호전달 플랫폼 장소로 그 구조와 기능은 각각의 지질 구성과 관련된 표적 단백질에 따라 다르다. 지질 뗏목과 연관된 몇몇 단백질은 세포자멸사, 종양 성장과 발달, 전이 등 악성 진행과 관련된 핵심 신호전달 경로에 연관되어 있다.

스테로이드생산의 전구물질로서 콜레스테롤

스테로이드 호르몬은 부신 피질과 성선에서 콜레스테롤을 전구물질로 이용해 생산되고 세포 증식과 분화의 조절인자로 알려져 왔다. 특히 유방암과 전립선 암의 원인과 연관된다. 또한 콜레스테롤 대사산물인 27-hydroxycholesterol이 에스트로겐 수용체의 리간드로 작용해서 에스트로겐 수용체 양성 유방암 세포의 증식을 항진시킬 수 있다.

염증매개체로서 콜레스테롤

스타틴 약물은 항염증 효과를 가지고 있어 종양 성장과 발달을 방해할 수도 있다. 혈관에서 콜레스테롤의 산화와 축적은 염증 반응의 흔한 원인이고 이로 인해 심혈관 후유증을 초래한다. 염증 반응을 촉진하는 산화된 콜레스테롤은 발암 과정을 개시하는 요인일 수 있다. 또한 산화된 콜레스테롤의 증가는 대장암, 폐암, 유방암, 피부암, 담도암 등과 연관된다.

위 내용을 요약하면 콜레스테롤은 종양 성장에 중요한 연료이고 그 결과 암 세포에 영향을 미칠 수 있는 치료 표적일 수 있다.

스타틴과 암

지용성 스타틴은 유방암, 췌장암, 폐암, 대장암, 전립선암, 난소암, 간세포암 등 많은 암에서 사망률을 감소시키는 효과를 보이고 있다.

유방암 환자에서 심바스타틴을 복용한 그룹이 복용하지 않은 그룹에 비해 재발 위험이 70% 감소했다. (J Natl Cancer Inst 2011;103:1461-1468) 유방암 환자에서 스타틴 사용이 유방암의 재발과 사망률에 미치는 영향에 대한 메타 분석 결과 지용성 스타틴은 복용하지 않은 그룹에 비해 재발과 사망률이 30% 전후 감소했다. (Int J Cancer 2016;139(6):1281-8)

췌장암(병기 1과 2) 환자에게 스타틴을 사용하면 사망률이 21% 감소했다. (PLoS One 2015;10(4):e0121783) 췌장암 환자의 사망률에 대해 스타틴과 콜레스테롤이 미치는 영향에 대한 후향적 코호트 연구에서 심바스타틴의 사망 위험도는 0.87(95% 신뢰구간: 0.77-0.98), 아토바스타틴의 사망 위험도는 0.58(95% 신뢰구간: 0.46-0.72)로 스타틴의 사용은 췌장암 환자의 사망 위험 감소와 관련이 있었으나 콜레스테롤 수치는 사망률과 관련이 없었다.(Int J Cancer 2016;109(5)) 국내에서도 비슷한 연구결과가 발표되었는데 췌장암 진단 후 스타틴과 암 사망률에 대한 보고에서 심바스타틴의 사망 위험도는 0.55(95% 신뢰구간: 0.31-0.98), 아토바스타틴의 사망 위험도는 0.63(95% 신뢰구간: 0.43-0.92)로 지용성 스타틴 사용은 비전이성 췌장암 환자의 생존기간 연장과 관련이 있었다.(Medicine 95(19:e3607)

스타틴 복용과 폐암의 생존에 대한 관찰 연구의 메타 분석에 따르면 스타틴 복용은 전체생존율(위험비=0.79, 95% 신뢰구간: 0.72-0.86), 암 특이적 생존율(위험비=0.83, 95% 신뢰구간: 0.77-0.89), 무재발 생존율(위험비=0.85, 95% 신뢰구간: 0.81-0.89)을 개선시켰다.(Lung Cancer. 2016;99:137-42) 또한 비소세포 폐암 4기 환자에서 스타틴을 복용한 그룹의 생존기간 중앙값이 7개월, 복용하지 않은 그룹은 3개월로 스타틴 사용은 생존율을 개선하였다.

암 치료에 있어서 보조제의 역할

'암에 좋은 영양보조제는 무엇이 있을까?'라는 질문을 받으면 많은 이들이 먼저 항산화제를 떠올릴 것이다. 그러나 항산화제 섭취는 암 예방과 치료에 유익할 수도 해로울 수도 있다.

'암과 산화스트레스와 항산화제'에 관해서는 상반된 두 가지 의견이 있다. 보완 의료를 전문으로 하는 의료 관계자는 "항암제나 방사선 치료 과정에 항산화제를 병용하면 부작용을 줄이고 항종양 효과를 높일 수 있다"고 주장한다. 반면 고식적 치료의 입장에 있는 많은 의료 관계자는 항산화제가 항암제나 방사선 치료 효과를 방해할 가능성이 있다고 주장한다. 양측 모두 실험 데이터 등 나름의 근거가 있어 논쟁은 오랫동안 팽팽한 줄다리기였다. 그러나 최근에는 암 치료에 있어서 항산화제 사용이 부정적인 영향을 준다는 견해가 주류로 되어 있다. 즉, 암 치료에서 암세포의 산화스트레스를 높여 암세포에 산화손상을 주는 것이 좋고 항산화제를 사용하면 오히려 암세포를 보호하는 결과를 초래한다는 것이다.

지금까지 우리 몸과 암 예방과 치료에 도움이 될 것이라고 믿어 왔던 항산화제가 오히려 해로울 수 있다면 정상세포에는 유익한 작용을 하고 암세포에 해로운 작용을 하는 건강보조제에는 과연 무엇이 있을까? 대표적으로 오메가3, 비타민D, 멜라토닌, 실리마린 등이 있다.

오메가3

오메가3 지방산은 항염증, 항증식, 프로아포토시스(세포자멸사 촉진), 항혈관형성, 항침습, 항전이 특성을 가지고 있다. 오메가3 지방산은 암세포의 생존에 많이 필요한 글루타치온을 암세포 밖으로 내보내기 때문에 암 화학요법과 결합하여 화학요법 효과를 증진 혹은 가능하게 할 수 있다. 또한 고용량(대략 하루 10g에서 15g) 오메가3 지방산은 독자적으로 항암 치료제로 사용될 수 있다는 수많은 과학적 증거가 있다. 어떠한 항종양 치료 전략에도 오메가3 지방산을 추가할 수 있다.

어유 보충제는 진행성 비소세포성 폐암 환자의 퍼스트 라인(first line) 항암제 치료 효과를 높인다.(Cancer 2011 Aug 15; 117(16): 3774-80) 진행성 폐암 환자 56명을 대상으로 항암제만 치료한 그룹과 항암제에 어유 보충제(EPA+DHA 1일 2.5g)를 병용한 그룹으로 나누어 임상시험을 진행한 결과 관해율(완전 관해+부분 관해)은 어유를 병용한 군이 60%로 대조군 25.8%보다 통계적으로 유의미하게 향상되었다.

췌장암 환자 연구에서도 전통적인 영양을 소비했던 군에 비해 오메가3가 풍부한 경구 영양보충물을 소비한 군에서 체중과 무지방 신체 질량의 증가, 휴식기 에너지 소비량 감소, 생존기간 증가를 보였다.

투여방법

경구 보충제 DHA가 조직 세포막 인지질에 충분히 결합되기 위해 하루 1.8g의 DHA를 섭취한다. 암 화학요법 치료 시 치료 7-10일 전부터 투여를 시작하여 화학요법 치료 동안 투여하고 그 기간 동안 항산화제 섭취를 피한다.

비타민D

비타민D는 주로 골다공증 예방과 치료를 위해 병원에서 처방되고 있고 건강보조제로도 널리 사용되고 있다. 또한 미국 노인병학 협회에서 낙상 예방을 위해 비타민D 사용을 권하고 있다. 최근에는 비타민D3 섭취가 모든 원인 사망률을 감소시킨다는 대규모 메타 분석 결과가 발표되었다. 비타민D3 섭취의 암 예방에 대한 증거는 아직 제한적이지만 암 사망률, 특히 대장암과 유방암에서 사망률 감소와 연관성이 있다. 이외에도 비타민D 섭취는 혈압과 공복혈당을 감소시킬 수 있다. 비타민D의 표적 유전자에는 세포주기를 정지시키는 단백질과 분화와 세포 사멸을 유도하는 유전자가 포함되어 있다. 즉, 암세포의 분화를 유도하고 증식을 억제한다.

투여방법

암 환자는 하루 2,000-4,000IU 정도의 비타민D3 섭취가 도움이 될 수 있다. 또한 안정성이 높기 때문에 진행성 암의 경우 정기적으로 (3개월에 1회) 혈중 농도를 측정하면서 하루에 10,000-40,000IU 정도 대량 투여를 시도해 볼 수 있다.

멜라토닌

멜라토닌은 체내시계를 조절하는 뇌 호르몬으로 수면-각성 상태를 조절하여 불면증과 시차증후군 치료에 사용된다. 또한 항염과 항산화 작용, 면역조혈증진 작용, 항암 작용, 회춘 작용 등이 보고되고 있다. 나이가 들수록 멜라토닌의 분비량이 감소하는데 이것이 노인의 감염과 암 발병 위험성 증가 이유 중 하나라는 의견도 있다.

역학적으로 멜라토닌 분비 수준이 암 발생과 진행에 관여한다는 보고는 유방암 이외에도 전립선암, 대장암, 뇌종양, 자궁내막암, 간암 등에서 보고되었다. 야근이 많은 간호사와 국제선 승무원처럼 활동일주기가 만성적으로 혼란되기 쉬운 직업의 사람이 다른 직업의 사람에 비해 유방암과 전립선암 발생률이 높은 것으로 보고되었다.

멜라토닌은 세포독성살해 T세포, 자연살해 세포(NK cell), 단핵구/대식세포를 자극하여 면역감시 기능을 증가시키고 항산화 능력을 높여 암에 대한 저항력을 증진시킴으로써 암을 예방하는 효과를 가진다. 멜라토닌은 면역증진, 항산화, 호르몬조절, 암세포증식 억제, 혈관생성을 억제하는 작용이 있다. 또한 항암제나 방사선 치료의 부작용은 경감시키고 항종양 효과는 증진시키며 생존율을 높인다는 것이 여러 임상시험에서 보고되었다. 반면 부작용은 거의 없으므로 암 환자의 항암제 치료, 방사선 치료, 호르몬요법, 면역요법, 수술치료, 완화치료 때 멜라토닌 복용을 고려할 수 있다.

투여방법

수면장애와 시차증에는 하루에 1-3mg 정도 복용한다. 노화방지 혹은 암 치료에는 하루에 5-10mg 그리고 진행성 암 치료에는 하루에 40mg 정도의 사용도 보고되고 있다.

실리마린

실리마린은 밀크시슬(흰엉겅퀴)이라는 국화과 식물의 종자에 함유된 플라보노리그난(flavonolignan)의 총칭이다. 밀크시슬은 유럽에서 2000년 전부터 간 기능 장애 등의 치료에 민간요법으로 이용되었다. 실리마린은 밀크시슬 씨앗에 4~6%정도 함유되어 있는데, 밀크시슬의 간 기능 개선 작용은 주로 실리마린의 역할이다.

실리마린에는 실리비닌(silibinin), 실리디아닌(silydianin), 이소실리빈(isosilybin), 실리크리스틴(silychristin) 등이 있다. 실리비닌은 실리빈(silybin)이라고도 하는데, 이것이 가장 생리활성이 높은 실리마린 성분이다. 1970년대부터 실리마린을 중심으로 많은 연구가 진행되어 밀크시슬과 그 주요 활성성분인 실리마린의 간세포 보호효과와 간 기능 개선효과가 과학적으로 입증되었다. 이와 같은 간세포 보호효과와 간 기능 개선효과를 활용하여 항암제의 부작용을 줄일 수 있다.

항암제의 대부분은 간에서 대사되므로 간에 손상을 준다. 간 기능 장애가 발생한 50명의 급성 림프성 백혈병 어린이에게 밀크시슬을 투여한 무작위 이중 맹검시험 결과 밀크시슬 투여는 간 기능을 현저히 개선시키고 부작용을 감소시켰다. 밀크시슬은 간 보호 외에도 항암제에 의한 신장이나 심장 손상을 완화하는 작용도 보고되었다. 또한 방사선에 의한 신장 손상에도 밀크시슬이 보호작용을 나타냈다.

한편 실리마린은 저산소 유도인자-1(HIF-1)를 활성화시키는 신호전달계의 억제, HIF-1 활성화 억제, HIF-1에 의한 유전자발현 억제, 포도당 섭취 억제 등으로 암세포의 바르부르크 효과를 억제하여 직접적인 항종양 효과를 나타내기도 한다. 그 외에도 실리마린은 암세포의 증식 신호전달계를 억제, 항산화 작용 등에 의한 전사인자 NF-kB 활성 억제, 암세포의 침윤과 전이를 억제하는 작용 등으로 다양한 항암작용이 보고되었다.

투여 방법

임상시험에서는 실리마린 140mg 1일 3회(420mg/일)의 용량으로 이루어지고 있다.

오메가3 지방산과 부드비히 식단

　독일의 생화학자인 요한나 부드비히(Johana Budwig) 박사는 인간의 지방산 소비와 암을 연결시켜 생각한 과학자 중 한 명이다. 그녀는 건강한 사람과 아픈 사람의 혈액 샘플에서 지방산 함량의 차이를 발견한 후 세포막 형성에 필요하고 건강한 세포 호흡을 도와주는 불포화지방산(오메가3와 오메가6, 구체적으로 리놀렌산과 리놀산)이 암환자에게 많이 필요하다고 결론지었다.

　부드비히는 불포화지방산에 결합된 아미노산에 있는 술프하이드릴기(sulfhydryl group)가 세포막의 기능성에 중요한 지질단백질을 형성한다고 믿었다. 실제로 지질단백질은 인지질이중층의 기본 구성물이고 일종의 세포의 외부 피부라고 부를 수 있다. 세포막은 다양한 물질의 출입을 조절하기 때문에 세포막의 적절한 기능은 생명 유지에 필수적이다. 또한 부드비히는 이 지방산이 부족한 식사는 세포 신진대사의 방해를 초래한다고 믿었다. 이 문제를 해결하기 위해 그녀는 코티지 치즈와 아마씨오일을 매일 섭취하는 식사를 제안했다. 아마씨 오일

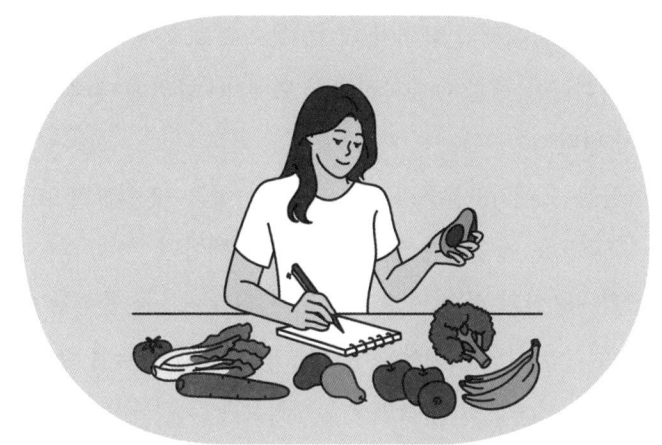

은 18~20%의 리놀산과 58~60%의 리놀렌산, 적은 양의 포화지방과 단일불포화지방을 함유하고 있다. 또한 코티지 치즈 속 시스테인과 메티오닌에 붙어있는 술프하이드릴기가 지방 용해성을 증가시켜 지방의 이동성을 촉진한다.

  해조류, 고등어, 참치, 연어 등에 풍부한 오메가3는 전통적인 서양 식단에서는 찾아보기 어렵다. 이상적인 오메가3와 오메가6의 총 섭취 비율은 1대 1 혹은 1대 2로 보여진다. 일반적으로 유럽 국가에서는 오메가3 대 오메가6 섭취 비율이 1대 10 정도다. 식단에 옥수수기름이나 콩기름 제품, 옥수수를 먹인 동물 고기가 많이 포함되기 때문이다. 이러한 불균형은 염증을 유발하는 지질 파생물의 생산을 늘어나게 한다.

  균형을 회복하기 위해서는 오메가6 섭취를 줄이는 대신 오메가3 섭취를 늘리는 것이 좋다. 왜냐하면 오메가3와 오메가6는 자신들을 전환시키는 효소로 델타5, 델타6 불포화효소를 동일하게 사용하기 때문이다. 그런데 이 효소에 대해 오메가3와 오메가6가 경쟁을 하는데, 오메가3가 이 효소에 대해 친화력이 더 큰 것으로 보인다. 그래서 만약 오메가3의 섭취량을 충분히 증가시키면 오메가6 섭취에 대해 크게 걱정할 필요가 없다.

포유동물은 오메가3 불포화지방산을 생산하는 데 필요한 효소가 부족하다. 그러므로 필수지방산은 식사로 섭취해야만 한다. 식물은 오메가3 불포화지방산의 첫 번째 물질인 알파 리놀렌산을 합성할 수 있다. 알파 리놀렌산을 함유한 식물로 콩(대두), 호두, 짙은 녹색 잎줄기 채소(케일, 시금치, 브로컬리, 싹양배추 등), 씨앗과 그 기름(아마씨, 들깨씨, 겨자씨, 유채씨) 등이 있다. 그러나 이 기름은 대부분 오메가6인 리놀산도 풍부하게 함유하고 있다. 오메가3를 가장 많이 함유하고 있는 것 중 하나는 아마씨 오일로 리놀산 8~20%, 리놀렌산 58~60%, 적은 양의 포화지방(10~11%)과 단일불포화지방(18~22%)을 함유하고 있다. 들기름에는 리놀산 13~20%, 리놀렌산 54~64%, 포화지방 7~9%와 단일불포화지방 12~22%를 함유하고 있다.

아마씨 오일과 들기름 이외에 식이 오메가3 불포화지방산은 냉수성 어류에서 주로 EPA와 DHA 형태로 얻을 수 있다. 어류는 식물성 플랑크톤과 동물성 플랑크톤으로부터 EPA와 DHA를 섭취한다. 고등어, 참치, 연어 같은 심층 냉수성 어류가 EPA와 DHA 함유량이 가장 높다.

EPA와 DHA는 항암 효과 외에 건강에 유익한 다양한 효과를 가지고 있다. 뼈 건강과 골교체, 심장질환과 관절염 같은 염증성 질환에 유익하다. 최근 연구에 따르면 EPA · DHA 보충은 암 연관 악액질을 억제할 수 있다고 한다. 그 외 혈전 억제, 혈압 강하 등 다양한 효과와 연관되어 있다.

오메가3의 항암 특성

부드비히 이론과 그에 관련된 증례 이외에도 EPA와 DHA 같은 오메가3 지방산이 항암제의 부작용을 줄이고, 관해율과 생존율을 높이는 항암 특성을 가지고 있음을 보여주는 수많은 과학적 연구와 증례 보고가 있다.

2005년 어느 논문에서 양쪽 폐에 다발성 병변을 보이는 악성 섬유조직구증 환자가 고식적인 화학요법 대신 오메가3 섭취를 증가시키고 오메가6 섭취를 감소시키는 영양요법을 선택했다. 그는 하루에 15g의 오메가3인 EPA와 DHA를 소비했다. 놀랍게도 연속적인 흉부전산화단층촬영술에서 양측 폐결절의 크기와 수가 서서히 지속적으로 감소했다. DHA와 EPA가 다량 포함된 생선과 조류 오일 섭취에도 명확한 부작용은 없었다.

2009년 어느 연구에서 프랑스 연구자들은 화학요법으로 치료 중인 말기 유방암 환자에게 오메가3인 DHA를 매일 추가하여 치료 결과를 크게 향상시켰다. 환자들은 모두 타 장기로 암이 전이된 상태였다. 세포막 지질에 DHA가 풍부해지면 정상세포보다 암세포가 화학요법에 더 민감하게 될 수 있다고 연구자들은 설명했다. 혈중 DHA 농도가 높은 군은 낮은 군에 비해 암 진행 시간(8.7개월 vs 3.5개월)과 생존기간(34개월 vs 18개월)에서 향상된 결과를 보였다.

췌장암 환자 연구에서도 전통적인 영양을 소비했던 군에 비해 오메가3가 풍부한 경구 영양 보충물을 소비했던 군에서 체중과 무지방 신체 질량의 증가, 휴식기 에너지 소비량 감소, 생존기간 증가(63~130일 vs 130~259일)를 보였다.

항암 기전

오메가3인 EPA와 DHA는 세포막의 구조, 유동성, 세포 신호전달에서 중요한 역할을 한다. 불포화지방산인 오메가3와 오메가6는 인지질 세포막과 지질 뗏목(lipid raft)의 핵심 구성성분이다. 포화 지방산의 곧은 꼬리(straight tail)는 더 빽빽하게 밀집한 세포막을 유도하고 불포화지방산의 구부러진 꼬리(kinked tail)는 덜 밀집되고 더 유연한 세포막을 유도하여 세포 안과 밖으로 다양한 물질이 더 쉽게 이동할 수 있게 한다. 오메가3가 암세포에서 세포자멸사를 유도하는 기전은 분자 수준에서 완전히 밝혀지지 않았으나 다음과 같은 몇 가지 주요한 작용 경로가 제안되고 있다.

- 세포막에 결합되어 핵심적인 생존과 사망 관련 신호의 분포와 기능에 변화를 유도
- 아이코사노이드(eicosanoid) 대사산물의 조절
- 세포 내에서 치명적인 수준의 산화 스트레스 발생
- 핵 수용체에 결합하여 유전자 발현 변화 유도
- 항혈관형성 작용

**세포막에 결합되어 핵심적인 생존과 사망 관련
신호의 분포와 기능에 변화를 유도**

오메가3를 섭취하면 EPA와 DHA는 암 세포막에 포함된다. DHA는 EPA보다 훨씬 더 유연하다. 그 결과 분자 수준의 지질 미세환경에 물리화학적인 변화가 세포 표면에서 발생해서 세포막 구성성분(수용체,

통로, 효소 등)의 활동성과 발현 변화를 유도한다. EPA와 DHA는 세포막에 유익한 효과를 주고 이를 통해 IGF-II, RAS 등 다양한 성장 인자를 억제한다.

아이코사노이드(eicosanoid) 대사산물 조절

오메가6는 세포막에 포함되기 위해 오메가3와 경쟁한다. 오메가6인 아라키돈산이 존재하면 오메가3와는 다른 종류의 아이코사노이드(트롬복산, 프로스타글란딘, 류코트리엔 같은 호르몬 유사물질)를 생산한다. 오메가6에 의해 생산된 아이코사노이드는 혈소판을 더 강력하게 모으고 염증을 유발한다. 반면 오메가3가 세포막에 결합하면 다른 종류의 아이코사노이드의 전구물질로 작용할 수 있고 오메가6와 다른 방법으로 사이토카인에 영향을 주어 신체에 광범위한 효과를 줄 수 있다. 그래서 세포막에 포함되어 있는 오메가3와 오메가6의 비율은 염증을 억제하는 혹은 염증을 유발하는 아이코사노이드의 종류를 결정하는 데 매우 중요하다. 오메가3는 염증을 억제하고 오메가6는 염증을 유발한다.

세포 내에서 치명적인 수준의 산화 스트레스 발생

오메가3는 과산화성이 높아서 세포 산화상태의 변화를 유도할 수 있고 산화스트레스에 의존하는 경로를 조절함으로써 이 경로와 관계된 세포 증식, 세포자멸사 혹은 염증에 영향을 줄 수 있다. 오메가3는 지질 과산화에 민감하고 정상세포보다 산화 스트레스 수치가 높은 암세포에서 쉽게 산화되어 암 세포막의 지질 과산화를 진행시킨다. 흥미롭게도 오메가3 불포화지방산은 세포 내 환원상태의 글루타치온을 적극적으로 세포 밖으로 밀어내 가장 중요한 항산화 방어제 중 하나를 암세포로부터 결핍시켜 지질 과산화와 산화스트레스에 대한 암세포 민감성을 증가시킨다. 이런 이유로 DHA는 암 화학요법의 효과적인 보조제로 널리 사용되고 있다.

투여방법과 용량

– 경구 보충제

DHA가 조직 세포막 인지질에 충분히 결합되기 위해서는 하루 1.8g의 DHA를 섭취한다. 암 화학요법 치료 시 치료 개시 7~10일 전부터 투여를 시작하여 치료 기간 동안 투여하고, 그 기간 동안 항산화제 섭취를 피한다.

– 부드비히 식단

치료 용량 : 6~8수저

유지 용량 : 1수저/45.3kg

효과 발현 시간 : 암환자의 경우 3-6개월

코타지 치즈 4수저와 생들기름 2수저(2대 1 비율)를 그릇에 넣고 도깨비방망이로 잘 섞어준다. 그것에 볶은 아마씨 1수저(바로 갈아서 사용), 견과류(단 땅콩은 피함), 과일, 계피가루(아마씨 오일 등의 향을 없애기 위해 사용) 소량, 죽염 소량을 넣고 아침, 저녁으로 복용한다.

간암 혹은 췌장암 환자는 1수저부터 매우 천천히 시작한다.

천 원짜리 홈 닥터

초판 1쇄 발행일 ㅣ 2023년 12월 11일

발행처	ㅣ 월스기념병원 건강증진센터
지은이	ㅣ 이경환, 박춘근
펴낸곳	ㅣ 북마크
펴낸이	ㅣ 정기국
에디터	ㅣ 이헌건
디자인	ㅣ 서용석
관리	ㅣ 안영미

주소	ㅣ 서울시 성동구 마조로 22-2, 한양대동문회관 413호
전화	ㅣ (02) 325-3691
팩스	ㅣ (02) 6442 3690
등록	ㅣ 제 303-2005-34호(2005.8.30)

ISBN	ㅣ 979-11-985296-1-9
값	ㅣ 18,000원

이 책은 저작권법에 따라 보호를 받는 저작물이므로 무단전재와 무단복제를 금하며,
이 책 내용의 전부 또는 일부를 이용하려면 반드시 저작권자와 북마크의 서면동의를 받아야 합니다.
＊잘못된 책은 바꾸어 드립니다.